基本医疗服务均等化

基于逆DEA方法的医疗资源配置研究

余勇晖◎著

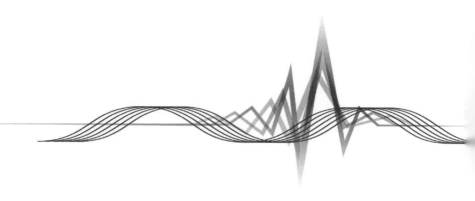

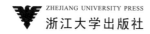

ZHEJIANG UNIVERSITY PRESS
浙江大学出版社

图书在版编目(CIP)数据

基本医疗服务均等化:基于逆 DEA 方法的医疗资源配
置研究 / 余勇晖著. —杭州:浙江大学出版社,2017.8
ISBN 978-7-308-17136-6

Ⅰ.①基… Ⅱ.①余… Ⅲ.①医疗卫生服务－资源配
置－研究－中国 Ⅳ.①R199.2

中国版本图书馆 CIP 数据核字(2017)第 169224 号

基本医疗服务均等化:基于逆 **DEA** 方法的医疗资源配置研究
余勇晖 著

责任编辑	姜井勇
责任校对	罗人智
封面设计	周　灵
出版发行	浙江大学出版社
	(杭州市天目山路 148 号　邮政编码 310007)
	(网址:http://www.zjupress.com)
排　　版	杭州隆盛图文制作有限公司
印　　刷	浙江省良渚印刷厂
开　　本	710mm×960mm　1/16
印　　张	17.5
字　　数	243 千
版 印 次	2017 年 8 月第 1 版　2017 年 8 月第 1 次印刷
书　　号	ISBN 978-7-308-17136-6
定　　价	49.00 元

前　言

　　新中国成立以来，特别是改革开放以来，中国医疗卫生事业取得了显著成就，人民群众健康水平明显改善。但是，由于医疗体制改革的复杂性和滞后性，医疗服务体系建设与人民群众日益增长的健康需求不适应的矛盾还相当突出，区域和城乡医疗卫生事业发展不平衡，不同群体享受的医疗服务差距明显，医疗服务的公平性和可及性程度还较低。这表明，我国当前的医疗领域供给严重不足，急需推进供给侧的相关改革。越来越多的研究表明，社会成员的健康水平与其可获得的医疗资源密切相关，当前中国基本医疗服务产生差距的重要原因在于医疗资源配置的失衡。

　　因此，着眼于2020年中国全面建成小康社会的战略目标，着眼于"健康中国"的建设，加快医疗资源差异化配置，提高医疗资源配置效率，成为未来5年总体实现基本医疗服务均等化的重大任务，这也是转型时期我国供给侧结构性改革的重大任务之一。这不仅是一个理论命题，更是我国经济生活实践迫切需要解决的重大现实问题。

　　本书在综述基本医疗服务均等化相关文献基础上，探索构建"投入—产出—结果"的三阶段框架，考察医疗资源配置与基本医疗服务均等化的内在联系，并在此基础上渐次展开分析。一是详细回顾了中国基本医疗服务均等化的进程，并对每一阶段取得的进展和面临的挑战进行了总结和分析。二是重点分析中国医疗资源配置公平性，运用广义熵指数方法分析中国医疗资源总量（财力、物力、人力）配置情况，并对中国医疗资源地区配置、城乡配置、人群配置的公平性进行了测量和分析;同时,本书采用链式网络 DEA 方法,定量分析了中国医疗卫生投入产出的效率,论证了医疗资源配置的有效性是决定基本医疗服务均等化的重要因素。三是着重对中国医疗资源优化配置进行实证研究。通过构建逆 DEA 模型,分析要使基本医疗服务差距缩小 1 个百分点,财政投入、人均医疗卫生支出、固定资产、卫生人员等资源配置需要调整的幅度,由此为政策决策提供相对客观的定量参考。四是分析和借鉴国际上通过优化医疗资源配置促进基本医疗服务均等化方面的成功经验和做法,为中国转型时期医疗资源的优化配置提供可借鉴的经验和启示。五是分析以差异化为导向优化医疗资源配置需要推进的结构性改革,从深化公立医院改革、加快医疗保障制度改革、创新医疗资源配置方式、推进政府转型等四个方面提出具体的政策建议。

Preface

Since the founding of new China, especially the implementation of the reform and opening up policy, great achievements have been made in the cause of medical and health care and people's health has been markedly improved. However, the complexity and lagging of medical and health care system reform has caused problems. For instance, the contradiction between the medical system and people's increasing need for medical and health care services is prominent. Medical and health care development in different regions and between urban and rural areas is in an unbalanced status. There is huge gap in the access to medical services by different groups. Equality and accessibility of medical and health care services still needs improvement. The problems are mirrors for the severe shortage of medical services supply in China and reform for the supply side is in urgent need. More and more studies show that people's health is closely related to the medical resources they can have access to. Currently, the unbalanced allocation of medical resources is the root cause for the huge gap in medical and health care services.

Therefore, the implementation of differentiated allocation of medical resources and efficiency improvement of medical resources allocation are top tasks in achieving equalization of basic medical and health care services in the coming 5 years in order to fulfill the strategy of Healthy China 2020 in the big context of building China a moderately well-off society in all aspects by 2020. These are also key tasks in supply-side structural reform in China's economic transition. This is not only a theoretical proposition, but also a realistic problem that needs to resolve urgently in our economy.

The thesis starts with reviewing literature on equalization of basic medical services, and based on which, it builds a three-stage input-output-outcome framework to analyze the internal relations between medical resources and equalization of access to basic medical services. Firstly, the thesis makes a thorough overview of China's efforts to ensure people's equal access to basic medical services and a comprehensive analysis and summary on the progress achieved and challenges faced by each stage of this process. Secondly, it analyzes the equity of medical resources allocation in China. By using the analysis method of entropy index, the thesis analyzes the overall allocation of medical resources including financial resources, material resources and human capital and at the same time equity in allocating medical resources among different regions, between urban and rural areas and among different groups.

Based on which, the thesis investigates the input-output efficiency of medical resources allocation with the method of data envelopment analysis and through which proves that effective allocation of medical resources is an important factor in ensuring the equalization of access to basic medical services. Thirdly, the thesis makes empirical study on the allocation of medical resources in China. It builds a reverse data envelopment analysis model to analyze and demonstrate the degree of adjustment needs to make in fiscal input, per capita medical expenditure, fixed asset and medical personnel if one percentage of basic medical services gap is to be reduced so as to provide a relatively objective quantitative reference for policy decision-making. Fourthly, the thesis looks into successful international practices and experience in promoting equal access to basic medical services through effective allocation of medical resource, which are best practices China can learn from in optimizing medical resources allocation in the period of transition. Fifthly, the thesis points out structural reforms that need to carry out in order to promote differentiated and optimal allocation of medical resources. The thesis also puts forward policy recommendations from the four aspects of public hospital reform, medical security system reform, new ways of allocation medical resources, and self-transformation of the government.

目 录

1 绪 论

1.1 研究背景

医疗卫生体制改革是中国全面深化改革的重要内容。2009 年,中共中央、国务院公布的《关于深化医药卫生体制改革的意见》中指出,新医改"着眼于实现人人享有基本医疗卫生服务的目标,着力解决人民群众最关心、最直接、最现实的利益问题"。中共十八大提出了全面建成小康社会战略目标,其中明确提出"人民生活水平全面提高"的目标,人人享有基本医疗卫生服务;党的十八届三中全会提出,建立更加公平更可持续的社会保障制度,统筹推进医疗保障、医疗服务、公共卫生、药品供应、监管体制综合改革;党的十八届五中全会在此基础上又提出"健康中国"战略,要求深化医药卫生体制改革,实行医疗、医保、医药联动,推进医药分开,实行分级诊疗,建立覆盖城乡的基本医疗卫生制度和现代医院管理制度。

从城乡居民医疗服务需求与医疗机构属性出发,以"健康中国"为目标,加快医疗卫生体制改革,需要从需求、供给两个层面入手①,需要同时

---

① Kornai J,Eggleston K. *Welfare,Choice,and Solidarity in Transition:Reforming the Health Sector in Europe*. Cambridge:Cambridge University Press,1984,452—453.

解决居民就医保障和医疗服务供给两个问题。否则,不仅无法解决医疗服务公平性和可及性的问题,而且全体居民的就医质量也得不到保障。本书尝试从医疗资源配置的角度,对基本医疗服务均等化问题进行分析和研究,主要基于以下判断。

1.1.1 发展型新阶段的社会需求结构发生了深刻变化

改革开放近 40 年来,中国逐步形成了以经济总量为导向的发展方式,并由此推动了中国经济的持续快速增长。尤其是 2003—2012 年的近十年间,国民经济保持了年均 10% 的增速。2010 年,中国国内生产总值(GDP)超过日本,成为全球第二大经济体。随着经济的高速增长,人民收入水平不断提高,生活水平持续改善,社会需求结构加速升级。从发展阶段看,中国由生存型阶段进入到发展型社会新阶段,发展型需求逐渐取代生存型需求,服务型需求逐步取代物质型需求。这突出表现为城乡居民对教育、医疗、社会保障等方面的公共需求出现了全面快速增长[①]。以医疗保健需求为例,自 20 世纪 90 年代以来,中国城乡居民在医疗保健方面的支出不断上涨,在支出结构中的比重不断提高。1990 年,城镇居民人均医疗保健支出比重为 2%,2012 年已达到 6.4%;1990 年,农村居民人均医疗保健支出比重为 5.1% 左右,2012 年已达到 8.7%。1990—2010 年的20 年间,城乡居民人均医疗保健支出年均增幅分别为 19% 和 13%,比同期城乡居民人均收入增幅分别高出 5 个百分点和 2 个百分点[②]。

1.1.2 基本医疗服务均等化成为可持续发展的重要保障

在经济社会转轨进程中,中国经济客观上长期实行增长主义的发展导向,在城乡二元结构下,社会各种深层次矛盾不断显现,具体表现为区

---

① 迟福林:《第二次转型——处在十字路口的发展方式转变》,中国经济出版社 2010 年版,第 32 页。

② 迟福林:《二次转型与改革战略》,海南出版社 2012 年版,第 92 页。

域经济和城乡社会发展不平衡、居民收入差距拉大、社会成员享有社会发展成果的差异程度日益明显等。这些社会矛盾和问题在相当大的程度上都与公共服务供给总量的短缺和公共服务非均等化的进一步扩大密切相关。基本医疗服务是基本公共服务的重要组成部分,医疗服务领域的非均等化集中反映了基本医疗和公共卫生服务在公平性和可及性上的巨大差距。这种差距不仅有损社会公平、公正,而且所产生的社会矛盾和资源配置失衡等问题也对经济社会的健康发展构成了潜在的威胁。在发展型新阶段,广大社会成员要求基本医疗服务均等化的愿望比以往任何时期都强烈。推进基本医疗服务均等化,在实现基本公共服务均等化过程中发挥着标杆作用,成为缩小发展差距、促进发展公平、化解社会矛盾的客观需求,也是中国走上平衡、协调、公平、可持续发展道路的重要战略路径。

1.1.3 医疗资源配置成为影响健康公平的重要因素

新中国成立以来,特别是改革开放以来,中国医疗卫生事业取得了显著成就,人民群众的健康水平大幅提升。但是,由于医疗体制改革的复杂性和滞后性,医疗服务体系建设与人民群众日益增长的健康需求不适应的矛盾还相当突出,区域和城乡医疗卫生事业发展不平衡,不同群体享受的医疗服务差距明显,"看病难、看病贵"现象广受诟病,医疗服务的公平性和可及性程度还较低。越来越多的研究表明,社会成员的健康水平与可获得的医疗资源密切相关,当前中国基本医疗服务存在差距的重要原因在于医疗资源配置的失衡。在计划经济时期,中国的医疗资源配置以计划为手段,以供方为导向。尽管当时医疗资源极为匮乏,但政府把卫生定位为服务人民的福利事业,通过农村"赤脚医生"等制度安排,大体上满足了几乎所有社会成员的基本医疗服务需求。改革开放以后,政府在卫生服务领域引入市场机制,借助行政干预和经济激励手段进行医疗卫生体制改革,公益性受到影响,区域、城乡、不同人群之间医疗资源配置差距不断拉大,医疗资源更多地集中在大中城市的大中型医院以及经济发达地区,社区、农村等地基层医院和经济落后地区的医疗资源严重不足,导致了医疗服务差距持续扩大,不仅影响了健康公平,而且影响了社会和谐稳定。

1.2　研究目的与研究意义

1.2.1　研究目的

目的一:深入研究"基本医疗服务均等化与医疗资源配置关系"的最新研究进展,运用投入—产出—结果三阶段分析模型,构建"基本医疗服务均等化—医疗资源配置"的理论框架。

目的二:通过分析中国基本医疗服务均等化的进展和挑战,进一步定量研究医疗资源配置在地区、城乡和不同人群之间的差距。

目的三:通过分析医疗卫生投入产出的效率,定量论证医疗资源配置是当前基本医疗服务均等化面临的最突出的问题。

目的四:在研究代表性国家医疗卫生体制的特点以及医疗资源优化配置主要做法的基础上,提出通过医疗资源差异化配置来促进基本医疗服务均等化的制度安排和体制机制创新,为中国医疗体制改革实践提供政策建议。

1.2.2　研究意义

健康是一个公民的基本权利,追求健康公平是人类发展的重要目标,这个目标的实现,取决于基本医疗服务均等化的实质性进展。当前,医疗卫生领域问题与矛盾相当突出,城乡居民基本医疗服务的公平性和可及性得不到保障。究其原因,很大程度上在于医疗资源配置不合理。因此,研究如何通过合理配置医疗资源来促进基本医疗服务均等化具有十分重要的理论价值和现实意义。

1.2.2.1　理论价值

（1）有利于厘清基本医疗服务及其均等化相关概念的内涵，探究基本医疗服务均等化和医疗资源配置的相关理论基础，找出基本医疗服务非公平性和医疗资源配置失衡的形成原因，力争丰富医疗资源差异化配置的理论。

（2）有利于探析基本医疗服务均等化与医疗资源配置之间的内在联系，通过对医疗财力、物力和人力资源在地区、城乡和不同人群之间的配置差异进行定性和定量分析，了解医疗资源配置的失衡对基本医疗服务均等化的影响，论证合理配置医疗资源是实现基本医疗服务均等化的主要途径。

（3）有利于为政策研究提供理论基础。通过探析基本医疗服务非均等化的原因，研究借鉴国际上优化医疗资源配置的成功经验，结合本国国情，为中国医疗卫生体制改革提供理论依据。

1.2.2.2　现实意义

（1）有助于在转型时期保障公民健康权利。"健康是一种基本人权，达到尽可能高的水平的健康是一个世界范围的最重要的社会目标。"在发展中国家，基本人权更多地体现为生存权和发展权。生存权不单指生命权本身，还包括健康水平得到保障和不断提高。所有城乡居民，无论其年龄、地域、职业，均能享受到均等化的医疗卫生服务。保护公众健康也是各国政府的基本职责。本书研究中国转型时期医疗资源配置存在的问题，剖析其对基本医疗服务均等化带来的影响，并提出针对性的政策建议，有助于在转型时期保障公民的基本健康权利。

（2）有助于实现医疗资源的合理配置。本书从宏观卫生政策的角度，重点分析基本医疗资源配置的特点与挑战，探索如何发挥政府与市场合力，对医疗资源进行科学规划与管理，调整存量，优化增量，将优质医疗资源引导到基层卫生机构和偏远落后地区，控制医疗费用，提高服务效益，使所有人群享有基本相同的医疗服务，促进健康公平。其实质是着力扭转医疗资源配置不合理的格局。

（3）有助于推进经济发展方式转变。经济发展方式转变在很大程度上取决于基本公共服务均等化的推进。这意味着通过公共医疗资源的配置为全体居民提供基本均等的医疗服务，弥补市场失灵，提高医疗资源配置效率，有助于增强市场经济发展的活力。

（4）有助于促进社会公平正义。医疗卫生服务公平性的缺失，不仅影响国民的健康保障水平，也加剧了贫富分化和群体矛盾。通过医疗资源的差异化配置，实现基本医疗服务均等化，增强城乡居民在改革中的"获得感"，共享社会发展成果，符合社会公平正义原则，有利于化解政府、医院、患者、社会多方矛盾，推进和谐社会建设。

1.3　研究思路、方法及技术路线

1.3.1　本书结构

本书共分 9 章。第 1 章为绪论。主要是提出问题，明确本书的研究对象，分析研究的背景和意义，介绍论文的研究思路和研究方法。

第 2 章是研究综述与理论框架。主要梳理国内外关于基本医疗服务均等化和医疗资源配置的相关理论，回顾并简要评述这一问题的最新研究成果和进展，并由此确立本书研究的逻辑起点，明确开展研究的基本方向和研究重点；构建研究基本医疗服务均等化和医疗资源配置关系的理论框架，为开展研究提供基本工具。

第 3 章分析中国基本医疗服务均等化的进展与挑战。本书把中国医疗卫生体制改革进程划分为三个阶段，即新中国成立到改革开放前、改革开放到 SARS（severe acute respiratory syndromes，严重急性呼吸综合征）危机、SARS 危机迄今，并对每一个阶段基本医疗服务均等化取得的进展和存在的问题进行了回顾和总结，力图找到基本医疗服务出现非均等化的主要原因，为下一步研究提供实践依据。

第 4 章对中国医疗资源配置的公平性进行分析。本书选取医疗资源配置的财力、物力和人力的主要指标,采用广义熵(GE)指数方法,对中国医疗资源在总量、地区、城乡和不同人群等方面的配置情况进行测量和分析。

第 5 章分析中国医疗卫生投入产出的效率。本书运用链式网络DEA(data envelopment analysis)模型,计算并分析各省(自治区、直辖市)医疗投入产出效率,论证医疗资源配置的有效性是决定基本医疗服务均等化的重要原因这一判断。

第 6 章对中国医疗资源优化配置进行实证研究。本书运用第 2 章构建的理论分析框架,引入逆 DEA 模型进行定量分析,回答"要使医疗服务差异缩小一定幅度,应如何优化医疗资源配置"这个基本问题。分析的结果为调整医疗资源投入提供了定量参考。

第 7 章分析医疗资源优化配置的国际经验。通过对英国、美国、德国、金砖国家、亚洲发达国家和地区的医疗卫生制度的考察,总结这些国家和地区在通过优化医疗资源配置促进基本医疗服务均等化方面的成功经验和做法,为中国转型时期医疗资源的优化配置提供可借鉴的经验和启示。

第 8 章是基于研究的政策建议。基于以上研究,本书就优化医疗资源配置需要推进的结构性改革进行研究,并重点从深化公立医院改革、加快医疗保障制度改革、创新医疗资源配置方式、加快政府转型四个方面提出具体的政策建议。

第 9 章是基本结论部分。主要总结本书研究的基本结论,并指出研究存在的不足和提出下一步深入研究的展望。

1.3.2　研究方法

本书坚持问题导向,采取检索文献、比较研究、计量分析、规范分析等相结合的研究方法展开研究。

(1)通过文献查阅,了解国内外基本医疗服务均等化和医疗资源配置问题的研究进展和最新动态,从而找到本书研究的逻辑起点。

(2)结合历史分析和统计学等方法,对中国医疗卫生体制改革的历史变迁进行梳理,分析基本医疗服务均等化的进展和挑战,找出存在的问题及其原因。

(3)运用计量和统计分析方法,构建定量模型,对中国的地区、城乡、不同群体医疗资源配置情况以及地区医疗卫生投入产出效率进行实证分析,力图客观衡量中国医疗资源配置不均等的程度,为提出优化医疗资源配置的新思路。

(4)通过比较分析,对国际上有代表性的发达国家和新兴国家的医疗卫生体制以及医疗资源优化配置的改革措施进行比较分析,有针对性地借鉴国外的相关经验和做法,总结对中国医疗卫生体制改革有借鉴意义的思路和启示。

1.3.3 技术路线图

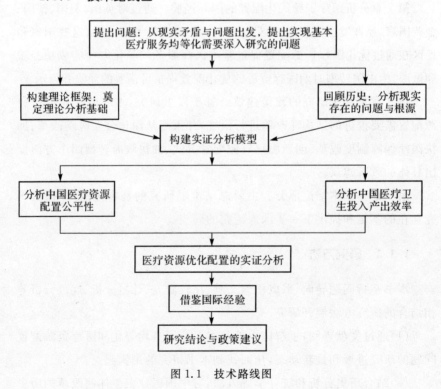

图 1.1 技术路线图

1.4　研究创新

1.4.1　探索新的分析框架

基本医疗服务非均等化的原因涉及很多方面。本书重点从基本医疗服务与医疗资源配置的关系这个角度出发，尝试构建两者之间的理论框架，指出基本医疗服务非均等化的主要原因在于医疗资源配置的失衡，提出只有通过优化医疗资源配置，才能有效实现基本医疗服务均等化。目前，从这个角度切入的研究定性居多而定量缺乏，本书用定量方法测算是一个创新。

1.4.2　采用逆 DEA 方法进行定量研究

逆 DEA 方法已经在自然科学和工程科学研究中广泛采用，但在社会科学，尤其是在公共政策上应用逆 DEA 方法仍然相当缺乏。本书首次将逆 DEA 模型引入到医疗资源配置与基本医疗服务均等化研究中，通过模型分析和测算，计量得出要缩小基本医疗服务的差距，相应地如何合理配置各种医疗资源，从而提供一种研究医疗资源配置的新方法。这也为采用逆 DEA 方法研究公共政策探索出了一条新的定量研究路子。

1.4.3　逆向分析公共服务均等化的政策需求

实现公共服务均等化的主要对策是加大资源投入，但加大资源投入的效果难以控制。本书提出的差异化配置的资源配置思路，为实现基本公共服务均等化提供了一条新的路子。本书以基本医疗服务均等化为例，提出了导致医疗资源非均衡化配置的思路，迥异于目前的主流研究思路。本书不仅构建了相应的模型，而且进行了定量测算。这是公共服务领域研究的一个新思路。

2　研究综述与理论框架

　　每个城乡居民，无论其性别、年龄、地域、职业，都应有平等的机会获得良好的健康服务，这种健康公平是人类的基本需求和权利[①]。医疗资源是开展医疗服务的基础因素，是实现健康公平的关键要素。为了打破现实中健康不公平的困境，国内外学者提出了与健康公平和资源配置有关的重要理论，并对基本医疗服务和医疗资源配置展开了一系列的研究和论述，积累了丰富的研究成果。本书重点梳理健康公平、医疗服务资源等方面的中外研究文献，在简要述评的基础上提出一个基本分析框架，确定研究方向和思路。

2.1　文献综述

2.1.1　基本医疗服务及其均等化

2.1.1.1　基本医疗服务的界定

　　对基本医疗服务这一概念的界定，国内外一直争议不断。国外文献

---

　　①　John H. Bryant, et al. Ethics, Equity and Renewal of WHO's Health for All Strategy. *World Health Forum*, 1997(2).

中并没有明确提出"基本医疗服务"这一说法,但有"公共卫生"概念,这可以追溯到 Winslow(1920)[①]。他认为公共卫生就是通过有组织的社区努力来预防疾病、延长寿命、促进健康和效益的科学和艺术,并提出了改善健康的 5 大公共卫生干预措施,即环境卫生、传染病控制、健康教育、早期诊断和预防性治疗服务,以确保每个人能够获得充分享有健康维护的生活水平。Winslow(1920)的定义内涵非常丰富,包括公共卫生的早期目标以及当前越来越重要的健康促进、基本医疗服务等方面。1952 年,世界卫生组织(WHO)将其接受为全球公认的公共卫生的定义。Arrow(1963)[②]认为,医疗服务的可及性是一项人的基本权利,无论支付能力如何,每个人都应享有基本的医疗卫生服务。他进一步分析了医疗市场的特殊性,指出卫生医疗服务市场是一个不完全竞争的市场,医患之间存在着信息不对称。因此,医疗服务不能完全通过市场提供。

1978 年,世界卫生组织和联合国儿童基金会(UNICEF)通过了《阿拉木图宣言》,提出初级卫生保健(primary healthcare)这一概念。基于低保障、广覆盖的原则,通过社区、个人及家庭的参与,初级卫生保健旨在使所有的国家和社区都能负担得起覆盖所有人的卫生保健。1993 年,世界银行在《世界发展报告》中提出了基本医疗卫生的确切概念,它提出的"基本卫生服务包"(benefit package)是包括基本公共卫生服务包及基本医疗服务包在内的一揽子基本卫生服务项目,也是具体的基本卫生服务政策实施重点[③]。由于各国经济发展水平、健康需求和收入水平的差异,各国基本卫生服务包内容不尽相同,但都应该遵循让所有人能获得基本卫生服务的原则。

在基本医疗服务是否属于公共品的问题上,国外学者也有不同观点。

---

① Winslow C E A. The Untilled Field of Public Health. *Mod Med*,1920(2).

② Arrow K J. Uncertainty and the Welfare Economics of Medical Care. *American Economic Review*,1963(5).

③ World Bank. *World Development Report 1993 : Investing in Health*. New York: Oxford University Press,1993,329.

萨缪尔森认为,大范围的疾病控制和卫生健康宣传等与医疗卫生有关的服务几乎是纯公共品,个人在使用和受益时不会妨碍其他人的使用和受益。阿特金森、斯蒂格利茨、Alexander(2006)[1]等学者认为,普通的卫生保健服务不具备公共产品特征,而是排他性、竞争性的私人产品。阿耶·L. 希尔曼(Arye L. Hillman,2006)[2]等学者则认为,医疗卫生服务具备公共产品或准公共产品的性质,可以视为准公共产品。

国内学者对基本医疗服务的界定也有不同看法。在基本医疗服务界定的原则和标准方面,胡善联(1996)[3]认为有五个标准:全社会的突出健康问题,干预措施成本低且效果好,对个体健康影响大,对支付能力有重大影响,在全社会覆盖率高。袁长海等(1996)[4]阐述了界定基本医疗的 4 个原则,即医疗服务的客观需要性、居民接受服务的迫切性、医疗的有效性和费用的可负担性。赵红征等(2011)[5]认为,划分基本医疗卫生服务范围要遵循 3 个原则:从多层面把握,坚持正确导向;从多角度考虑,坚持全面兼顾;从多方面保障,坚持制度统一。

不少学者对医疗卫生服务进行了分类。路冠军(2007)[6]从公众健康的视角,将公共卫生服务划为公共卫生、基本医疗服务和非基本医疗服务,并提出公共卫生是公众健康保障的基础性工程。孙逊等(2009)[7]将基本卫生服务分为预防保健服务、准公共卫生服务以及基本医疗服务。

---

① Cappelen A W, Norheim O F. Responsibility, Fairness and Rationing in Health Care. *Health Policy*, 2006(76).

② 阿耶·L. 希尔曼:《公共财政与公共政策——政府的责任与局限》,王国华译,中国社会科学出版社 2006 年版,第 58 页。

③ 胡善联:《基本医疗卫生服务的界定和研究》,《卫生经济研究》1996 年第 2 期。

④ 袁长海,毛金详,王在恩:《基本医疗需要的界定和健康保险支付模式》,《医学与社会》1996 年第 4 期。

⑤ 赵红征,曾庆义,任彦孔等:《对划分基本医疗卫生服务范围的思考》,《卫生经济研究》2011 年第 10 期。

⑥ 路冠军:《均等化取向下的农村公共卫生服务体系构建》,《农村经济》2007 年第 11 期。

⑦ 孙逊,张寅景,汤明新等:《基本卫生服务均等化界定、评价及衡量方法》,《卫生软科学》2009 年第 4 期。

周寿祺(2010)①认为基本医疗卫生服务包含基本医疗服务和基本公共卫生服务两个方面。

更多学者从不同角度讨论了基本医疗服务的概念、范围和属性。张红丽(2004)②认为,基本医疗卫生服务是指在特定经济社会条件下,人们普遍认同的最基本的医疗保健服务项目及服务水平。马安宁等(2008)③给基本卫生服务的定义是,从现实性出发,现阶段能够实现的、最大效用的、充分体现公平的、基本免费的、在基层卫生机构可以获得的服务。杨永梅(2009)④认为,所谓的基本医疗卫生服务是指政府利用公共资源,为满足居民基本健康的平等化,着眼于分担个体健康风险,为城乡居民提供需求导向型的卫生服务。顾昕等(2006)⑤认为基本医疗服务属于私人产品,而葛延风和贡森等(2007)⑥则认为基本医疗服务更多具有公共品或准公共品性质。

2.1.1.2 基本医疗服务均等化的内涵

国外学者主要从平等、公平及正义的视角对均等化问题进行研究。Culyer 等(1993)⑦从人均主义角度探讨卫生保健资源分配的四原则,即人均支出相等原则、与需要相配比原则、与初始健康禀赋相配比原则、获益能力相配比原则,他强调了医疗保健服务的公平性。Hurley(2000)⑧提出按需分配论,认为在最大化健康所得的效率目标下,如果最需要医疗

① 周寿祺:《实现基本医疗卫生服务均等化的条件、问题和建议》,《中国卫生政策研究》2010 年第 7 期。

② 张红丽:《黑龙江省农村地区基本医疗服务调查研究》,《中国卫生经济》2004 年第 1 期。

③ 马安宁等:《国民基本卫生服务包研究概述》,《卫生经济研究》2008 年第 4 期。

④ 杨永梅:《我国基本医疗卫生服务均等化研究》,《哈尔滨商业大学学报(社会科学版)》2009 年第 2 期。

⑤ 顾昕,高梦滔,姚洋:《诊断与处方:直面中国医疗体制改革》,社会科学文献出版社 2006 年版。

⑥ 葛延风,贡森等:《中国医改:问题·根源·出路》,中国发展出版社 2007 年版。

⑦ Culyer A J, Wagstaff A. Equity and Equality in Health and Healthcare. *Journal of Health Economics*,1993(4).

⑧ Hurley J. An Overview of the Normative Economics of the Health Sector. *North-Holland Handbook of Health Economics*,2000,1:55—118.

卫生资源的人在医疗保健服务中得到最大利益,那么就兼顾了平等与效率。平均主义理论的代表 Daniels(2001)[1]认为,医疗保健公正就是在满足基本医疗保健需要方面给每个人同等机会,他指出保护公正平等的机会是医疗保健道德重要性的体现。在此之前,Tobin(1970)[2]提出了"特定的平均主义",认为一些稀缺的公共服务如医疗、教育,其运用能力应当与支付它们的能力一道实现平均分配。Hauek 等(2006)[3]提出应得与可获得公平论,认为可以从与需求相关的公平和服务可获得性的公平两方面衡量公平程度。Sibley 等(2011)[4]认为,在美国,卫生保健可及性与健康保险往往是同义词,个人一旦拥有保险,就能享受一定程度上的卫生保健服务利用的均等。

在国内,随着基本公共服务均等化研究的不断深化,研究触角也延伸到了基本医疗服务领域。早期文献更多主张基本医疗服务均等化的"水平一致""绝对平均",主张不同地区、城乡之间居民所享受的基本医疗服务应当是一致的,是无差别的结果均等。持不同看法的学者们一直试图修正这一认识。常修泽(2007)[5]、迟福林等(2008)[6]认为,均等化内涵应包括全体公民享有基本公共服务的机会均等,结果大体相等,同时在服务过程中尊重社会成员的自由选择权。常修泽(2008)[7]还认为,公共卫生和基本医疗具有公益性质,可列为均等化的范围。他在考察新加坡经验基础上提出均等化新思路,"政府管基本医疗保障,市场管超值医疗服务,社会管各方广济善助",三者通力合作,构建基本医疗服务均等化的新格

---

[1] Daniels N. Justice, Health, and Healthcare. *American Journal of Bioethics*, 2001(2).

[2] Tobin J. On Limiting the Domain of Inequality. *Journal of Law and Economics*, 1970(13).

[3] Hauek A, Smith P C, Goddard M.:《采购什么:医疗卫生服务项目优先次序的重置》,中国财政经济出版社 2006 年版,第 126—200 页。

[4] Sibley L M, Weiner J P. An Evaluation of Access to Health Care Services along the Rural-Urban Continuum in Canada. *BMC Health Services Research*, 2011(11).

[5] 常修泽:《逐步实现基本公共服务均等化》,《人民日报》2007 年 1 月 31 日第 9 版。

[6] 迟福林,方栓喜,匡贤明等:《加快推进基本公共服务均等化(12 条建议)》,《经济研究参考》2008 年第 3 期。

[7] 常修泽:《人本体制论》,中国经济出版社 2008 年版,第 173—174 页。

局。贾康(2006)①、张恒龙和陈宪(2007)②也强调结果平等,认为全体居民应当享受到水平大致相当的基本公共服务,包括义务教育、基础卫生医疗、就业和社会保障等。刘琼莲(2009)③、汪志强(2010)④认为,均等化实质是在承认地区、城乡、人群之间存在客观差距的情况下,保证全体城乡居民都享有"底线均等"的基本医疗卫生服务,但这种均等并不是绝对平均与完全一致的服务。罗鸣令和储德银(2009)⑤依据效率优先的原则,提出基本医疗卫生服务均等化是在不损失效率的前提下,尽可能公平、公正地向需求主体提供大致均等的基本医疗卫生服务。李林贵和张俊华(2010)⑥认为,从保障公民健康权益看,基本医疗卫生服务均等化意味着人人享有服务的权利是相同的;从服务内容看,是根据公众健康需要和政府公共财政承受能力来确定的,既有面向全体居民的,又有针对不同收入和群体的医疗卫生服务。张永梅和李放(2010)⑦将基本医疗服务均等化的具体内涵分为四个方面,即筹资均等化、可及性均等化、服务利用均等化和健康均等化。

2.1.2 基本医疗服务与医疗资源配置公平性研究

2.1.2.1 基本医疗服务公平性分析

(1)卫生筹资公平。大多数文献主要集中在研究卫生筹资的累退性、

---

① 张玉玲:《从和谐视角看公共服务均等化——访贾康》,《光明日报》2006年11月23日第9版。

② 张恒龙,陈宪:《构建和谐社会与实现公共服务均等化》,《地方财政研究》2007年第1期。

③ 刘琼莲:《论基本公共卫生服务均等化及其判断标准》,《学习论坛》2009年第9期。

④ 汪志强:《论我国基本医疗卫生服务中存在的问题与对策》,《中南民族大学学报(人文社会科学版)》2010年第4期。

⑤ 罗鸣令,储德银:《基本公共医疗卫生服务均等化的约束条件与公共财政支出》,《当代经济管理》2009年第8期。

⑥ 李林贵,张俊华:《对宁夏开展人人享有基本医疗卫生服务的探索和思考》,《中国初级卫生保健》2010年第1期。

⑦ 张永梅,李放:《城乡基本医疗卫生服务均等化的综合评价——基于两次国家卫生服务调查数据》,《贵州社会科学》2010年第5期。

累进性问题上。Gottsehalk 等（1989）[1]对荷兰的社会保险筹资、英国的税收筹资以及美国的私人保险筹资的公平性进行了比较，发现美国的筹资系统是累退性的。Wagstaff 等（1992）[2]在比较了多个国家的筹资政策，认为税收筹资（丹麦、葡萄牙、英国）公平性较高且带有中度累进的性质，社会保险筹资（法国、荷兰、西班牙）是累退性的，私人筹资（瑞士、美国）的累退性更高。赵郁馨（2004）[3]对甘肃省卫生筹资公平性进行了案例式研究，讨论了来自不同渠道的卫生保健资金的累进程度，结果认为政府财政卫生支出累退程度低，接近同比例，社会医疗保险支出累进程度高，居民个人现金卫生支出基本与家庭可支付能力等比例分布。张丽芳和张艳春（2013）[4]在比较了东中西部城市四种卫生筹资渠道的累进性后认为，呈现累进性的筹资渠道是直接税、职工医疗保险、商业健康保险；呈现累退性的是间接税、居民医疗保险；而现金卫生支出在东部城市呈现累退性，在中部和西部城市呈现累进性。

也有学者开始关注卫生筹资水平不平等及收入再排序效应的研究。应晓华等（2004）[5]测算了上海市郊区家庭卫生筹资公平性状况，研究表明，上海市郊区家庭卫生筹资公平性与 WHO 对中国的估计相符，而全国的筹资公平性水平要更低。徐丽（2005）[6]认为政府出资与农民出资相比，收入水平低且不稳定的农民承担了主要责任，拥有较强财力保障能力的各级政府出资责任偏小，支持力度不足，能力与责任不对等，不符合卫生筹资的公平原则，难以保证可持续的筹资。解垩（2010）[7]将卫生筹资

---

① Gottsehalk P，Wolfe B，Haveman R. Health Care Financing in the US，UK and The Netherlands：Distributional Consequences. In Chiancone A and Messere K（eds.）. *Changes in Revenue Structures*. Detroit：Wayne State University Press，1989，139—147.

② Wagstaff A，Doorslaer E V，Calonge S. Equity in the Finance of Health Care：Some International Comparisons. *Journal of Health Economics*，1992（4）.

③ 赵郁馨：《卫生筹资累进性分析案例研究》，《中国卫生经济》2004 年第 7 期。

④ 张丽芳，张艳春：《东中西部城市卫生筹资累进性比较：基于社区卫生综合改革典型城市居民健康询问调查》，《中国卫生经济》2013 年第 9 期。

⑤ 应晓华等：《家庭卫生筹资公平性研究》，《中华医院管理杂志》2004 年第 8 期。

⑥ 徐丽：《新型农村合作医疗筹资机制可持续性研究》，《安徽农业科学》2005 年第 11 期。

⑦ 解垩：《中国卫生筹资的再分配效应》，《人口与发展》2010 年第 4 期。

的再分配效应分为三部分:累进效应、水平平等效应和再排序效应。他认为卫生筹资扩大了收入不平等,呈现出"亲富人"的再分配,其主要原因在于水平不平等和再排序效应。如果相同收入的人群进行相同的卫生支付,再分配效应将降低64%。柴培培和赵郁馨(2012)[①]从垂直公平和水平公平角度分析了天津市卫生筹资系统的公平性,认为天津市卫生筹资系统呈现"亲穷人"特征,改善了卫生筹资前收入分配的不公平,但不同卫生筹资渠道的再分配作用并不同。Wagstaff(1997)[②]、Doorslaer 等(1999)[③]也对卫生筹资水平不平等及收入再排序效应进行了研究。但现有的文献均以某地区为样本进行分析,研究结果的普适性不可避免会受到影响。

(2)医疗服务利用公平。许多研究从提供公平和可及性公平两方面分析医疗服务利用的公平性。Lairson 等(1995)[④]采用直接标准化方法对澳大利亚1990 年的卫生医疗服务系统进行分析,发现在给定医疗需求的情况下,富人利用了比穷人显著得多的医疗卫生服务,即医生和住院服务。Dusheik(2001)[⑤]采用间接标准化和直接标准化方法度量了医疗卫生服务利用不公平性程度。Doorslaer 等(2004)[⑥]也采用间接标准化方法对医疗服务利用不公平进行实证分析。刘国恩等(2003)[⑦]评估了改革试点模式服务利用均等化情况,认为较差经济状况的弱势人群的门诊服务显著增长,慢性病及重病患者的就诊程度相对增加,表明新模式对提高医疗服务

---

① 柴培培,赵郁馨:《天津市卫生筹资的垂直公平和水平公平研究》,《中国卫生经济》2012年第 9 期。

② Wagstaff A,Doorslaer E V. Horizontal Equity and Reranking in HealthCare Finance:A Decomposition Analysis for the Netherlands. *Journal of Health Economics*,1997.

③ Doorslaer E V,Wagstaff A. The Redistributive Effect of Health Care Finance in Twelve OECD Countries. *Journal of Health Economics*,1999(18).

④ Lairson D R,Hindson P,Hauquitz A. Equity of Health Care in Australia. *Social Science & Medicine*,1995(4).

⑤ Dusheiko G. Measuring Income Related Inequality in Health within General Practices. *Center for Health Economics*,*Technical*,2001(8).

⑥ Doorslaer E V,Masseria C. Income-Related in Equalities in the Use of Medical Care in 21 OECD Countries. *Health Policy Studies*,2004(1).

⑦ 刘国恩等:《中国城市医疗保险体制改革:论成本分担的公平性》,《经济学(季刊)》2003年第 2 期。

利用公平性有明显作用。但他同时也发现,改革后弱势人群在使用昂贵和先进的医疗诊断与治疗技术方面仍处于不利地位。高梦滔等(2005)[1]通过对云南农村进行调查后发现,由于就诊成本上,贫困人口比非贫困人口高,他们不是没有生病,而是没有去就诊。云南省农村居民两周应就诊而没有就诊率为 35.42%,其中,64.29% 是因为经济困难。孙胤羚和徐凌忠(2007)[2]对威海市城乡不同职业类别居民的卫生服务公平性研究表明,在门诊服务利用上,农村居民要多于城市居民;而在住院服务利用上,城市居民要多于农村居民。徐融飞和徐凌忠(2012)[3]运用系统聚类分析的方法将中国 31 个省份划分为七类区域,并从门诊和住院人次、门诊和住院人均费用、平均住院日等方面对各区域居民卫生服务利用情况进行了分析。

对于影响医疗服务利用公平性的因素,龚幼龙等(2001)[4]研究发现,人均收入、企业性质及效益、医疗保健制度覆盖以及医疗保险制度的运行情况对医疗服务利用率有重要影响。李文贵(2007)[5]认为,中国卫生服务利用的不公平性主要表现为卫生资源配置不合理、卫生资源利用不充分、卫生资源的严重浪费、基层卫生资源的利用率显著下降。郭琳和胡红濮(2013)[6]分析了新型农村合作医疗制度实施对改善农民卫生服务利用状况的作用和影响程度。他们的研究表明,健康状况和教育程度显著影响了农民卫生服务利用率;新农合制度的实施提高了住院医疗服务利用率,但对提高门诊服务利用率效果有限。丁伟洁和宋慧(2014)[7]探讨了东部城市徐州与其西部对口支援城市伊犁居民的健康状况、卫生服务利

---

[1] 高梦滔,高广颖,刘可:《从需求角度分析新型农村合作医疗制度运行的效果——云南省 3 个试点县的实证研究》,《中国卫生经济》2005 年第 5 期。

[2] 孙胤羚,徐凌忠:《威海市城乡不同职业类别居民卫生服务公平性研究》,《中国卫生事业管理》2007 年第 9 期。

[3] 徐融飞,徐凌忠:《我国不同省份居民卫生服务利用的区域分类研究》,《中国卫生经济》2012 年第 12 期。

[4] 龚幼龙等:《企、事业职工家庭卫生服务公平性研究》,《中国卫生资源》2001 年第 4 期。

[5] 李文贵:《对医疗卫生领域中卫生服务公平性的思考》,《现代医药卫生》2007 年第 10 期。

[6] 郭琳,胡红濮:《新型农村合作医疗对农民卫生服务利用的影响研究》,《卫生软科学》2013 年第 12 期。

[7] 丁伟洁,宋慧:《东西部两城市居民卫生服务利用及影响因素对比研究》,《现代预防医学》2014 第 10 期。

用情况以及两地卫生服务利用影响因素的异同,结果表明,近几年伊犁居民的综合卫生服务利用率高于徐州居民。这表明,西部居民的潜在卫生服务需求正集中转化为现实需求,这就需要因地制宜地指导居民进行有效的卫生服务利用,提高卫生援疆工作的效果。

(3)健康公平。许多学者利用不同研究方法对不同国家健康公平状况进行了实证研究。Le(1987)[1]运用基尼系数和阿特金森指数对 32 个发达国家的死亡年龄进行了比较,Propper(1992)[2]和 Chul(2010)等[3]采用集中指数测量方法对英国和韩国国民健康的公平状况进行了深入分析,Xu Ke Tom(2006)[4]研究了美国各州健康不平等和健康绩效的差异问题。齐良书和李子奈(2011)[5]等研究了中国居民的健康不平等问题。以上研究表明,不用国家之间的健康公平性差距较大,即使同一国家或地区的内部也存在不一样的健康状况和健康绩效;基本都存在亲富人的健康不平等,富人相对穷人健康状况更好;农村的健康不平等程度高于城市;儿童健康水平在城乡之间的差异也较显著。

为了查找健康不平等的根源,不同学者从多个视角展开研究。如与种族相关的健康不平等(Keppel,2002)[6]、与职业相关的不平等(张静靖等,2003)[7]、与性别相关的不平等(崔斌和李卫平,2009)[8]、与收入相关

① Le G J. Inequalities in Health: Some International Comparisons. *European Economic Review*,1987(31).

② Propper C,Upward R. Need,Equity and the NHS: The Distribution of Health Care Expenditure 1974—1987. *Fiscal Studies*,1992(2).

③ Chul A B,Katrin E,Hyojee J. Income-Related Health Inequalities in Korea. *Asia-Pacific Journal of Public Health*,2010(1).

④ Xu Ke Tom. State-Level Variations in Income-Related Inequality in Health and Health Achievement in the US. *Social Science & Medicine*,2006(63).

⑤ 齐良书,李子奈:《与收入相关的健康和医疗服务利用流动性》,《经济研究》2011 年第 9 期。

⑥ Keppel K G,Pearey J N,Wagener D K. Trends in Racial and Ethnic-Specific Rates for the Health Status Indicators: United States,1990—1998. *Health People* 2000 *Statistical Notes*,2002,23:1—16.

⑦ 张静靖等:《成都市下岗失业人员与在岗人员健康公平性比较》,《中国卫生事业管理》2003 年第 1 期。

⑧ 崔斌、李卫平:《健康性别不平等与政府卫生预算的社会性别分析》,《人口与发展》2009 年第 1 期。

的不平等(Humphries,2000)[1]。另外,刘宝等(2006)[2]、Sun 等(2011)[3] 还研究了健康的区域差异问题,结果显示,人群健康存在显著的东中西部差距。相比东南沿海,西部地区居民的健康状况明显更差。刘广彬 (2009)[4]等认为,不论是总体还是分省的居民健康,与以前相比均变得更加不平等;农村与城镇比较来看,城镇持续优于农村。

2.1.2.2 医疗资源配置公平性研究

在现有的文献中,医疗资源配置公平性研究主要在区域差异、城乡差异以及不同人群差异三个方面。

(1)医疗资源配置区域差异研究。世界卫生组织(2007)[5]认为,医疗卫生资源与国家或地区的发展水平有很大关系,发展水平越高,医疗卫生资源越丰富。比如在欧洲地区,每万人有 63 张病床,而非洲地区每万人仅有 10 张病床。即使在同一个国家,不同地区之间的医疗卫生资源也存在很大差异。Tuvia(2004)[6]等人分析了 1970—1998 年美国各州医院床位分布和医生人数,结果表明各州卫生资源公平性存在较大差异。西部和东北部各州医生分布的公平性高于其他州,北部各州床位分布的公平性高于其他州。朱玲(2000)[7]较早从经济发展水平不均衡视角出发,揭示了中国东南沿海卫生资源过度配置、西部地区相对缺乏的现实。张双竹、钱宇等(2014)[8]分析了中国东、中、西部三个区域医疗卫生资源配置

---

① Humphries K H,Doorslaer E V. Income-Related Health Inequality in Canada. *Social Science & Medicine*,2000(5).

② 刘宝等:《人群健康的地区差距》,《中国卫生资源》2006 年第 1 期。

③ Sun Sun,Chen Jiaying,Johannesson M,Kind P,Xu Ling,Zhang Yaoguang,Burström K. Regional Differences in Health Status in China: Population Health-Related Quality of Life Results from the National Health Services Survey 2008. *Health & Place*,2011(1).

④ 刘广彬:《我国居民的健康不平等状况及其发展趋势——基于 CHNS 2006 年的健康自评数据》,《卫生经济研究》2009 年第 4 期。

⑤ World Health Organization. *The World Health Report 2007-A Safer Future: Global Public Health Security in the 21st Century*. Geneva: WHO,2007,39(6):1163—1169.

⑥ Tuvia H,Irena P K,Dana B M. Trends in Geographic Disparities in Allocation of Health Care Resources in the US. *Health Policy*,2004(68).

⑦ 朱玲:《我国西部农村卫生资源严重贫乏 亟待引起关注》,《瞭望》2000 年第 8 期。

⑧ 张双竹等:《我国医疗卫生资源配置的区域差距测度》,《健康研究》2014 年第 3 期。

的差距及趋势，认为近十年来医疗卫生资源配置总体差距及东、中、西部三个区域差距均在相对合理范围内并呈减小趋势，但政府对医疗卫生财政投入仍不足，中、西部区域医疗卫生人力资源配置亟待加强。

更多的学者从省、市内部分析医疗资源配置的公平性。黄小平和唐力翔(2010)①认为全国病床资源总体分布差异主要是由地区内差异带来的，而地区内差异则主要是由东部地区各省、直辖市内部之间的差异所引起的。张楠等(2014)②认为中国卫生资源总量不断增加，但地区间仍存在配置差距，各地区内部不公平性是影响我国卫生资源配置公平性的主要因素。刘敬伟和王小万(2004)③研究了湖南医疗资源分布情况，发现在医务人员配置上，质量上的不公平比数量上的不公平更明显。徐伟(2010)④发现江苏省总体卫生资源配置的不公平程度要超过东部地区平均水平，省内不公平性主要来源于苏南、苏中、苏北三大区域之间的配置不公平。此外，冯毅和张瑾(2007)⑤、韩雪梅和贾登勋(2013)⑥对重庆、甘肃等省市的医疗卫生资源进行了研究，其均认为卫生资源按人口分布的公平性要优于按地理分布的公平性，为此应对不同经济和社会发展水平的地区给予特殊的政策照顾。

(2)医疗资源配置城乡差异研究。虽然发达国家和发展中国家之间国情有很大差别，但在医疗资源分布上却面临着一个共同的问题，即城乡配置失衡。美国学者Mary等(2004)⑦分析了导致美国农村健康状况不

---

① 黄小平，唐力翔：《我国病床资源配置的区域公平性研究》，《中国卫生政策研究》2010年第3期。

② 张楠等：《基于泰尔指数的我国卫生资源配置公平性分析》，《中国卫生事业管理》2014年第2期。

③ 刘敬伟，王小万：《湖南省卫生资源配置的公平性研究》，《中国卫生经济》2004年第1期。

④ 徐伟：《江苏省卫生资源配置区域差异研究》，《江苏社会科学》2010年第4期。

⑤ 冯毅，张瑾：《重庆市直辖以来卫生资源配置公平性研究》，《医学与哲学(人文社会医学版)》2007年第7期。

⑥ 韩雪梅，贾登勋：《甘肃省卫生资源配置公平性的实证分析》，《兰州大学学报(社会科学版)》2013年第6期。

⑦ Mary K Z, Rodney M C, Burton P. Funding Health Services in the Rural United States: Federal Policies and Local Solutions in Nina Glasgow. In Lois Wright Morton and Nan E. Johnson (eds.). *Critical Issues in Rural Health*. Oxford: Blackwell Publishing, 2004, 211—224.

容乐观的原因,认为美国农村的医疗保险覆盖面窄是主要原因。美国农村居民通过雇主获得医疗保险的比例是 54%,而城市居民这一比例是 63%;农村有 20% 的人口没有任何形式的医疗保险,而城市只有 16%。投资少和经济困难是导致美国农村医疗资源匮乏的原因。一项对各州全面分析的报告表明[1],美国农村医院处境十分不稳定。威斯康星州有 30% 的农村医院缺乏投资;内布拉斯加州有 20% 的农村医院很有可能倒闭;2002 年美国农村医院的利润率平均为 -5.6%。澳大利亚学者 Humphreys(1998)[2]对该国农村医疗服务体系进行了系统研究,结果表明农村和边远地区居民的健康状况远不及大城市居民。

发展中国家的城乡医疗资源失衡问题更加突出。印度 2001 年的统计表明[3],私立医疗机构拥有 93% 的医院、64% 的病床、85% 的医生,80% 的门诊病人和 57% 的住院病人都选择了私立医疗机构。2003 年的一份调查报告显示[4],巴西公共卫生服务满足不了农民日益增长的需求,加之农民疾病预防意识薄弱以及缺乏基本的卫生保健知识等,有相当一部分的农民得不到预期的医疗卫生服务;特别是巴西偏远地区的农民,缺医少药的问题依然比较突出。中国的城乡医疗资源状况也不容乐观。王红漫(2005)[5]、韩俊和罗丹(2007)[6]提出,尽管农村卫生体制改革取得明显进展,但农村仍普遍存在卫生资金投入不足、卫生人才缺乏、基础设施落后、设备陈旧等问题,导致农村卫生服务水平低下。李晓燕(2014)[7]认为,尽管发达地区经济水平较高,但农村卫生事业滞后于社会经济发展整体水

---

① Thomas C R. Federal Programs and Rural Health. In Thomas C R(eds.). *Rural Health in the United States*. New York:Oxford University Pres,1999,61—69.

② Humphreys J S. *Rural Health and the Health of Rural Communities*. Worner Research Lecture,Bendigo:La Trobe University Publishing,1998,115.

③ Raman V,Bjorkman J W. Public-Private Partnership in Health Care Services in India:Lessons for Developing Countries. *Health Administrator*,2001,96.

④ 国务院体改办赴巴西农村医疗卫生体制改革培训团:《巴西农村医疗卫生体制改革考察》,《国际医药卫生导报》2003 年第 7 期。

⑤ 王红漫:《进一步完善和加强我国农村公共卫生系统》,《中国卫生资源》2005 年第 8 期。

⑥ 韩俊,罗丹:《中国农村卫生调查》,上海远东出版社 2007 年版,第 11—49 页。

⑦ 李晓燕:《经济发达地区城乡卫生资源配置均等化研究——基于广东省的实证分析》,《社会保障研究》2014 年第 1 期。

平,城乡卫生资源配置与医疗改革的均等化目标还有较大差距。代英姿和王兆刚(2014)[1]认为,中国医疗体制改革在改变了原有福利性医疗保障制度的同时,也改变了医疗资源配置方式。医疗资源不断向城市、向大医院集中,形成了医疗资源倒三角形配置的格局,极大地影响了城乡大多数居民的医疗可及性和公平性。

为解决城乡医疗服务资源的差距问题,Strasser(2003)[2]认为,农村地区医疗服务的供给必须从"农村"这个大背景出发,不能把它等同于城市的医疗服务。Mueller(2001)[3]为美国农村医疗卫生体系的努力方向开出了药方,即以人为本(PPF,put people first),也就是农村医疗卫生政策和法案不仅要关注卫生服务的供给者与服务体系,更要把被服务人群的利益放在第一位。印度学者 Hota(2006)[4]提出了印度全国农村健康计划(National Rural Health Mission),建议印度医疗支出占 GDP 比重从当时的 0.9%提高到 2010 年的 2%~3%,由此加强印度农村地区,特别是落后地区的医疗卫生体系建设。周丽琴和汪丽萍(2012)[5]也认为,中国亟需加大对农村尤其是贫困地区和基层卫生机构的投入。泰国学者Jongudomsuk(2003)[6]在分析泰国"30 铢计划"后指出,政府在保障社会成员享有基本卫生服务方面应该坚持公平原则,而不应该人为区分城市和农村。丁艳香(2010)[7]等人认为必须突出政府责任和作用,作为城乡基本医疗资源配置主体,政府在城乡基本医疗资源配置中应发挥主导作用。郑功成(2014)[8]等提出加快建立城乡一体化的医疗卫生保障体系,

① 代英姿,王兆刚:《中国医疗资源的配置:失衡与调整》,《东北财经大学学报》2014 年第 1 期。
② Strasser R. Rural Health around the World: Challenges and Solutions. *Family Practice*,2003(4).
③ Mueller K J. Rural Health Policy. In Sana Loue and Beth E. Quill(eds.). *Handbook of Rural Health*. Kluwer Academic Plenum Publishers,2001,1—23 .
④ Hota P. National Rural Health Mission. *Indian Journal of Pediatrics*,2006.
⑤ 周丽琴,汪丽萍:《江西农村医疗卫生发展情况分析》,《中国国情国力》2012 年第 10 期。
⑥ Jongudomsuk P. Effect of Capitation Payment on Resource Allocation and Financing of Public Hospital in Thailand. *Asia Health & Insurance*,2003(6).
⑦ 丁艳香:《社会分层视野下的农村公共医疗资源配置问题研究》,《劳动保障世界》2010 年第 4 期。
⑧ 郑功成:《城乡医保整合重在加快进程》,《中国医疗保险》2014 年第 3 期。

统筹配置宝贵的医疗资源,提高农村医疗卫生服务的保障水平,逐步缩小城乡差距。

(3)医疗资源配置群体差异研究。许多研究表明,在和健康直接相关的医疗卫生资源分配问题上,无论国家是否贫穷或富裕,都面临同样的挑战:在医疗资源分配上处于劣势的人,在医疗服务上也同样处于不利地位。印度学者 Kumar(2004)[1]指出,由于印度不少农村缺乏医疗机构,虽然病人理论上可以在公立医疗机构得到免费医治,但事实并非如此,穷人利用公立医疗机构的机会远没有富人多。Gertler 和 Gaag(1991)[2]通过研究认为,低收入组的医疗资源价格弹性远高于高收入组的价格弹性,价格上涨导致低收入组医疗需求减少更多。刘宝和胡善联(2003)[3]从收入角度对中国居民健康不公平性进行了实证研究,认为在中国存在与收入相关的健康不平等,且健康不平等有利于高收入者。高建民等(2012)[4]利用陕西省眉县家庭健康调查数据,定量分析了中国卫生保健筹资和利用的不平等程度,结果发现,虽然医疗保险基本实现了全覆盖,但低收入群体仍然支付了更高比重的医疗费。

也有学者认为,不同人群之间存在医疗服务资源的差异是十分正常的。恩格尔哈特(1996)[5]认为,由于资源有限性,不可能找到一种对所有人都公平的资源分配模式,而且政府再分配资源的效果受到了公共资源的限制,个人和团体获得医疗健康服务的机会也都受到资源有限性的限制。因此,医疗卫生资源分配"不可能既尊重所有人的自由又实现他们的长远的最佳利益"。

---

① Kumar S. Much Health Care in Rural India Comes from Unqualified Practitioners. *BMJ*,2004.

② Gertler P,Gaag J V D. *The Willingness to Pay for Medical Care*:*Evidence from Two Developing Country*. Baltimore:John Hopkins University Press,1990,77—97.

③ 刘宝,胡善联:《收入相关健康不平等实证研究》,《经济研究》2003 年第 1 期。

④ 高建民等:《不同收入人群的卫生公平性研究:来自陕西眉县的证据》,《中国卫生经济》2012 年第 3 期。

⑤ 恩格尔哈特:《生命伦理学的基础》,范瑞平译,湖南科技出版社 1996 年版,第 127—128 页。

　　大部分学者认为医疗卫生资源配置需要同时具备水平公平性和垂直公平性，即规模相等的人群拥有相等的医疗卫生资源，不因其经济收入水平、地区差异、民族等社会属性差异而有所不同。就像 Roberts(1989)[①]所提到的那样，欧洲各国配置医疗卫生资源的基本原则是，"具有相同健康需求的人群具有相同的医疗服务可及性"。Doorslaer 等(2006)[②]研究发现，在 OECD 国家，全科医生倾向于"亲穷人"(pro-poor)，但专科医生却呈现出明显的"亲富人"(pro-rich)的特征，这表明了发达国家在保障普通大众的医疗服务方面有着较为强烈的公平倾向。

　　在应对不同人群医疗资源差异的措施方面，吕卓鸿(2005)[③]认为，政府应该增加对贫困农村地区和贫苦民众的卫生投入以减少贫困，并保障穷人享受基本公共卫生服务的权利。赵敏(2003)[④]建议采取地区之间资源分配的办法，保证地区间人群平等享受基本医疗服务。这就要求适当加大中央财政的投入，尤其是向贫困地区、贫困人群的投入，解决低收入者享受医疗服务的经济困难问题。英国学者威廉·贝弗里奇(William Beveridge,1942)[⑤]认为政府应该建立一个全民统一的医疗保障制度，让公民享有最基本的医疗卫生权利。刘海兰等(2013)[⑥]、汤兆云(2014)[⑦]等建议构建多层次、多渠道、全方位的医疗卫生保障体系，使全体国民都享有大体相当的基本医疗服务。

[①]　Roberts J A. The National Health Service in the UK: From Myths to Markets. *Health Policy and Planning*, 1989(1).

[②]　Doorslaer E V, Masseria C, Koolman X. Inequalities in Access to Medical Care by Income in Developed Countries. *Canadian Medical Association Journal*, 2006(2).

[③]　吕卓鸿：《政府承担公共医疗卫生的理论基础和范畴界定》，《中国卫生事业管理》2005年第2期。

[④]　赵敏：《医疗保障制度改革的伦理原则探析》，《中国医学伦理学》2003年第2期。

[⑤]　威廉·贝弗里奇：《贝弗里奇报告——社会保险和相关服务》，华迎放等译，中国劳动社会保障出版社2004年版，第20—82页。

[⑥]　刘海兰等：《论城乡一体化医疗保险制度建设的困难与建议》，《中国卫生事业管理》2013年第1期。

[⑦]　汤兆云：《论我国社会养老保险制度的整合》，《社会保障研究》2014年第3期。

2.1.3 基本医疗服务非均等原因研究

影响中国基本医疗服务非均等有多方面的因素,现有文献主要从制度因素、投入因素、医疗保障因素和市场化因素等四个维度做了大量研究。

2.1.3.1 制度因素

马振江(1997)[①]指出,新中国成立后我国长期实行"城市偏向"战略,使得包括卫生事业在内的公共服务设施建设及各种福利性资源的分配迅速集中于城市。城乡卫生资源分配不公的状况,在相当程度上是历史的沉淀。刘金伟(2006)[②]、谢标(2009)[③]认为造成城乡卫生医疗服务不均等的原因在于,在城乡"二元"经济社会体制的宏观背景下,卫生事业具有很强的"二元"特征。政府对城乡卫生事业采取不同的政策,"重城轻乡"区别对待,是造成城乡卫生差距的总根源。

侯岩(2001)[④]提出,由于长期沿袭计划经济体制下的手段和方式,卫生体制改革滞后于整个社会经济体制改革。卫生资源按部门、地方和行政隶属关系设置,条块分割,各自为政,缺乏宏观统一的规划管理,造成卫生资源配置失衡,管理和利用严重分散。夏新斌(2009)[⑤]认为,1978 年以后,我国开始实施非均衡发展战略,由于医疗卫生、教育等部门的发展受制于地区经济发展,卫生事业发展也呈现出非均衡的态势,具体表现为地区之间、城乡之间卫生资源配置的失衡,甚至在同一区域内卫生资源向大医疗机构集中趋势明显,直接影响了基本卫生服务的公平性与可及性。

顾昕等(2006)[⑥]认为,医疗体制改革中种种病象的真正原因是,中国

---

① 马振江:《城乡卫生资源分配不公的原因、影响及政策》,《中国卫生经济》1997 年第 5 期。

② 刘金伟:《城乡卫生资源配置的倒三角模式及其成因》,《调研世界》2006 年第 3 期。

③ 谢标:《武汉市城乡基本公共服务均等化研究——以公共卫生和基本医疗为例》,《长江论坛》2009 年第 5 期。

④ 侯岩:《区域卫生规划与市场竞争》,《中国卫生经济》2001 年第 8 期。

⑤ 夏新斌:《科学发展观与城乡卫生资源统筹发展——建国 60 年我国卫生事业发展战略反思》,《卫生经济研究》2009 年第 10 期。

⑥ 顾昕,高梦滔,姚洋:《诊断与处方:直面中国医疗体制改革》,社会科学文献出版社 2006 年版。

医疗服务递送体系缺少守门人制度和医疗服务市场上缺乏强有力的第三方购买者，即由政府职能的缺位或国家转型的滞后所致，并不是市场力量作用所致。陆海霞（2009）①指出政府主导职能缺位，导致服务供给层面的卫生资源优化配置有效激励缺失。于风华（2009）②认为政府没有承担其主要责任、政府间财政转移支付规模小、政府卫生支出没有更多向弱势群体倾斜是政府卫生投入过低、卫生资源配置非均等化的原因。

李玲（2008）③、乔俊峰（2009）④研究了分权化改革对医疗卫生服务不均等的影响，表明高度分权化的改革导致地方政府财政能力不均等，使得财政分权与卫生支出显著负相关，分权化越高，医疗卫生服务越不均等。盘宇章（2010）⑤研究了财政分权度对医疗卫生服务的影响，研究表明财政分权扭曲了地方政府行为，造成医疗卫生服务供给不足。这就要求把医疗卫生支出责任从较低层级政府转移到较高层级政府，扭转医疗卫生财政支出高度分权化倾向。

2.1.3.2　资源投入因素

投入体制方面。张朝阳（2005）⑥认为，政府财政对农村卫生的投入总量不足，资源配置不合理，管理体制不适应，没有形成稳定可持续的补偿机制和有活力的运行机制。冯占春等（2006）⑦认为，由于政府在基本医疗卫生服务方面筹资缺位，导致个人承担了较重的医疗服务费用。农村的卫生发展主要靠县级财政，各地政府财力不均导致政府卫生支出不仅没有缩小城乡差距，反而加大城乡卫生经费的分配不公平。张丽琴等（2007）⑧认为，医疗卫生服务的可及性在城乡之间和不同地区之间存在

---

① 陆海霞：《我国农村基层卫生资源配置失衡的理性思考》，《中国卫生经济》2009 年第 2 期。

② 于风华：《公共财政框架下基本公共卫生服务均等化探讨》，《中国卫生资源》2009 年第 3 期。

③ 李玲：《财政分权对中国医疗卫生影响几何》，《上海商报》2008 年 12 月 26 日。

④ 乔俊峰：《公共卫生服务均等化与政府责任：基于我国分权化改革的思考》，《中国卫生经济》2009 年第 7 期。

⑤ 盘宇章：《财政分权对公共医疗供给影响的经验研究》，《卫生经济研究》2010 年第 2 期。

⑥ 张朝阳：《我国乡镇卫生院发展现状及其影响因素分析》，《中华医院管理杂志》2005 年第 6 期。

⑦ 冯占春等：《我国城乡卫生投入公平性的影响因素及其对策》，《中华医院管理杂志》2006 年第 10 期。

⑧ 张丽琴等：《医疗卫生服务的差异分析与均等化对策》，《社会主义研究》2007 年第 6 期。

较大差异,最主要的是投入机制的失衡。孙开和崔晓冬(2011)[1]认为,合理划分中央和地方各级政府间的基本医疗卫生投入责任,形成分工明确、分担合理、事权与财权相对应的政府基本医疗卫生投入机制,是实现基本医疗卫生服务均等化的必要条件。

投入结构方面。周寅(2006)[2]认为,财政因素是影响基本医疗卫生服务供给的关键要素,从财政卫生支出结构看,城乡结构并不均衡,各类别项目配置不尽合理。陈浩和丁江涛(2010)[3]的研究结果认为,当前中国卫生投入主体存在结构失衡问题,个人支出比重过高而公共支出比重过低,这不仅短期内直接降低了民众健康保障能力和福利水平,对区域经济增长形成负效应,而且对长期经济增长能力和增长方式转型也带来了深远影响。杨林等(2014)[4]认为,在缩小城乡医疗卫生资源配置差距中,家庭卫生支出发挥了主导作用,财政卫生支出作用较小,社会卫生支出起到了补充作用,不同卫生支出占比的弹性在 2002 年之前有所波动,2002年之后基本稳定。

投入效率方面。李秋芳(2005)[5]认为,卫生资源存在着浪费现象,人员、设施利用率低,特别是乡镇卫生院的医生门诊工作量及病床利用率等指标都大大低于城镇医院,这就要求重视提高医疗卫生资源的利用效率。刘海英和张纯洪(2010)[6]认为,近年来中国城乡卫生经济系统投入产出的效率总体呈上升趋势,但增长绩效不均衡,农村卫生经济系统投入产出的效率增长速度远高于城市,但整体上却呈现配置无效状态。

2.1.3.3 基本医疗保障因素

医疗保障制度影响基本医疗服务水平的研究主要是在医疗保障制度

---

① 孙开,崔晓冬:《基本医疗卫生服务均等化与财政投入研究》,《地方财政研究》2011年第5期。
② 周寅:《财政投入对公共医疗卫生服务影响的探讨》,《求实》2006第17期。
③ 陈浩,丁江涛:《卫生投入结构、健康发展与经济增长》,《公共管理学报》2010年第2期。
④ 杨林等:《不同类型卫生投入对城乡医疗卫生资源配置差距的动态影响研究:基于状态空间模型的再考察》,《中国卫生经济》2014年第7期。
⑤ 李秋芳:《优化卫生资源配置的分析与思考》,《卫生经济研究》2005年第6期。
⑥ 刘海英,张纯洪:《中国城乡卫生经济系统投入产出动态效率的对比研究》,《农业经济问题》2010年第2期。

的设计以及保障水平的差距等方面。

王晓杰和张健(2006)①、王俊华(2009)②认为,对城乡实施不同的医疗保险政策,带来了新的不公平。城镇职工基本医疗保险、城镇居民基本医疗保险与新型农村合作医疗保险的制度设计不同,筹资渠道、缴费标准、补偿水平、受益对象以及基金管理等方面都存在明显差别,参保群体参加不同的基本医疗保险制度,享受到不同的医疗保障待遇。这种不平等导致了城乡居民在医疗资源占有和医疗保障程度上存在着巨大的差异。李赖志和任净(2010)③认为,我国医疗保障机制上的城乡二元分割现象极不合理,一方面导致了医疗资源的分配不均衡,另一方面导致了人们无法根据自身经济状况灵活选择适合自己的医疗保险。

谷义(2005)④、林晨(2007)⑤认为,新型农村合作医疗制度在具体实施过程中存在着一系列问题,特别是由于医疗供给方的诱导需求以及药品价格虚高等问题,降低了农民医疗服务的可及性。同时,农村不同收入群体所获得的医疗服务保障是不同的,收入高的群体更容易获得医疗保障。因此,现有的制度框架并没有有效解决贫困群体"看病难"的问题,与新型农村合作医疗保障制度促进卫生公平的初衷并不契合。孙群(2008)⑥指出,对象界定模糊是医保制度的一大弊端,灵活就业群体的医疗保障很不健全,他们几乎游离于医疗保险体系之外,其中农民工群体的医疗保险缺失情况最为严重。

李亚青(2012)⑦利用广东省样本地区医疗保险库的数据分析表明,

---

① 王晓杰,张健:《略论医疗保险政策的公平性选择》,《学术交流》2006年第7期。
② 王俊华:《城乡基本医疗保险制度衔接模式比较研究》,《苏州大学学报(哲学社会科学版)》2009年第6期。
③ 李赖志,任净:《统筹城乡医疗保障的可行性分析》,《大连海事大学学报》2010年第6期。
④ 古义:《辽宁省城乡社会保障制度的差异性研究》,《经济研究参考》2005年第91期。
⑤ 林晨:《中部地区农民参加农村新型合作医疗的影响因素分析——山西省寿阳县的调查》,《农业经济问题》2007年第1期。
⑥ 孙群:《完善城镇居民医疗保险制度的对策思考》,《光明日报》2008年12月31日第10版。
⑦ 李亚青:《社会医疗保险的真实保障水平研究——兼论"保障水平幻觉"》,《人口与经济》2012年第5期。

社会医疗保险的实际保障水平偏低,名义保障水平与真实保障水平差距很大,存在"保障水平幻觉",现有制度未能从根本上解决居民看病负担较重的问题。胡大洋(2014)①认为,在新医改中,政府对于保障水平的调整过多拘泥于"政策范围内报销",使各地政府在制定医保补偿标准时以名义补偿比为衡量标准,缺乏对实际补偿比情况的考量,造成名义补偿比与实际补偿比差距拉大,参保患者规定范围外的医疗费用负担仍然过重,实际个人负担没有真正降下来。这不可避免地影响了参保人员对医疗保险政策的不信任感。

此外,朱恒鹏(2014)②认为,医疗保险方面的问题不仅在于财政投入不足和医保补偿水平过低,更在于医疗服务供给体制改革严重滞后。根据当前经济发展水平,财政投入和个人投入都是足够的,不是钱投入得不足,而是没有效率。

2.1.3.4　医疗过度市场化因素

王绍光等(2005)③认为,医疗卫生服务过度市场化造成了现行各种医疗问题,政府"甩包袱式"的医疗改革势必造成医疗费用上涨,降低居民对医疗卫生服务的可获得性,加剧医疗卫生服务领域的不均等。刘军民(2005)④、王延中和冯立果(2007)⑤也认为,卫生体制的市场化改革是卫生医疗服务不均等的重要原因,医疗卫生服务投资主体在"甩包袱式"的市场化条件下,必然向人口密度高、人均收入水平高的城市地区投资,从而造成小城市和广大农村医疗卫生资源相对贫乏,基本医疗卫生服务体系出现萎缩。

---

①　胡大洋:《基本医疗保障应关注实际补偿比》,《中国医药报》2014 年 3 月 10 日第 6 版。

②　朱恒鹏:《医保不能再被动:不是钱投入不够,是花得没效率》,《健康管理》2014 年第 9 期。

③　王绍光等:《政策导向汲取能力与卫生公平》,《中国社会科学》2005 年第 6 期。

④　刘军民:《过度市场化与高度分权化:中国医疗卫生改革的双重误区》,《开放导报》2005 年第 10 期。

⑤　王延中,冯立果:《中国医疗卫生改革何处去——"甩包袱式"的市场化改革的资源集聚效应与改进》,《中国工业经济》2007 年第 8 期。

葛延风和贡森等(2007)①认为,政府对医疗卫生事业的特殊性缺乏清醒的认识,将医疗服务机构视同于一般企业,选择了一条过度市场化的改革道路。这是导致医疗卫生体制变革中出现偏差、公平性不足和效率低下的根本原因。唐钧(2008)②认为,医疗卫生和健康服务领域是一个非常特殊的社会领域,"纯粹竞争"的理想化市场在医疗卫生领域实际上是不存在的。在市场机制并不完善的情况下,勾结串通和提高价格是常常发生的事,患者根本没有讨价还价的余地。

毛正中(1994)③从市场失灵的角度探讨了医疗服务上引入市场机制的障碍,医疗的市场化可能会引起各种各样的弊端,如医生不正当牟利、资源浪费等。杜春华(2011)④认为,中国医疗服务可及性十分低下,与市场化的医疗服务方式有直接关联。市场化的医疗服务方式不仅无法有效满足每一位患者的医疗保健需求,而且必然导致医疗服务资源向高端的医疗需求集中。陈爱雪等(2013)⑤认为,过度市场化使"看病难、看病贵"的问题更加凸显。医疗机构,特别是处于垄断地位的大医院,在面对刚性需求时,出于自身利益的考虑,会以高于市场均衡价格的垄断价格来提供医疗服务,导致药价虚高、以药养医等看病贵问题。同时,过度市场化会导致医疗资源分布不均衡,使一些贫困地区、偏远地区或市场经济不发达的地区医疗服务水平相对较差。

2.1.4　促进基本医疗服务均等化的路径研究

从导致基本医疗服务非均等化的因素出发,学者们对促进基本医疗服务均等化途径的研究,可以归纳为以下四个方面。

---

① 葛延风,贡森等:《中国医改:问题·根源·出路》,中国发展出版社2007年版,第8页。
② 唐钧:《基本医疗服务不能市场化的理由》,《社会观察》2008年第3期。
③ 毛正中:《论市场机制在医疗卫生领域发挥作用的障碍》,《中华医院管理杂志》1994年第11期。
④ 杜春华:《医疗服务的市场化趋势与分配公平性的对立统一》,《学习月刊》2011年第1期。
⑤ 陈爱雪等:《医疗体制改革应防止过度市场化》,《经济纵横》2013年第8期。

2.1.4.1 强化政府责任

孙燕铭(2006)[1]认为,健康是人的基本生存权之一,政府须承担医疗卫生公平的责任。梁鸿和褚亮(2005)[2]认为,若政府不干预医疗服务供给,有可能产生一系列不良后果:①政府如果不考虑公共物品的非排他性、非竞争性及正外部性对服务供给方的影响,会导致公共卫生和基本医疗供给不足;②政府如果不解决信息不对称,医生会诱导需求,最终导致医疗费用高涨;③行业垄断如果没有政府抑制,会导致医疗服务价格高、供给少,与"提供优质合理价格服务"的行业宗旨相背离。宋新明等(2010)[3]也认为,仅靠市场力量无法有效地促进城乡基本医疗资源配置均等化,需要强化政府责任,建立由政府主导的多元化城乡基本医疗资源供给机制,合理制定基本医疗卫生规划,同时应进一步完善基本医疗法律法规、政策制度。宁德斌(2013)[4]提出,保障医疗服务公益性是政府的基本责任,但由于政府公益性与自利性的冲突,如何确保政府履行责任仍是一个问题。从医疗服务公益性和医疗服务体系的特点出发,需要尽快构建政府责任机制,出台责任清单。

不少学者进一步指出,要强化政府责任,必须切实转变政府职能。王小万等(2006)[5]通过分析欧洲国家的卫生服务购买模式,指出政府可以通过转变职能,扮演好医疗服务第三方购买者的角色,以应对居民与病人日益增长的不同层次的健康与医疗服务需求。杨敬宇和张维(2010)[6]认为必须转变政府职能,完善相关法律法规,深化医疗卫生体制改革。顾昕(2006)[7]指出,市场化的配置机制致使初级医疗卫生服务体系发展滞后,

---

① 孙燕铭:《当前卫生资源配置状况及政府责任的思考》,《华东经济管理》2006 年第 6 期。

② 梁鸿,褚亮:《试论政府在医疗卫生市场中的作用》,《复旦学报(社会科学版)》2005 年第 6 期。

③ 宋新明,胡守,忠徐佳:《我国卫生资源配置中政府责任的思考》,《劳动保障世界》2010 年第 8 期。

④ 宁德斌:《医疗服务公益性的政府责任机制》,《公共管理与政策评论》2013 年第 2 期。

⑤ 王小万,李蕾,刘丽杭:《卫生服务购买的基本理论与模式》,《中国卫生经济》2006 年第 6 期。

⑥ 杨敬宇,张维:《关于基本医疗卫生服务均等化的思考》,《医学与哲学(人文社会医学版)》2010 年第 6 期。

⑦ 顾昕:《医疗卫生资源的合理配置:矫正政府与市场双失灵》,《国家行政学院学报》2006 年第 3 期。

对医疗服务体系中的有限投入容易跟随市场力量大量流入级别高的医院,对初级医疗卫生服务无差别的可及性带来不利影响。医疗体制改革的关键就是转变政府职能,有效地矫正市场失灵、弥补市场不足,大力推进城乡初级医疗卫生服务体系建设。

2.1.4.2 健全公共财政体制

大部分学者认为应改革和完善中央和地方公共财政对医疗卫生的投入体制机制,尤其是要把农村和贫困地区作为投入的重点,消除城乡差距。

宋瑞霖和陈昌雄(2006)[①]认为,实现基本医疗卫生服务的均等化,首先要改革中央财政投入体制,实行普惠原则,消除城乡与区域差别。章也微(2005)[②]提出,农村基本公共卫生服务的投入应由中央和省级财政承担主要责任,国家应建立和完善农村卫生专项转移支付制度,保障农村地区公共卫生具有稳定的经费来源,使所有地区的农村居民,无论是贫困地区还是富裕地区,都能享受到公共卫生服务。张晓燕和陈园(2012)[③]认为,县级医院是公立医院改革的重点和突破口,需要结合服务总量和单位服务量补偿额度对医院基本医疗服务进行财政补偿,以合理弥补县级医院提供基本医疗服务的成本,推动县级医院可持续发展。孟庆平和汪崇金(2011)[④]则认为,仅在中央与省级政府之间调整财政体制安排并不能有效减轻差异化程度,应该把精力更多地用于缩小省内差异。

越来越多的学者把研究重点放在社会保障和财政的关系上。杨红燕和胡宏伟(2008)[⑤]认为,一国财力是其建立、完善医疗保障体系的前提和基础。要加大财政支持力度,使卫生支出增速与经济增速保持一致,稳步

---

① 宋瑞霖,陈昌雄:《对我国医疗卫生体制改革的思考》,《中国医院》2006 年第 1 期。

② 章也微:《城乡统筹发展的公共卫生筹资机制研究》,《农村经济》2005 年第 3 期。

③ 张晓燕,陈园:《基于基本医疗服务服务量的县级医院财政补偿方式探讨》,《中国医院管理》2012 年第 7 期。

④ 孟庆平,汪崇金:《实现医疗资源配置均等化之财政政策探讨》,《现代财经》2011 年第 5 期。

⑤ 杨红燕,胡宏伟:《政府财政与全民医保:基于国际比较的中国考察》,《中央财经大学学报》2008 年第 10 期。

提高财政和社会卫生支出比重。王增文(2010)[1]的研究结果表明,在满足政府支出自然效率的条件下,中国社会保障财政支出占国家财政总支出的最优比重应该是34.82%,而这一比重实际上只有5%左右。他建议加快优化财政支出结构,提高财政资金使用效益。薛鑫堂等(2012)[2]从财政政策趋同视角研究了整合新型农村合作医疗和城镇居民基本医疗保险的可行性,建议分步骤统一财政补助标准和政策,实现区域内各级财政对新农合和居民医保的补助标准、补助政策趋同甚至完全一致。

2.1.4.3 完善医疗保障制度

现有文献普遍认为,健全医疗保障制度的方向是要建立城乡一体化的医疗保障体系,关键在于完善农村医疗保障制度。刘苓玲(2009)[3]认为,城市社会保障制度体系构建完成后,重点将是对农村现有的地方性的各项养老保障制度进行整合与完善,最终建立起一个全国性的、可以实现有效转移与城乡衔接的农村社会养老保险制度。王华新(2009)[4]认为,城乡医疗保障一体化建设的重点是设计好基本医疗保险制度,建立一体化的医疗保险体系。其中,完善农村医疗救助制度是基础。曹笑辉和孙淑云(2008)[5]认为,社会保障制度的设计不应该受城乡身份的限制,应设计一种开放的体系,赋予社会保障主体自由选择的权利,为早日实现"全民医保"提供基础条件。对此,顾昕(2011)[6]表达了不同的看法。他认为三年内实现全民医保的目标,在农村地区并不困难,难点和关键在于城镇地区。如果把基本医疗保障体系覆盖率作为考核地方政府政绩的重要指

① 王增文:《中国社会保障财政支出最优规模研究:基于财政的可持续性视角》,《农业技术经济》2010年第1期。

② 薛鑫堂,何孝文,蔡伟:《新型农村合作医疗和城镇居民基本医疗保险整合的可行性分析——基于财政政策趋同视角》,《财政监督》2012年第8期。

③ 刘苓玲:《中国农村养老保障制度变迁、路径依赖与趋势》,《科学·经济·社会》2009年第4期。

④ 王华新:《鄂州市城乡医疗保障一体化调查》,《中国财政》2009年第7期。

⑤ 曹笑辉,孙淑云:《实现"全民医保"的瓶颈与基础条件——论新型农村合作医疗与城镇居民基本医疗保险的制度对接》,《中共山西省委党校学报》2008年第1期。

⑥ 顾昕:《全民医保制度建设之难题》,《中国医院院长》2011年第3期。

标之一,基本医疗保障体系建设就有了保证。

学者们还提出了推进城乡医疗保障制度的措施和目标。王延中和张时飞(2008)[①]将城乡医疗保障制度的统筹发展分为近期目标、中期目标和远期目标,最终实现最低生活保障、基本养老保障和基本医疗保障制度的统筹,其中基本医疗保障制度由城乡从业人员基本医疗保险和全民初级卫生保健两部分组成。李珍(2013)[②]提出重新构建基本医保体系:短期目标是城镇三网合一,取消职工医保个人账户,由就业者缴费,全家得保险,建成强制性的城镇基本医疗保险体系和农村基本医疗保险体系;中期目标是城乡二元并行,建立农村保费增长速度较高的机制;长期目标是当人口城镇化率达 70% ~ 80% 时,实现城乡医保的一体化。邓微(2014)[③]认为,推进城乡基本医保服务均等化,应从公共产品供给主体、基本医保受众和基本医保实现载体三个方面着力。应优化基本医保制度体系,整合城镇居民医保与新农合,建立居民基本医疗保险制度;改城镇职工基本医疗保险为"职工基本医疗保险",扩展覆盖人群,提升基本医疗保险层次,促进均等化。

2.1.4.4 有效利用市场机制

医疗服务产品的特殊性决定了医疗服务市场不能过度市场化,但在市场经济条件下,医疗服务市场可以引入市场机制,提高医疗服务效率。陈家应和范越(2005)[④]认为,医疗服务的性质和特点决定了医疗服务可以引入市场机制,但不能市场化。他们建议理顺医疗服务价格,强化出资人责任,促进公平竞争,提高医疗服务效率。金承刚(2006)认为,要区别推向市场和建立市场机制的不同本质。"推向市场"其实是政府不管,由消费者自己管,医院通过在市场上参与竞争赢得生存;而一个有效的市场

---

① 王延中,张时飞:《统筹城乡社会保障制度发展的建议》,《中国经贸导刊》2008 年第 1 期。

② 李珍:《重构医疗保险体系 提高医保覆盖率及保障水平》,《卫生经济研究》2013 年第 6 期。

③ 邓微:《加大改革力度 促进城乡基本医保服务均等化》,《中国医疗保险》2014 年第 5 期。

④ 陈家应,范越:《对医疗市场和医疗服务提供市场化问题的思考》,《中国医院管理》2005 年第 12 期。

机制则是用经济杠杆引入竞争,提高医疗服务质量,降低医疗费用。对此,徐丽红和于濛(2006)①进行了解读,认为政府追求的是建立有效的市场机制,而不是简单的"推向市场"。

王虹和唐晓东(2006)②对运用市场机制调控医疗服务价格进行了分析,提出适度利用市场机制对建立合理的医疗服务价格体系具有一定的意义和作用。顾昕(2006)③认为,由于医疗保险的特殊性,市场化无法实现普遍覆盖,因此政府主导医疗保障体系的建设是必然的。对于医疗服务递送,完全可以引入竞争,由多种形式的提供者提供。只要政府主导医疗保障体系,并且加大医疗服务购买力度,医疗服务的市场化和社会公益性就能相得益彰。于保荣(2014)④认为,中国医疗服务市场产生问题的根源在于忽视市场力量和市场机制。需要发挥市场机制作用,切实推进医疗服务体制改革。重点是划分政府与市场职责,打破对公立医疗机构的种种束缚,更多利用经济、信息的手段进行调控。此外,陈云良和何聪聪(2012)⑤认为,对医疗服务市场失灵应当通过《经济法》加以规制,完善医疗信息公开制度,细化《反垄断法》执法标准,彻底实现管办分离,保障基本医疗公共服务的供给,以实现医疗公平性和普遍均等化。

2.2　简要述评

2.2.1　对现有文献的述评

总结国内外的文献研究资料可见,国外学者对医疗卫生服务和医疗

---

① 徐丽红,于濛:《创市场机制,提医疗绩效》,《中国财经报》2006 年 3 月 4 日第 3 版。
② 王虹,唐晓东:《简析市场机制对医疗服务价格的调控作用》,《中国卫生经济》2006 年第 10 期。
③ 顾昕:《鱼与熊掌不可兼得?——医疗服务的市场化与社会公益性》,《公共管理高层论坛》2006 年第 12 期。
④ 于保荣:《发挥市场机制,切实推进医疗服务体制改革》,《卫生经济研究》2014 年第 10 期。
⑤ 陈云良,何聪聪:《医疗服务市场失范的经济法规制》,《中南大学学报(社会科学版)》2012 年第 3 期。

资源配置相关问题的研究，无论在理论上还是在实践上都比国内学者显得更为成熟。在经历了经济危机和二战之后，西方发达国家社会矛盾凸显，普通民众渴望改善社会福利、提高社会公正的愿望与现实形成了强烈的反差，各国政府和学者开始进行深刻反思。一批经济学家对社会福利、公共服务、公平正义、政府与市场、管制与自由等问题进行了深入的研究，产生了丰硕的理论成果，如福利经济学理论、公共产品理论、健康经济学理论等，并把这些理论运用到医疗卫生领域，为研究健康公平、医疗资源配置以及医疗卫生体制改革提供了深厚的理论支撑。

西方学者对医疗服务和资源配置的研究主要着眼于公平和效率问题。对公平性问题的讨论，普遍认为公平性是一种普世价值，问题仅仅在于如何进一步保障公平的实现。西方学者主张采用市场化的手段来配置医疗资源，但他们也逐渐认识到不能忽视政府的作用，只有利用市场机制并结合政府有效干预，才能保障医疗卫生服务的公平提供。在研究思路上，西方学者主要从公共政策特别是卫生政策角度寻求医疗资源配置的公平性、合理性，基本上遵循从现状调查到统计分析，然后利用制度经济学、卫生经济学、新公共管理理论等诸多理论进行学理上的分析这一研究方式。在研究方法上，多采用实证分析，一般使用大量的微观个体数据，然后通过一定的经济模型进行定量分析，得到符合实际情况的数据，以此客观反映医疗服务利用和医疗资源配置情况，避免纯理论研究带来的缺陷，为改进医疗卫生政策提供参考。在研究视角上，多侧重于微观层面，往往从医疗卫生服务的特定角度着手，比如根据年龄、收入水平对医疗卫生服务需求进行细分。但过于注重微观分析也存在一定的局限，突出表现为缺乏宏观上的把握和指导。

国内对基本医疗服务领域的研究起步较晚，学理上的探究始于改革开放以后。西方的理论成果、分析方法和实际做法为国内学者的研究提供了借鉴和范例。国内研究主要围绕基本医疗服务及其均等化的概念和内涵、医疗服务利用和医疗资源配置的公平性、基本医疗服务非均等的原因、实现基本医疗服务均等化的路径等方面展开。在此过程中，取得了一些共识,也产生了一些分歧。比如,对人人享有基本医疗服务对经济社会发展和人的全面发展的重要意义、医疗资源的优化配置、实现均等化的主要途径、政府应发挥的作用等,大多数学者的观点趋于相同或接近;但在基本医疗服务及其均等化内涵的理解、衡量标准,医疗资源配置以公平为主还是效率优先、配置手段是选择市场化还是计划指导、配置主体是政府主导还是市场主导等方面,还未取得一致意见,有的甚至存在很大争议。不论是取得的共识还是存在的争议都是多年来理论研究的成果,它们共同为医疗卫生事业的改革和发展做了理论上的准备。然而,也要看到,从城乡居民医疗卫生服务需求看,在不少问题的研究上还不够深入。主要体现在:研究角度较为单一,缺乏多学科的综合分析;基本医疗服务公平性研究多从数量角度考虑,而较少考虑医疗服务供给的成本差异、产出水平及供给效率;对基本医疗服务在不同群体间的不均等问题研究较为欠缺;医疗资源配置标准的探讨也只限于理论层面;医疗资源的存量和增量配置还缺乏系统有效的方法,等等。这些都是政府和学者共同关注的问题,有待于进一步深入研究。

2.2.2 本书研究的重点

基本医疗服务和医疗资源配置的一些关键问题如果没有得到厘清,没有形成大体一致的认识,就会使研究陷入困境,也就很难为实践提供理论上的指导。目前,以下两个问题迫切需要解决。

(1)现有的文献基本上都把医疗服务和医疗资源看成是同一个问题,没有加以严格区分,在研究上也是把两个问题作为同一个研究对象。医疗服务和医疗资源在范围上有很多方面是一致的,但两者并不等同,甚至有较大差别。因此,没有洞悉医疗服务和医疗资源之间的区别,就不能理解两者之间的联系,也就不能把握基本医疗服务均等化和医疗资源配置之间的关系,更找不出导致基本医疗服务非均等化的真正原因所在。

(2)在医疗资源配置的制度安排上还较为模糊,没有明晰的思路。长期以来,中国医疗资源配置采取的是以供方为导向的资源配置方式,按床位、按人头补经费的做法,刺激了卫生机构、人员、床位的扩张和膨胀,造成医疗资源过分集中在大城市、大医院和大设备上,导致卫生服务体系存在不同程度的结构失衡和布局不合理,严重影响了基本医疗服务的可及性和公平性,形成了地区之间、城乡之间、不同人群之间在获取基本医疗服务上事实上的不均等。因此,通过有效的制度设计合理配置医疗资源,逐步实现基本医疗服务均等化,既是破解"看病难、看病贵"问题的关键,也是深化医疗卫生体制改革的有效举措。围绕这个目标,如何保证医疗资源配置的公平和效率?如何推进优化医疗资源配置的结构性改革?在制度安排上,是无视地区、城乡和不同人群之间现有医疗资源的存量差异而不加区别地"均等化"配置,还是根据地区、城乡和不同人群之间医疗资源配置的实际情况实行"差异化"配置,都需要进一步研究。

以上问题,形成了本书研究的重点。

2.3 研究框架

分析基本公共服务与公共服务资源配置之间的关系,构成了本书的研究框架。构建这一框架,将涉及相关的基础理论。为此,本书先回顾主要的相关理论,并在此基础上提出一个简要分析框架。

2.3.1 理论基础

2.3.1.1 公共产品理论

(1)公共产品的定义及特征。根据公共经济学理论,社会消费品可以分为公共产品和私人产品。按照 Samuelson(1954)[1]给出的定义,公共产品是指每一个人对这种产品的消费并不减少任何他人对这种产品的消

---

① Samuelson P A. The Pure Theory of Public Expenditure. *Review of Economics and Statistics*,1954(4).

费。他用数学表达式来解析这一概念：$X_{n+j} = X_{in+j}(j=1,2,3,\cdots,m;$ $i=1,2,\cdots,s)$，表示对于任何一个消费者 i 来说，他为了消费而实际可支配的公共产品数量就是该公共产品的总量 X_{n+j}，这意味着公共产品在消费者之间是无法分割的，人们对公共产品的消费不存在排他性和竞争性。Buchanan(1965)[①]认为，根据萨缪尔森的定义所推导出的公共产品是"纯公共产品"，完全由市场来决定的产品是"纯私人产品"。然而，在现实经济生活中，严格意义上的纯公共产品和纯私人产品都是很少见的，大量存在的是介于两者之间的"准公共产品"，为此他提出了"俱乐部产品"的概念。此后，Tiebout（1956）[②] 提出了地方公共品的概念。Lindahl、Musgrave、Coase 和 Stigligz 等学者从不同的角度对公共产品做了研究，进一步丰富了公共产品理论。

综上所述，公共产品一般具有三个特征：①效用不可分割性。公共产品是向全体社会成员提供的，其效用为整个社会成员所共享，不能将其分割为若干部分专属某些个人享用。而私人产品是可以被分割成许多单元交易的，谁付款，谁受益。②消费非竞争性。一是边际生产成本为零，对于公共产品的供给者来说，增加额外一个消费者不需要追加资源投入；二是边际拥挤成本为零，即对于公共产品的消费者来说，每个消费者的消费都不影响其他消费者的消费数量和质量。③受益非排他性。产品提供者在技术上无法将某些消费者排除在外，或者技术上可行但排他成本巨大，从而不可避免会出现"搭便车"现象；消费者也不能采取拒绝付款的方法将其不喜欢的公共产品排除在其享用品的范围之外。

(2)公共产品的供给制度。传统理论认为，由于外部性的存在，私人不能有效提供公共产品，造成公共产品供给短缺。这些"市场缺陷"是市场机制本身难以解决的难题，这就需要政府出面来提供相关的公共产品或劳

---

① Buchanan J M. An Economic Theory of Clubs. *Economics*,1965(2).

② Tiebout C M. A Pure Theory of Local Expenditures. *Journal of Political Economy*, 1956(5).

务。基于此,萨缪尔森等人认为,政府既是公共品的天然提供者,又是市场低效率运行的根源。他们提出,公共物品并不一定要由公共部门来生产,也可以由私人部门生产。科斯(Coase,1974)的"灯塔理论"也反驳了公共产品只能由政府垄断的传统观点,作为公共产品可以由私人提供,并且会更有效率。对于医疗卫生服务的产品属性问题,争议一直存在。斯蒂格利茨等人认为,普通的卫生保健服务具有竞争性和排他性,属于私人产品,而阿罗(Arrow)等人则把医疗卫生服务归为公共产品或准公共产品。

应当说,对于非竞争性和非排他性的理解,取决于各国政治、经济、文化情况。因此,不同国家或组织对医疗卫生服务的产品归属的认识也各不相同。按照医疗卫生产品的竞争程度与排他性程度,可以将医疗卫生产品分为三类:竞争性和排他性双低的纯公共产品(如疾病控制、健康教育等)、竞争性高而排他性低的混合物品(如预防接种、妇幼保健等)、竞争性和排他性双高的私人产品(如医疗保健和康复等)①。一般认为前两类属于公共产品的范围,而第三类产品则被划分为私人产品。然而,实际上医疗保健服务也包括基本医疗服务和非基本医疗服务或称特需服务,基本医疗服务由于非排他性和不充分的非竞争性,也可以纳入公共产品的范畴。因此,鉴于医疗卫生服务产品的特殊性,在确定其供给制度之前必须区分医疗卫生产品的属性,从而确定政府和市场的不同角色。

2.3.1.2 福利经济学理论

福利经济学属于规范经济学的范畴,以追求"社会的福利最大化"为目标,主要研究三个问题:如何进行资源配置以提高效率,如何进行收入分配以实现公平,如何进行集体选择以增进社会福利②。Hurley(2000)③认为,福利经济学在卫生医疗领域的规范性分析方面有四个原则:效用最大化、个体主权、结果主义和福利主义。应当说,福利经济学为

---

① 陈健生:《公共卫生发展的财政制度安排》,《财政问题研究》2004年第10期。

② 李特尔:《福利经济学评述》,陈彪如译,商务印书馆1965年版,第95—124页。

③ Hurley J. An Overview of the Normative Economics of the Health Sector. *North-Holland Handbook of Health Economics*,2000(1):55—118.

医疗卫生资源优化配置和基本医疗服务均等化提供了理论基础。

旧福利经济学的代表人物庇古(Pigou,1932)①以边沁的功利主义哲学及马歇尔等人的局部均衡经济理论为基础,建立起福利经济学的理论体系。他认为,福利由效用组成,效用就是满足,人性的本质就是追求福利的最大化。庇古提出,要提高国民收入的均等化程度,国家可以运用税收和转移支付政策把从富人那里获得的公共收入用来举办社会福利事业,让低收入者享用,通过这一均等化途径来实现社会福利最大化。这实质上是提出了资源配置和分配均等化的问题。庇古的福利经济学理论为基本医疗服务均等化奠定了经济学基础。20 世纪 30 年代大萧条结束后,西方一些经济学家对庇古的福利经济学进行了修改和补充,形成了新福利经济学。卡尔多(Karldor)、希克斯(Hicks)、勒纳(Lerner)、伯格森(Bergson)和萨缪尔森(Samuelson)等代表人物运用"序数效用论""帕累托最优""补偿原理"和"社会福利函数"等分析工具来说明政府应当保障个人的自由选择,通过个人福利的最大化来增加"全社会福祉",从而实现整个社会福利的最大化②。新福利经济学把福利经济学建立在边际效用序数论的基础之上,而不是建立在边际效用基数论的基础之上。它认为福利是一种主观心理感受,福利大小取决于个人的心理状态,福利在个体之间不具有可比性。新福利经济学以帕累托最优标准取代总和效用最大化标准。其基本分析基石是,如果一项经济活动在不损害任何一个人的利益的情况下,至少使其中一个人受益,这就会使社会财富总量增加,从而达到了帕累托改进③。帕累托最优涉及补偿问题,社会福利函数理论的倡导者柏格森、萨缪尔森、阿罗等人认为补偿原则也不是完全科学的,因为补偿是否恰当要在受益者感受到以后才能确定,而这事前是无法预测的④。尽管阿罗不可能定理证明符合相应条件的社会福利函数并不存

---

① 庇古:《福利经济学(上)》,朱泱等译,商务印书馆 2006 年版,第 38—109 页。
② 王健,孟庆跃:《卫生经济学》,人民卫生出版社 2007 年版,第 1—5 页。
③ 孙月平:《应用福利经济学》,经济管理出版社 2004 年版,第 31—98 页。
④ 于树一:公共服务均等化的理论基础探析[J].财政研究,2007(7):27—29。

在，但上述思想仍然为政府在地区之间、城乡之间的基本医疗服务均等化的作用方面提供了理论基础，使政府从多方面的因素进行考量，在多项政策中选择最优的基本医疗服务改善政策；而且充分考虑个人基本医疗服务需求的"相对均等化"，而非简单的平均化。

20世纪下半叶以来，福利经济学的研究取得了重大的成果，其中，阿玛蒂亚·森（Amartya Sen,2002）[①]开辟了福利研究的新视角和新方法，使人们对福利的认知前进了一大步。森认为，个人能力的培养和提高是与个人的生存和发展环境密切联系在一起的，这与基本公共服务包括基本医疗服务的供给和分配直接相关。只有人人享有基本和大致均等的基本公共服务，才能实现社会福利最大化。阿玛蒂亚·森的创见受到国际经济学界的推崇，联合国开发计划署根据这一思路开发了人类发展指数，对发展进行更为科学和全面的衡量。

2.3.1.3　卫生经济学理论

卫生经济学（health economics），也称为健康经济学，主要是应用经济学的基本原理和计量方法来研究医药卫生领域的一系列相关问题。

（1）关于医疗卫生服务体系。美国健康经济学家阿罗在1963年发表了经典论文"不确定性与卫生保健的福利经济学"，明确提出了医疗市场需求和产出的不确定性以及信息不对称等问题，并比较了医疗市场与完全竞争市场的差异，最后建立了风险规避条件下最优保险政策的理论模型，为卫生经济学的确立奠定了基础。完善了卫生经济学分析框架的是美国纽约市立大学教授 Grossman(1972)，他将贝克尔（Becker）提出的人力资本观念应用到健康领域，认为消费者可以通过生产健康的方式来补充健康资本的消耗，继而提出了健康生产函数：$H = f(M, LS, E; S)$。健康生产要素包括医疗保健服务、生活方式、环境教育等，消费者在市场上购买各种医疗保健服务，并结合自己的时间生产健康。在此基础上，

[①]　阿玛蒂亚·森：《以自由看待发展》，任赜，于真译，中国人民大学出版社 2002 年版，第10—146 页。

Grossman(1972)建立了健康需求的均衡模型,分析了纯粹消费模型和纯粹投资模型两种形式[①]。

在医疗供给研究方面,库里斯和威斯特对医院决策责任主体进行了研究。他指出决策的责任不仅在于行政管理人员,而且也取决于其他四个主体,即医生(护士)、理事、工会以及政治家,特别是医生在选择用于最终产品的生产投入方面有着极大的个人决定权[②]。对于医务人员的临床行为,早期的卫生经济学主要侧重于运用委托—代理理论来研究医生诱导需求的数量,而现在则更重视分析具体的路径以及影响行为的因素和决策过程[③]。总之,卫生经济学对医疗卫生服务体系的研究一直方兴未艾,不仅对医疗服务需求和供给的微观要素进行了分析,在研究宏观体系框架方面也取得了一定的成果。比如,Cebul 等(2008)[④]通过研究美国的医疗服务体系发现,美国的医疗服务体系过于松散,缺乏良好的协作关系和信息共享,因而无法实现医疗资源的有效配置。

(2)关于医疗保障制度。一些健康经济学者研究的中心主题是保险在健康保健中的重要角色。Feldstein(1973)[⑤]认为,健康保健体系面临的根本挑战是使健康保健模式能够对消费者偏好作出灵敏反应,而不是将过度的财务负担强加于个人,或者简单地砍掉那些无力支付的必要保健。Ma 和 Mcguire(1997)[⑥]推动了最优保险模式的发展。他们发现医疗保健市场已经发生了重大变化,医疗服务方和保险提供方开始通过合

---

① Grossman M. *The Demand for Health: A Theoretical and Empirical Investigation*. New York: Columbia University Press,1972,3—10.

② 约翰·库里斯,皮特·威斯特:《卫生经济学概论》,北京医学院卫生经济学研究会译,中国展望出版社 1983 年版,第 118—119 页。

③ 徐程,尹庆双,刘国恩,《健康经济学研究新进展》,《经济学动态》2012 年第 9 期。

④ Cebul R D, Rebitzer J B, Taylor L J, et al. Organizational Fragmentation and Care Quality in the U. S. Healthcare System. *Journal of Economic Perspectives*,2008(4).

⑤ Feldstein M S. The Welfare Loss of Excess Health Insurance. *Journal of Political Economy*,1973(2).

⑥ Ma C A, Mcguire T G. Optimal Health Insurance and Provider Payment. *American Economic Review*,1997(4).

并、契约的方式合作向消费者出售健康。除了考虑道德风险和风险范式外,健康市场的模型必须考虑到保险提供者、医生和患者同时得到最优的消费者保险合同和提供者的支付合同。他们分析了两种类型的市场缺失,即基于实际治疗质量的保险市场和支付政策的缺失与基于医生努力的保险市场和支付政策的缺失。Newhouse(2006)[①]分析了医疗保险最优个人支付设计,他发现传统的最优保险设计理论和实证由于没有充分考虑不同服务之间短期和中长期的补充和替代关系等因素而存在一些缺陷。还有研究表明,医疗服务支付与补偿方式尽管在短期内对控制医疗费用有一定的作用,但无法保证医疗保险和技术革新等带来的医疗费用持续增长。在保险市场的研究方面,健康经济学专家研究的重点主要集中在保险市场上的信息不对称和逆向选择导致社会福利严重损失的问题上;另外,一些专家也研究了医疗保险市场势力对价格等方面的影响。Glazer 和 Mcguire(2011)[②]认为,医疗保险市场的竞争虽然可以为民众提供大量的选择机会,但是如果缺乏合理的风险调整机制,反而会降低社会福利。Frank 和 Lamiraud(2009)[③]重点研究了瑞士医疗保险市场,他们认为大量的价格离散主要是由于搜索成本和心理偏好等造成的。这些研究表明,医疗保险市场竞争会导致保险费用降低,但是搜索成本高以及参保人流动性大,则不仅造成保费远远低于边际成本,而且影响到保险的质量。

(3)关于健康行为及其影响。许多经济学家对健康行为给出了解释。Kasl 等[④]在 1966 年最早提出健康行为这一概念,认为健康行为是个体为了预防疾病或早期发现疾病而采取的行为。Rice(2000)[⑤]认为,健康行为是一种积极行动,它包括改变危险生活方式、减少或消除健康危险行

① Newhouse J. Reconsidering the Moral Hazard-Risk Avoidance Tradeoff. *Journal of Health Economics*, 2006(25).

② Glazer J, Mcguire T G. Gold and Silver Health Plans: Accommodating Demand Heterogeneity in Managed Competition. *Journal of Health Economics*, 2011(5).

③ Frank R, Lamiraud K. Choice, Price Competition and Complexity in Markets for Health Insurance. *Journal of Economic Behavior and Organization*, 2009(71).

④ Kasl S V, Cobb S. Health Behavior, Illness Behavior, and Sick Role Behavior. *Archives of Environmental Health*, 1966(2).

⑤ Rice P L.:《健康心理学》,胡佩诚译,中国轻工业出版社 2000 年版,第 7 页。

为、采取积极的健康行为以及遵从医生指导等行为。McNerney 等 (2007)[1]认为，健康行为应包括良好的生活方式（如有规律的作息）、情绪管理（如乐观的心态）、避免危害健康的行为（如不吸烟、不酗酒）、体格检查和医学筛查等。由于疾病谱的变化，影响健康行为的因素是多方面的，但起决定作用的因素在于遗传禀赋、社会心理环境以及吸烟饮食和运动等方面，即个人行为和生活方式是决定健康水平的主要原因。心理因素有自我效能、健康信念、自我概念、社会支持、健康心里控制源等。Bandura(1977)[2]认为自我效能是个体对自身在未来能够完成某种工作任务或行为活动的一种信念，这种信念决定了个体是否会尝试从事该工作或采用该行为。心理学家 Rotter(1966)[3]提出了关于个体归因倾向的心里控制源理论，认为行为是由特殊情境下的期望和强化价值所决定的。这些特殊情境包括性别、年龄、经济收入、受教育程度等。Finkelstein 等 (2009)[4]的研究显示，肥胖症患者的医疗费用比健康人群的医疗费用高 41.5%。

2.3.1.4 公平和效率理论

（1）效率原则的基本理论。在经济学中，几乎没有什么概念比"效率"用得更广。"效率"指不浪费，或者现有的资源利用最大化[5]。亚当·斯密(1776)在《国富论》中表达了经济效率的思想，蕴含了分工效率和竞争效率理论。一方面，效率表现为劳动生产率的提高；另一方面，市场经济制度最有效率。新古典经济学在研究配置效率的过程中，由于分析方法

---

① McNerney J P, Andes D S, Blackwel C D. Self-Reported Health Behaviors of Osteopathic Physicians. *JAOA*,2007(12).

② Bandura A. Self-Efficacy toward a Unifying Theory of Behavior Change. *Psychological Review*,1977(2).

③ Rotter J B. Generalized Expectarcies for Internal versus External Control of Reinforcement. *Psychological Monographs*,1966(80).

④ Finkelstein E A, Trogdon J G, Cohen J W. Annual Medical Spending Attributable to Obesity: Payer and Service-Specific Estimates. *Health Affairs*,2009(5).

⑤ 约翰·伊特韦尔等：《新帕尔格雷夫经济学大辞典》，北京经济科学出版社 1996 年版，第 868 页。

的不同而分成两支：一支是马歇尔利用供求局部均衡分析方法的配置效率理论；另一支是瓦尔拉斯以一般均衡分析为基础的帕累托效率理论。意大利经济学家帕累托（Pareto，1896）在他的《政治经济学讲义》中对效率的定义是：对于某种经济资源的配置，如果不存在任何可行的调整，使得该经济中所有个人在调整之后至少和他们在初始时情况一样好，而至少有一个人的情况变得比初始时更好，那么这种资源配置就是最优的，也是有效率的。人们通常把这种资源配置状态称为帕累托最优①。20 世纪 60 年代以来，经济学界对帕累托效率提出了许多批评，认为帕累托效率所依赖的假设条件很难具备。道格拉斯·诺斯（Douglass North，1981）②提出了制度效率。所谓制度效率是指在一种约束机制下，参与者的最大化行为将导致产出的增加；而无效率则是指参与者的最大化行为将不能导致产出的增加。还有一些学者也对效率概念提出了不同的理解，比如，认为效率是考察投入与产出的关系，是"最大"和"最小"的原则问题，效率是一个动态概念，等等。概括起来，对效率概念的理解应该从多方面来认识，效率的本质含义即"资源的不浪费"有很大程度的普适性，效率概念在理解上的差异也为解释各种经济现象提供了方法和依据。

（2）公平原则的基本理论。所谓公平，就是公正平等。公平并非一个纯经济学的概念，它包含一定的伦理学涵义。在经济学领域，与"公平"同义的表达还包括"平等""正义""公正"等③。在市场经济的发展过程中，形成了各种形式的公平观。经济自由主义强调起点公平的"权利主义"和结果公平的"虚无主义"，特别重视个人权利，包括生存权利、劳动权利、财产权利等，而不是满足人们的某种偏好或提高人们的福利。真正的公平是机会平等和在法律面前的平等，任何企图超越这两项原则去追求社会产品分配结果公平的做法都是有害的。功利主义把结果公平放在首位，

---

① 胡代光，高鸿业：《现代西方经济学辞典》，中国社会科学出版社 1996 年版，第 110 页。
② 诺思：《经济史中的结构与变迁》，陈郁，罗华平等译，上海三联书店，上海人民出版社 1991 年版，第 12 页。
③ 姚洋：《转轨中国：审视社会公正和平等》，中国人民大学出版社 2004 年版，第 550—670 页。

认为评价社会分配好坏的标准只能是社会中个人福利总和的大小,增进一国社会福利,需要同时注重提高生产的效率和促进社会的公平。罗尔斯(Rawls,1971)以社会契约论为基础,在他的《正义论》中提出了"公平的正义"理论,给出了两个正义原则,一是平等自由的原则,二是机会的公正平等原则和互惠互利差别原则的结合①。他认为所有人都应平等地获得各种职务和义务,不平等分配只限于那种能给最少受惠者带来更多补偿利益的分配。因此,罗尔斯的正义论具有一种平等主义倾向②。斯塔西·亚当斯(Stacey Adams)从认识失调论出发提出了公平理论,认为一个人不仅关心自己的所得和所失,还关心与别人所得所失的关系,人们是以相对付出和相对报酬来衡量自己的得失的。阿玛蒂亚·森提出了能力平等说,主张评估不平等和贫困的变量不是收入而是能力。在他看来,资源公平分配不仅在于为个人发展能力提供条件,还在于给个人以更多的选择自由。世界银行在《2006 年世界发展报告:公平与发展》中把公平定义为两项原则:第一项是"机会公平",即一个人一生中的成就应主要取决于本人的才能和努力,而且这种才能和努力不应被种族、性别、出生国等本人不可控的因素所限制;第二项原则是"避免剥夺享受成果的权利",尤其是享受健康、教育、消费水平的权利,也就是说公平应该是充分考虑到先天条件的不平等。尽管不同时代的公平有着不同侧重点,但人们普遍认同,公平的共性也是客观存在的,即社会上每个人都是平等的、自由的,每个人都应当被公正、平等地对待,每个人的正当权利都是神圣不可侵犯的。只有人人公正平等地享有这种权利,才能为每个人的发展创造条件,才能促进社会的持续发展。

(3)公平与效率的关系。由于不同视角赋予了公平和效率不同的内涵,人们对公平与效率的争论由来已久。有的观点认为两者是对立的,非此即彼,有了公平就失去了效率,讲效率就顾不上公平;有的观点认为两

---

① 约翰·罗尔斯:《正义论》,何怀宏等译,中国社会科学出版社 1997 年版,第 56 页。

② 何怀宏:《公平的正义——解读罗尔斯正义论》,山东人民出版社 2002 年版,第 11—29 页。

者是一致的，在本质上没有差别，它们是可以互相转化的；还有的观点认为两者的关系是辩证的，既对立又统一。因此，可以把学术研究上关于公平与效率的关系归纳为三类：替换关系、同一关系和互补关系①。对于效率优先还是公平优先，也可以归纳为三类。第一类是效率优先论，以新自由主义经济学家为代表，强调市场机制在资源配置方面的重要作用，把与市场相联系的效率放在优先的地位，反对把收入分配平等问题作为社会福利极大化的必要条件。他们认为，如果以牺牲自由为代价追求平等，必将破坏市场机制的正常运行，由此损害效率，这种平等也是不可持续的。第二类是公平优先论，主要为新剑桥学派、新制度主义经济学家所倡导。他们强调将公平作为优先考虑的政策目标，认为公平是使最穷的人的状况尽可能变好的分配。如果能提高社会最穷的人的福利，即使牺牲某些效率也是值得的。主张公平优先的经济学家大多主张国家干预经济生活，以矫正市场自发调节所产生的收入和财富分配不平等。第三类是公平和效率兼顾论，典型代表人物是阿瑟·奥肯（Arthur Okun）。他认为公平与效率两个目标同等重要，关键在于如何在公平与效率之间取得平衡，要找到既维护市场机制又消除收入差距的途径，同时兼顾公平和效率。

随着对基本公共服务均等化问题的不断关注，对公平与效率关系的探讨也延伸到公共服务领域，尤其是在关乎群众切身利益的健康公平问题上。当前，中国基本医疗服务的提供既"不公平"也"欠效率"，主要原因是医疗资源配置政策上的失衡，不同地域、不同身份的群众获得差异明显的基本医疗服务。医疗资源的公平配置是实现健康权的内在要求，在医疗资源总量不断扩大的情况下，政府及其他力量应通过恰当的制度安排和变革，在承认资源配置非均衡的基础上进行有针对性的差异化配置，补平差异缺口，正确处理好起点公平、过程公平和结果公平的关系，努力推进基本医疗服务均等化。

---

① 李丹阳：《公平与效率的互补关系探析》，《学术研究》2007 年第 1 期。

2.3.2　理论框架

本书认为,在推进基本公共服务均等化的进程中,基本公共服务均等化是最终结果,而公共资源的配置是直接原因。两者形成了强相关的因果关系。实现基本公共服务均等化,不可能绕开公共资源配置这个问题。现有研究中分别讨论两者的文献较多,把两者视为一体进行讨论的文献居多,但把两者结合在一起,作为因果变量进行分析的文献相对较少。本书力图构建一个"投入—产出—结果"的三阶段框架,分析实现基本公共服务均等化所需的必要但非充分条件。

2.3.2.1　公共资源配置及其差异化配置

(1)公共资源配置。公共资源配置是指以政府为主的公共部门根据经济社会发展需求,对社会资源进行整合优化,在时间和空间维度上进行合理配置,有效使用社会资源,使社会资源发挥出最大化的效果。讨论公共资源时,一般集中在经济资源上,但公共服务的提供离不开公共资源的支撑。例如,教育发展需要教育资源的投入,医疗卫生发展需要医疗卫生资源的投入。两者内在的不可分性,使得在讨论基本公共服务均等化时,无法回避公共资源配置这一问题。

按要素来看,公共资源可分为财力、人力、物力(设备)等;按领域来看,公共资源可分为教育、科技、文化、体育、医疗卫生、安全、环境等;按职能来看,公共资源可分为经济调节资源、市场监管资源、社会管理资源、公共服务资源等。不管从哪个角度分类,公共资源配置都涉及政府行为的其他所有要素及其组合。

(2)公共资源差异化配置。公共资源的使用目的就是为了促进公共利益,是为了保障普惠性。但由于公共服务的起点不同,还存在各种差距,公共资源的配置不能均等化,而需要进行逆向差异化配置,以"补齐短板"。因此,所谓公共资源差异化配置,就是对处于"福利洼地"的地区、农村、农民工等群体,加大公共资源投入力度,改善其福利水平,实现共享发展。本书研究的医疗资源差异化配置,正是从这个角度切入的分析。

2.3.2.2 基本医疗服务

本书认为,基本医疗服务是指医疗制度中对劳动者或社会成员最基本的福利性照顾。基本医疗服务的目标是保障劳动者或社会成员基本的生命健康权利,使劳动者或社会成员在防病治病过程中按照防治要求得到基本的治疗。基本医疗服务的内容主要包括疾病诊疗范围、疾病治疗措施、疗养休养措施、诊疗检查费用以及相应的药品消耗等。

从各国经验看,基本医疗服务是一个动态概念,与所在国家、发展水平、居民收入、疾病谱、医疗技术水平等因素直接相关。

2.3.2.3 医疗资源与基本医疗服务:投入—产出—结果

具体到基本医疗服务中,实现基本医疗服务均等化是国家的政策目标。作为政府与公民的契约,各级政府有责任为全体社会成员,不论男女、城乡、发达地区还是贫困地区,包括农民工及其家庭,提供基本而有保障的医疗卫生服务。为了实现这个目标,政府应该确定一揽子核心卫生服务,包括基本医疗保险、基本公共卫生服务、基本医疗服务。这些服务内容必须满足最低标准要求,并保证所有城乡居民都能够享受到,增加全社会的"获得感"。这些服务的可获得性应该明确为实际可获得性,这就意味着这些服务的大部分费用应由政府承担,保证那些无力自己承担医疗卫生服务费用的公民能够方便地得到服务。

为了实现这个基本目标,客观上需要公共资源的投入。从公共资源投入到公共服务享受,可以分为三个环节。

第一步,资金资源的投入。这些资金资源不仅包括政府公共财政,也包括企业出资和个人付费等。这是分析的起点。没有资金资源的投入,后续所有的经济活动都无从发生。从系统论角度看,这可以视作 input。

第二步,资金资源形成中间产出。这些中间产出主要以人力资源以及设备等硬件资源形式存在。以医院为例,需要把财政、企业以及个人三方形成的资金用来聘请医护人员、购买医疗设备等。这可以视作 outcome。

第三步,形成基本公共服务产出。无论是医护人员提供的医护服务,还是医疗设备等提供的服务,都是最终服务形式。这可以视作 output。

以上三步如图 2.1 所示。

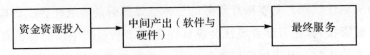

图 2.1　基本公共服务的投入产出模式

从资源投入系统到最终服务产出,一环扣一环,前环决定后环。比如,资金资源的总量和结构决定了中间产出的总量和结构,而后者又决定了最终服务的总量与结构。从这个角度看,三步骤的分析框架有助于清晰地梳理各环节间的逻辑关系。

客观地看,无论哪种基本公共服务,要实现公平性与可持续性的兼顾,都必须从这三个环节着手。在经济系统中,虽然影响最终结果的有多种原因,但投入—产出—结果这条逻辑链却是很清晰的。在投入中不考虑规模、配置、结构,虽有良好政策意图,也往往很难实现公平可持续的政策目标。

2.3.2.4　本书分析的基本思路

依托以上分析框架,本书以医疗资源配置为例,对投入—产出—结果进行详细分析。

(1)从资源投入,尤其是从公共资源投入切入,回顾我国医疗卫生发展的历程,剖析初始资源、中间产出以及最终服务在城乡、区域以及不同社会群体间的差异。除了进行定性分析外,主要利用常规的衡量差异的定量方法。

(2)从最终服务出发,在控制最终服务差异的基础上,倒推中间产出以及初始投入的差异幅度。也就是说,给定基本医疗服务均等化的基本目标,反推中间产出与初始投入差异的调整幅度。这方面主要是利用逆DEA 的方法进行分析。这也是本书努力做出突破的一个重点。

(3)在以上分析基础上,通过借鉴国际经验,提出中国基本医疗服务均等化这一政策目标下的医疗资源差异化配置的相关建议。

2.4 本章小结

本章主要做了以下两项工作。

(1)对国内外关于基本医疗服务均等化和医疗资源配置的相关研究进行梳理和综述,并对此进行简要评述,为本书的研究找到切入点。

(2)建立研究基本医疗服务均等化和医疗资源配置之间关系的理论框架,在回顾主要的相关理论的基础上,结合现有基本医疗服务均等化和医疗资源配置的研究成果,得出医疗资源配置是影响基本医疗服务均等化的直接原因。由此构建一个投入—产出—结果的三阶段分析框架,为开展医疗资源优化配置研究提供基本工具。

3 基本医疗服务均等化的进展与挑战

3.1 新中国成立到改革开放之前:政府主导的 "大卫生"模式

3.1.1 医疗卫生服务供给模式

新中国成立初期,由于经济和社会发展水平落后,医疗卫生体系十分薄弱,医疗资源极为匮乏,人民群众的生命健康水平低下。当时,人口死亡率为 25‰,产妇死亡率达 15‰,儿童死亡率为 130‰,婴儿死亡率竟高达 200‰,人均寿命为 35 岁①。为尽快转变这一状况,国家制定并实施了一系列的制度和措施,初步建立起相对完备的基本医疗服务和公共卫生服务体系,在医疗保障制度方面实行与计划经济体制相适应的城乡医疗保险制度,逐步改变了落后的医疗卫生服务状况。

3.1.1.1 基本医疗卫生服务制度

新中国成立初期,中央政府提出了新中国卫生工作的四大原则,即:面向工农兵,预防为主,团结中西医,卫生工作与群众运动相结合。在此

---

① 钱信忠:《中国卫生事业发展与决策》,中国医药科技出版社 1992 年版,第 1 页。

方针指导下,各级政府把预防那些严重危害人民健康的流行性疾病和严重威胁母婴生命的疾病作为卫生事业发展的优先目标,投入尽可能多的资金和精力大力推进医疗卫生服务体系的建设。

由于社会和经济的二元结构,以及服务于当时的政治目标和经济发展重点的需要,医疗服务体系在城镇和农村的组织方式有较大的区别。在城镇,由国家向国有单位机构提供公费医疗和劳保医疗福利,再由国家对医疗服务的供给进行筹资和组织,国家拥有所有的医疗机构,直接向所有的医疗服务提供者支付工资[①]。城镇地区的医疗卫生体系由政府直接组织并承担几乎所有费用。在农村,20世纪60年代中期以前,国家对农村医疗卫生机构进行补贴,严格控制药品价格和约束医疗机构行为。尽管农民看病主要实行的是"谁看病,谁付钱"的自费医疗,但社员看病一般只需支付药品成本费,免收诊疗费和劳务费。大多数农民享受的基本上都是低廉的自费医疗方式,看病并没有成为大多数农民的沉重负担。60年代中期以后,广大农村推行合作医疗制度,这是一种在政府的倡导下,依靠集体经济的力量,农村群众在自愿互利的基础上做出的制度安排,集体承担大部分的医疗费用和"赤脚医生"的工资,政府提供低价药品、部分医疗设备和少数医务人员的工资,个人承担小部分就医费用。这实际上是国家采取的一种通过集体经济的方式介入,来保障农村居民医疗服务的制度。

针对医疗服务机构总量不足问题,国家一方面对旧体制遗留下来的医疗机构进行整顿和改造,使之逐步适应新的社会体制的要求;另一方面,新建了大量医疗服务机构。在城市,主要是新建了一批城市中心医院、区中心医院和工矿企业医院;在农村,则逐步设立了县、乡两级专业医疗服务机构。除了一般医疗服务机构建设外,公共卫生机构、医学教育、科研机构等得到迅速发展。医务人员队伍尤其是农村基层医务人员队伍建设也得到了加强。

通过政府的统一规划、大力投入,中国医疗服务体系得到迅速发展,

---

① 林闽钢:《中国农村合作医疗制度的公共政策分析》,《江海学刊》2002年第3期。

形成了包括医疗、预防、保健、康复、教学、科研等在内的较为完整的医疗服务体系。在布局上注重基层医疗服务机构和农村医疗服务体系的建设。在城市,有以街道卫生院、工厂保健站为初级,区级综合医院、专科防治所、保健所、企业职工医院为二级,省市级综合医院、教学医院、各企业的中心医院为三级组成的三级医疗服务体系和卫生防疫体系;在农村,形成以县医院为龙头、以乡镇卫生院为枢纽、以村卫生室为基础的,集预防、医疗、保健功能于一体的三级医疗预防保健网,医疗服务可及性大幅度提高。

3.1.1.2 医疗保障制度

新中国成立以后,国家逐步建立了与计划经济体制相适应的城乡医疗保障制度。在实践中,医疗保障制度是城乡分离的,城镇和农村的医疗保障制度各自有不同的特点。

(1)城镇医疗保障制度。主要形成了劳保医疗和公费医疗相结合的医疗保障体系。享受劳保医疗的主要对象是国有企业职工、退休人员及职工家属,县以上城镇集体企业可参照执行;医疗费用按工资总额一定比例提取,实行单位统筹。在这个制度安排下,企业职工和退休人员支付少量就医费用,职工家属实行半费医疗。公费医疗的主要保障对象是国家机关和全民所有制事业单位工作人员、离退休人员和残废军人,以及高等院校在校学生。公费医疗实行的是辖区管理,一般由县区政府统筹,国家机关及全额预算管理单位的公费医疗经费由国家财政按人头拨付给各级卫生行政部门,不足部分由地方财政补贴;职工家属医疗费用实行单位互助或补助制度。

随着国民经济的恢复和发展,劳保医疗和公费医疗逐步得到巩固与发展,城市医疗保障制度覆盖范围不断扩大。回顾历史,这种模式曾经解决了 70% 左右的城镇人口的医疗保障问题[1],Henderson 等[2]甚至认为,

---

① 葛延风,贡森等:《中国医改:问题·根源·出路》,中国发展出版社 2007 年版,第 4、97 页。

② Henderson G,Jin S,Akin J. Distribution of Medical Insurance in China. *Social Science & Medicine*,1995(8).

公费医疗和劳保医疗覆盖了约 90％的城市居民。城镇医疗服务体系的
建立，激发了广大职工的政治热情和劳动积极性，在新中国成立初期百废
待兴的阶段，这种制度运行的意义远远超过医疗保健本身。

（2）农村医疗保障制度。新中国成立初期至改革开放以前，中国农村
的医疗保障主要通过农村合作医疗制度进行组织和融资。农村合作医疗
制度根植于农村合作经济基础之上，实质上是一种国家倡导下的农民自
愿缴费参加的集体医疗互助制度。合作医疗的资金来源主要有农民缴纳
的保健费、农业生产合作社按一定比例提取的公益金，还有一部分来源于
药品经营中的利润，以及地方政府的补贴。合作医疗一般以公社为组织
单位，由公社卫生院组织管理；合作医疗的医务人员的报酬是通过记工分
另加少量现金补贴。与公费医疗制度和劳保医疗制度相比较，合作医疗
制度尽管得到了政府的政策支持和一部分资金补贴，但由于合作医疗基
金主要是由个人和集体组织按一定比例共同负担，特别是集体组织负担
了合作医疗的大部分支出，国家在合作医疗中所承担的责任要小得多，政
府在其中扮演了提供福利最小化和最后出场人的角色。

计划经济时期的农村合作医疗以较低的成本取得了较好的效果，农
村的医疗卫生状况得到了巨大的改善，毛泽东同志称赞合作医疗是"医疗
战线上的一场大革命"，"解决了农村群众看不起病，买不起药的困难"，
"值得在全国推广"。20 世纪 70 年代中期，合作医疗解决了全国约 85％
的行政村的农民医疗保障问题[①]，70 年代末甚至达到过 90％以上[②]。

3.1.2　基本医疗卫生服务取得的成效和特点

回顾改革开放之前的历史，中国医疗卫生事业在计划经济时期取得
了丰硕的成果。医疗卫生服务突出了"政府主导"这一模式，"医疗卫生的

①　World Bank. *China 2020 ：Financing Health Care*. Washington：The World Bank,
1997，1—101.

②　蔡仁华：《中国医疗保障改革实用全书》，中国人事出版社 1998 年版，第 344 页。

投入以政府为主,医疗卫生资源在不同卫生领域以及不同群体间的分配由政府统一规划,具体服务的组织与管理也由政府按照严格的计划实施"。"政府主导"模式符合当时中国的具体国情,使得医疗卫生服务制度发挥了突出的作用,保证了在整个经济发展水平相当低的情况下,全国绝大多数居民都能够得到最低限度的医疗卫生服务。这一时期中国的医疗卫生服务制度也被一些国际机构评价为发展中国家医疗卫生工作的典范。

3.1.2.1 以医疗卫生服务体系建设为重点,重视城乡医疗卫生资源的协调

医疗卫生服务体系的建设及其运行状况在医疗卫生事业发展中起着决定性作用。新中国成立初期,中国医疗卫生服务体系发展水平低下且不均衡,医疗卫生机构少且主要集中在大城市和沿海地区,广大农村几乎没有专门的医疗机构。针对这种状况,中国政府把医疗服务体系的建设作为发展医疗卫生事业的重点,短时间内在城市形成市、区、街道三级医疗服务体系,在农村建立起县、乡(公社)、村(大队)三级医疗保健网络,不仅机构数量不断增长,而且机构布局和结构也不断完善。

在总量上,1949 年,中国有卫生机构数 3670 个,卫生技术人员 50.5 万人,卫生机构床位数 8.5 万张,每千人口拥有医生 0.67 人,拥有床位数 0.15 张;至改革开放前的 1978 年,包含医院、卫生院、公共卫生机构在内的卫生机构数达到近 17 万个,卫生技术人员数量达到 246.4 万人,床位数 204.2 万张,每千人口拥有医生 1.08 人,拥有床位数 1.93 张,卫生机构数是 1949 年的 46 倍,人均拥有医生数量几乎翻了一番,人均床位数增长了 12.8 倍。

基于长期存在的城乡医疗卫生事业发展不平衡问题,中央政府号召"把医疗卫生工作的重点放到农村去",医疗卫生资源"重城市、轻农村"的情形逐步得到扭转,农村医疗卫生机构和病床的占比明显提高,大批有经验的医生被派往广大农村地区。政府大力发展卫生院和村卫生室(所),在全国鼓励举办农村合作医疗,从资源布局到投入向农村倾斜,大大缩小

了城乡医疗卫生资源配置的差距。以床位数为例,城市每千人口拥有床位数由 1949 年的 0.63 张增加到 1980 年的 4.7 张,县级每千人口拥有床位数由 0.05 张增加到 1.48 张,城乡人均拥有床位数之比由 12.6 倍减小到 3.17 倍,差距明显缩小,如表 3.1 所示。

表 3.1　改革开放前卫生机构、床位和人员情况

年份	卫生机构数(个)			卫生机构人员数(万人)					机构床位数(万张)	
	合计	医院	卫生院/乡镇	门诊部(所)	公共卫生机构	卫生人员	其中:医生	每千人口医生数	卫生机构床位	每千人口医院、卫生院床位数(张)
1949	3670	2600	…	769	20	50.5	36.3	0.67	8.46	0.15
1950	8915	2803	…	3356	517	55.5	38.1	…	11.91	
1955	67725	3648	…	51600	4546	87.4	50.0	0.81	36.28	…
1960	261195	6020	24849	213823	6762	150.5	59.6	1.04	97.68	…
1965	224266	5330	36965	170430	6231	153.2	76.3	1.05	103.33	1.06
1970	149823	5964	56568	79600	3445	145.3	70.2	0.85	126.15	1.33
1975	151733	7654	54026	80739	5723	205.7	87.8	0.95	176.43	1.73
1978	169732	9293	55018	94395	6447	246.4	103.3	1.08	204.17	1.93

资料来源:中华人民共和国卫生部:《2004 中国卫生统计年鉴》,中国协和医科大学出版社 2004 年版;国家统计局国民经济综合统计司:《新中国 55 年统计资料汇编》,中国统计出版社 2005 年版。

3.1.2.2　统筹发展公共卫生和基本医疗服务,人民健康水平明显提高

从新中国成立后医疗卫生水平十分低下的严峻形势出发,中央政府确定了以预防为主的公共卫生事业的优先发展地位。公共卫生职能由专职机构(卫生防疫机构、妇幼保健机构、地方病防治机构等)和非专职机构(各级医院、厂矿企业医务室、乡镇卫生院、村卫生室等)共同承担,非专职机构除了承担基本医疗服务外,还负责地段范围内的预防保健、免疫接种以及传染病的检测和诊治。公共卫生机构与医疗服务机构之间保持着良

好的协作关系,并发动群众开展以改善环境卫生为核心的爱国卫生运动。这种组织模式最大程度地利用了有限的医疗卫生资源,有力地促进了中国医疗卫生事业的发展。

各种烈性传染病被完全消灭或基本消灭,法定报告传染病的发病率迅速下降,多种地方病和寄生虫病得到有效控制,中国人均期望寿命大大提高,从新中国成立以前的 35 岁提高到 1981 年的 67.9 岁,在发展中国家期望寿命增速中处于领先位置;人口死亡率从 1952 年的 17‰下降到 1981 年的 6.36‰,达到发达国家水平;婴儿死亡率下降速度更快,新中国成立前为 200‰,1973—1975 年全国 29 省(自治区、直辖市)死亡原因回顾调查结果显示,婴儿死亡率下降至 47‰,如表 3.2 所示。中国在医疗卫生方面取得的成就和经验被世界卫生组织和世界银行誉为"以最少投入获得了最大健康受益"的"中国模式",并在世界其他国家推广宣传。

表 3.2　人口死亡率、婴儿死亡率与期望寿命变化

年份	人口死亡率 (‰)	婴儿死亡率 (‰)	合计	期望寿命 (岁)	女
新中国成立前	…	200 左右	35	…	…
1952	17	…	…	…	…
1973—1975	…	47.0	…	63.6	66.3
1981	6.36	34.7	67.9	66.4	69.3

资料来源:中华人民共和国卫生部:《2004 中国卫生统计年鉴》,中国协和医科大学出版社 2004 年版。

3.1.2.3　医疗保障制度覆盖人群广泛,医疗卫生服务可及性和公平性增强

计划经济时期,政府一直致力于建立一套廉价的、惠及所有居民的基本医疗服务体系,形成了覆盖人群广泛的医疗保障机制。在城镇地区,公费医疗和劳保医疗制度基本覆盖了所有的居民,多数职工家属也能报销部分医疗费用;在农村地区,合作医疗制度逐步普及,1958 年覆盖率为10% 左右,到 1962 年覆盖率就接近 50%,20 世纪 70 年代鼎盛时期更是

覆盖了 90% 左右的行政村,如图 3.1 所示。由于当时各种医疗卫生服务机构的建设以及医护人员工资主要来自政府和集体经济的投入,即使未参加任何形式医疗保障的劳动者,就医时实际上仍然间接得到了政府的补贴,减轻了就医负担。全国绝大部分人口都可以得到不同程度的医疗保障,尤其是经济困难群体也能看得起病,大大提高了医疗卫生服务的可及性和公平性。

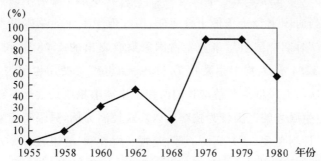

图 3.1 1955—1980 年中国农村合作医疗覆盖率变化情况

资料来源:周寿祺,顾杏元,朱敖荣:《中国农村健康保障制度的研究进展》,《中国农村卫生事业管理》1994 年第 9 期。

3.1.2.4 政府发挥主导作用,医疗卫生服务以公益性为目标

计划经济时期,政府主导了医疗卫生事业的发展。政府从社会整体利益出发规划和分配医疗资源,统一安排医疗机构及其发展规模;按照严格的计划来配置医疗服务;医疗卫生的投入也以政府为主;各种医疗服务包括药品价格基本由政府确定并且大大低于实际成本,差额部分由政府和集体经济补贴。在医疗技术路线的选择上,充分利用简单的医疗技术,并坚持中西医结合的方针,以较低的成本取得了较好的效益。当时,中国几乎全部是事业单位性质的公立医院,受政府管制并依赖财政补贴,以强制性普遍免费或低价的模式提供医疗卫生服务。当然,医疗卫生服务并非完全不收费,但收费多少、是否有盈余等,与医疗服务机构的发展、医护人员的收入没有相关性。各种医疗服务机构都没有营利动机,提供基本医疗服务、改善人民群众健康状况是医疗服务机构的唯一目标,公益性目

标定位非常明确。

3.1.3　基本医疗卫生服务体系存在的主要问题

尽管从总体上看,计划经济体制下的医疗卫生事业发展取得了巨大的成就,但仍然存在不少问题,主要表现在以下几个方面。

3.1.3.1　医疗卫生总体投入不足,医疗技术水平普遍不高

由于当时国家经济条件十分薄弱,医疗卫生事业的总体投入相对不足。"一五"时期中国卫生事业费占国家财政支出的 1.08%,到 1978 年仅提高至 1.94%,人均卫生费用为 11.5 元,卫生总费用也仅占 GDP 的 3.04%。这与人民群众日益增长的医疗卫生需求相比是远远不够的。而且,医疗卫生服务的范围较为狭窄。以疾病控制为例,只限于传染病的预防和控制、计划免疫、地方病防治等,忽视了慢性病、健康教育等方面的服务提供。同时,受当时全国医学院校的数量、招生规模、专业设置的局限以及科研机构水平不高等条件制约,医学专业技术教育十分滞后,专业技术人才数量有限,高水平的医学人才匮乏,医疗卫生服务技术水平普遍较低,无法为患者提供高质量的医疗服务。

3.1.3.2　医疗卫生机构管理行政化,基本医疗服务的提供缺乏动力

在国家包办医疗卫生事业的体制下,政府既是医疗卫生事业的举办者,又是管理者、监督者,这种双重身份造成了医疗行业政事不分、权责不明。政府对各类医疗卫生机构的管理不是遵循行业自身的规律,而是借助于行政手段,在人事任免、财务核算、价格控制、资源配置等方面采取行政管理的方式方法。高度行政化的管理模式导致的后果是,"过分严格的政府计划管理,在一定程度上影响着医疗服务机构及医疗人员的积极性和创造性"[1]。按照当时医疗制度的安排,人民群众看病时个人基本不用支付医疗费用,政府或集体经济对绝大部分医疗费用进行补贴,医疗机构

---

[1]　国务院发展研究中心课题组:《对中国医疗卫生体制改革的评价与建议》,《卫生政策》2005 年第 9 期。

并不是真正意义上的经济实体,没有自负盈亏的压力,很少去关心成本管理和费用控制问题。从整个医疗行业来看,机构膨胀,条块分割严重,有限的医疗资源不能充分发挥效益,医疗机构普遍缺乏激励机制,广大医务人员的积极性得不到发挥,最终导致了医疗卫生服务供给的低效率。

3.1.3.3 资金筹集机制不健全,城乡医疗保障制度难以为继

医疗保险资金筹集机制不健全,且缺乏有效的费用监管机制,城乡医疗保障制度得不到可持续的发展。公费医疗过度保障造成多用多占和小病大治的现象普遍存在。尤其是高级干部保健制度,以极少人口耗费大量最优质的医疗资源,过度需求和浪费现象严重;劳保医疗在不同地区、不同所有制、不同行业和不同单位之间,职工享受的医疗待遇差异很大。同时,由于公费医疗和劳保医疗各行其是,制度不统一,医疗设备的重复购置和医疗设施的重复建设难以避免,运行成本大大增加。在农村合作医疗方面,由于中央财政几乎没有投入,地方财政基础薄弱,而农村公社因国家长期实行统购统销政策以极低价格收购农产品,手中掌握的经济资源也非常有限,向农民筹资成为建立合作医疗基金的主要渠道,资金筹集困难的状况更为严重。此后,集体经济的瓦解直接导致了合作医疗的瓦解。

3.2 改革开放到 SARS 危机:以市场化为导向的供给模式

3.2.1 基本医疗卫生服务与医疗保障制度发生的变化

改革开放以来,随着计划经济体制向市场经济体制的逐步转变,中国的基本医疗卫生服务与保障制度发生了实质性转变。医疗卫生服务机构的所有制形式出现多样化,各类医院成为自负盈亏、独立核算的经济实体,迈上了市场化、商业化的道路;在医疗保障方面,城镇职工医疗保障体制取代了传统的劳保医疗制度和公费医疗制度,农村合作医疗制度在绝大部分地区迅速瓦解,新的农村医疗保障体系正在构建当中。

3.2.1.1 医疗卫生服务体制的变化

(1)在医疗卫生费用的筹集方面,中央和地方政府的角色发生了改变。20 世纪 80 年代后,中国的医疗卫生筹资和管理体系由原来的各级政府共同承担变成了绝大部分由地方政府负担和管理。1985 年,国务院批转了《关于卫生工作改革若干政策问题的报告》,正式启动医疗改革。提出"必须进行改革,放宽政策,简政放权,多方筹资,开阔发展卫生事业的路子,把卫生工作搞好"。中央政府开始逐步放开医疗机构的自主经营权,允许医疗机构从政府拨款之外的途径来获取所需经费。1994 年进行分税制改革后,中国财政体制开始从传统的"统收统支"向分级分税财政体制转变,重新划分中央政府和地方政府的支出责任,地方政府承担了更多的支出责任。卫生领域也进行了相应的分权改革,明确了本级财政只负责对本级卫生机构的投入。这一改革改变了以往全国医疗卫生事业所需经费基本由中央政府来支付的状况,地方政府成为卫生公共支出的主体。然而,改革开放以后,地方政府将工作重点放在发展经济建设上,对医疗卫生事业尤其是对农村卫生事业的投入有限。由于地区间在经济发展水平和地方财政能力上存在很大差异,不少经济欠发达地区缺乏发展医疗产业的基本能力,医疗卫生事业的发展面临着严峻的筹集困境,广大医疗卫生机构开始从多元经营上寻找新的出路。

(2)医疗服务体系打破单一的所有制结构,医疗卫生机构走向市场化。一方面,在原公有制医疗服务体系之外,私人医疗机构出现并迅速发展;另一方面,大量国有、集体所有的医疗机构转化为私人或其他所有制形式。同时,医疗服务机构分为两类:一类是按照企业模式管理的营利性医疗机构,可以合理合法地追求利润;另一类为主要追求公益目标的非营利性医疗机构,不得以营利为目标,但实际上收入主要依靠向社会提供医疗服务取得。80 年代以后,国家鼓励医疗服务机构实行"以副补主",允许有条件的单位和医疗卫生人员从事有偿服务,财务管理体制也出现了较大的变革,政府对医疗服务机构实行"定额补助、超支不补、结余留用",盈亏不再由政府负责。20 世纪 80 年代,医疗服务收入和药品收入分别占医院总收入的 28.9% 和 37.7%[①]，到 80 年代中期以后这两者的收入已占到医院总收入的 80%～90%；至 90 年代末，政府补贴占医院收入的比重已降至 6%[②]。追求营利逐步成为医疗服务机构及其内部科室的共同目标。

(3) 政府逐步放权、放开对医疗卫生行业的管理和控制。过去很多直接由卫生行政主管部门决定的事务交由各医疗服务机构自主决定，主管部门只是实行宏观指导。主要表现在：人事制度引入岗位竞争机制，医疗服务机构自行决定内部科室设置和人员聘任；医疗服务机构根据政府的目标要求，可自主决定医疗服务内容和方式；在内部分配制度上，医疗服务机构可按照国家的相关规定自主决定和调整绩效分配方案；各医疗服务机构有收入支配权，可根据机构的战略规划和实际需要用于事业发展和改善职工福利，等等。另外，政府对医疗服务及药品价格逐步放开，药品价格由以前实行全国统一出厂价和零售价，变为国家只对部分药品进行定价，其余药品价格则由市场来调节。在医疗服务方面，国家允许医疗服务机构对部分新的服务项目和高新技术服务实行不含工资的成本定价；对医疗服务机构实行分级分类管理，按照不同的类别实施不同的价格确定方式；对性质不同的医疗服务机构的价格管制区别对待，对非营利性医疗服务机构由政府确定指导价，各机构在浮动范围内自行定价，对营利性医疗服务机构，所有服务价格全面放开[③]。

3.2.1.2　医疗保障制度的改革

(1) 城镇医疗保障制度。国有企业、事业单位以及其他领域的改革，对传统的城镇医疗保障制度提出了新的挑战，公费医疗制度和劳保医疗制度逐步被城镇职工医疗保障体制所取代。20 世纪 80 年代初期，一些地方和企业开始对医疗保障制度进行改革探索，目的是控制医疗费用的过快增长；80 年代后半期，劳动部门试点推广离退休人员医疗费用社会

---

① Meng Q, Shi G, Yang H, Gonzalez-Block M, Blas E. *Health Policy and Systems Research in China*. Geneva：WHO，2004：7.

② 王绍光：《政策导向、汲取能力与卫生公平》，《中国社会科学》2005 年第 6 期。

③ 参见原国家计委和卫生部印发的《关于改革医疗服务价格管理的意见》。

统筹和职工大病医疗统筹;1994 年,国务院批准在江西九江和江苏镇江进行社会统筹和个人账户相结合的新型职工医疗保障制度试点工作,随后在全国 50 多个城市扩大试点;1998 年,国务院颁发《关于建立城镇职工基本医疗保险制度的决定》,确定了统一模式的、社会统筹与个人账户相结合的城镇职工基本医疗保险制度;1999 年又发布了 6 个配套文件,形成了"三二一"的基本医疗保险管理体系①。新的城镇职工医疗保险制度要求参加医疗保险的人员必须缴费,费用由单位和个人按一定的比例共同承担,建立个人账户和统筹账户,参保人员就医时先由个人账户支付。

城镇基本医疗保险制度建立以后,制度覆盖面不断扩大。参保人数从 1994 年的 400 万发展到 2003 年的 10900 万,增幅达到 27 倍,对保障城镇职工医疗服务和促进社会和谐稳定起到了十分重要的作用。

(2)农村医疗保障制度。改革开放后,随着人民公社解体、农村家庭联产承包责任制的推行,中国传统农村合作医疗的筹资主体出现缺失,合作医疗在运行过程中也存在着管理不善、监管不力等问题,该制度面临崩溃的边缘,1986 年中国仍保持合作医疗制度的行政村的比例仅为 4.8%②。20 世纪 90 年代以来,中国政府一直试图重建农村合作医疗制度。1991 年国务院提出稳步推行合作医疗保健制度;1997 年,中央要求各地"积极稳妥地发展和完善合作医疗制度","力争在 2000 年在农村多数地区建立起各种形式的合作医疗"③。然而,由于没有突出政府的筹资主体责任以及制度设计的缺陷等,各种恢复农村合作医疗的努力没有达到预期效果。卫生部第一次和第二次卫生服务调查显示,1993 年农村合

---

① "三"是指《城镇职工基本医疗保险用药范围管理暂行办法》《关于城镇职工基本医疗保险诊疗项目管理的意见》和《关于确定城镇职工基本医疗保险医疗服务设施范围和支付标准的意见》3 个文件;"二"是指《城镇职工基本医疗保险定点医疗机构管理暂行办法》和《城镇职工基本医疗保险定点零售药店管理暂行办法》;"一"是指《关于加强城镇职工基本医疗保险费用结算管理的意见》。

② Feng Xueshen, Tang Shenglan, Bloom G. Cooperative Medical Schemes in Contemporary Rural China. *Social Science & Medical*,1995(8).

③ 参见《中共中央、国务院关于卫生改革与发展的决定》,中发〔1997〕3 号。

作医疗的覆盖率为 9.8％,1998 年为 6.6％,虽然比 1986 年时的 4.8％有所上升,但总体情况并不理想。卫生部第三次卫生服务调查显示,2002 年我国农村合作医疗制度的覆盖率为 9.5％,仍有 79.1％的农村人口没有任何保险。

针对传统农村合作医疗体系在 80 年代以后全面解体,广大农村地区缺乏医疗保障,城乡医疗保障水平差距拉大,农村"因病致贫、因病返贫"问题比较突出等情况,中国政府出台了一系列的政策措施。2002 年 10 月,中共中央、国务院印发《关于进一步加强农村卫生工作的决定》,明确指出要"逐步建立以大病统筹为主的新型农村合作医疗制度","从 2003 年起,中央财政对中西部地区除市区以外的参加新型合作医疗的农民每年按人均 10 元安排合作医疗补助资金,地方财政对参加新型合作医疗的农民补助每年不低于人均 10 元";2003 年 1 月,国务院办公厅转发卫生部等部门《关于建立新型农村合作医疗制度的意见》,要求各地积极展开试点,取得经验后逐步推开,争取到 2010 年在全国农村基本建立起适应社会主义市场经济体制要求和农村经济社会发展水平的农村卫生服务体系和农村合作医疗制度。新型农村合作医疗制度的特点是:由政府组织、引导和支持,农民自愿参加,个人、集体和政府多方筹资,以大病统筹为主的农民医疗互助共济制度。与以往不同的是,政府在筹资中占主导地位。截至 2005 年年底,全国 31 个省(自治区、直辖市)共有 671 个县(市)开展了新型农村合作医疗试点,实际参加农民达 1.77 亿[①]。

3.2.2 基本医疗卫生服务取得的进展

3.2.2.1 医疗卫生服务和医疗保障体系得到进一步完善

到 2003 年年底,我国共有医疗卫生机构 291323 个,其中医院 17764 家,卫生院 45204 个,门诊部(所)204468 个,全国床位总数 316.4 万张,卫生

---

① 陈昌盛,蔡跃洲:《中国政府公共服务:体制变迁与地区综合评估》,中国社会科学出版社 2007 年版,第 159 页。

技术人员 430.6 万人。与改革开放初期的 1978 年相比,卫生机构数增长了 71.6%,床位数增长了 54.9%,卫生技术人员增长了 74.7%;全国每千人口 医院和卫生院的床位数由 1978 年的 1.93 张上升到 2003 年的 2.34 张,全 国每千人口医生数由 1.08 人上升到 1.48 人,覆盖城乡居民的医疗卫生服 务体系基本建成,医疗卫生服务能力明显增强,技术装备水平全面改善,对 疾病的诊治能力得到极大提升,患者就诊率和治愈率明显提高,全国医疗 机构诊疗人次由 1978 年的 10.1 亿次增长到 2003 年的 12.82 亿次,住院人 次由 1907 万次增加到 4394 万次。与基本医疗服务相配套的医疗保障制度 正在积极探索和建立,基本医疗保险制度的政策体系初步建成,覆盖范围 稳步扩大,2002 年全国基本医疗保险参保人数达到 9400 万[①]。

3.2.2.2 人民健康水平稳步提高

居民健康水平稳步提高。婴儿死亡率由 1981 的 34.7‰下降到 2005 年 的 19‰,居民两周患病率从 1998 年开始下降,至 2003 年降低到 143‰,人均 期望寿命由 1981 年的 67.9 岁提高到 2005 年的 73 岁,部分国民健康指标已 位居发展中国家前列,有些已达到中等发达国家的水平,如表 3.3 所示。

表 3.3　中国居民健康水平提高情况

年份	婴儿死亡率(‰)	居民两周患病率(‰)	人均期望寿命(岁)
1981	34.7	⋯	67.9
1990	⋯	⋯	68.6
1993	⋯	140.1	⋯
1998	⋯	149.8	⋯
2000	32.2	⋯	71.4
2003	⋯	143.0	⋯
2005	19.0	⋯	73.0

资料来源:中华人民共和国卫生部:《2008 中国卫生统计年鉴》,中国协和医科大 学出版社 2008 年版。

---

① 中华人民共和国卫生部:《2004 中国卫生统计年鉴》,中国协和医科大学出版社 2004 年 版;国家统计局国民经济综合统计司:《新中国 55 年统计资料汇编》,中国统计出版社 2005 年版。

3.2.2.3 医疗服务机构的积极性和内部运转效率普遍有所提高

改革开放后医疗服务供给体制改革,是在吸取改革开放前供给体制效率偏低的教训基础上推进的。在实践中实现了两个重大突破:一是以公立医院为主导的多元办医格局的形成,二是以服务收费为主的经营性收入体制的形成[①]。在多元办医格局下,不同性质的医疗机构之间以及内设机构之间形成了竞争关系,起到了调动医疗机构和医务人员积极性的作用。自1979年卫生部等三部委联合发出《关于加强医院经济管理试点工作的通知》,提出运用经济手段管理卫生事业开始,随后国家颁布的一系列文件都为医疗机构加强内部管理提供了政策依据,其产生的直接效果就是增加了医院的活力,改善了医院的经济效益。尽管在此过程中出现了医疗机构和医务人员过度追求经济利益的问题,但医疗服务供给模式的市场化,确实把医疗机构和医务人员的积极性调动起来,医疗机构的内部运转效率普遍有所提高。

3.2.3 基本医疗卫生服务暴露的问题

这一时期中国的医疗卫生体制发生了很大的变化,基本医疗卫生服务取得了较大的进展,但暴露出来的问题也非常严峻。应当说,这些问题是SARS危机的温床,主要表现在以下几个方面。

3.2.3.1 政府责任弱化,医疗卫生投入比重下降

从1978年到2003年,中国卫生总费用(按当年价格计算)从110.21亿元增加到6584.1亿元,上涨了近60倍,占GDP的比重从3.02%提高到4.85%;人均卫生总费用从11.5元增加到509.5元,上涨了44.3倍。在医疗费用增速上,卫生总费用的各个构成部分也呈现出总体上涨趋势,政府卫生支出上涨了31.5倍,个人卫生支出增长达到了惊人的163.3倍,远超过同期GDP增长的37.3倍。在费用结构上,各构成部分占卫生

---

① 高满良,赵云:《新中国成立以来我国公立医院改革的制度选择》,《法制与社会》2013年第1期。

总费用的比例此消彼长,政府卫生支出占比从 1978 年的 32.2％降低到 2003 年的 17％,个人卫生支出却连年走高,1978 年只占 20.4％,而到 2003 年却达到了 55.9％,说明快速上涨的医疗费用大部分要由患者来承担,如表 3.4 所示。

表 3.4　1978—2003 年部分年份卫生总费用的构成

| 年份 | 卫生总费用(亿元) | | | | 卫生总费用构成(％) | | |
	合计	政府卫生支出	社会卫生支出	个人现金支出	政府卫生支出	社会卫生支出	个人现金支出
1978	110.21	35.44	52.25	22.52	32.20	47.40	20.40
1980	143.23	51.91	60.97	30.35	36.20	42.60	21.20
1985	279.00	107.65	91.96	79.39	38.60	33.00	28.50
1990	747.39	187.28	293.10	267.01	25.10	39.20	35.70
1995	2155.13	387.34	767.81	999.98	18.10	35.60	46.40
2000	4586.63	709.52	1171.94	2705.17	15.50	25.60	59.00
2001	5025.93	800.61	1211.43	3013.89	15.90	24.10	60.00
2002	5790.03	908.51	1539.38	3342.14	15.70	26.60	57.70
2003	6584.10	1116.94	1788.50	3678.66	17.00	27.20	55.90

资料来源:中华人民共和国卫生部:《2005 中国卫生统计年鉴》,中国协和医科大学出版社 2005 年版;本表数据均按当年价格计算。

在国家的财政支出中,卫生事业费所占的比重虽然总体上处于上升趋势,但一直以来都维持在 1％到 2.6％之间,比例并不高。如表 3.5 所示,从"一五"时期到"五五"时期,卫生事业费所占的比重均在 2％以下,但当时的医疗服务属于低水平、广覆盖,老百姓看病的矛盾并不突出;从"六五"时期到"九五"时期,卫生事业费所占的比重达到 2％以上,公共财政投入卫生经费有所增加,但由于改革开放以来医疗卫生体制发生了很大变化,多数人缺乏医疗保险保障,老百姓就医矛盾十分突出;"十五"时期,卫生事业费占财政支出的比重又重新低于 2％,各级政府对医疗卫生事业投入水平仍处于相对较低的水平,政府应承担的责任大幅度弱化,医疗卫生机构公益性目标发生偏离,追求经济利益目标日益突出。

表 3.5 卫生事业费与国家财政支出的关系(单位:亿元)

时 期	年份	国家财政支出		卫生事业费占国家财政支出比重(%)
		合计	其中:卫生事业费	
"一五"时期	1953—1957	1345.68	14.55	1.08
"二五"时期	1958—1962	2288.67	23.34	1.08
调整时期	1963—1965	1204.98	18.84	1.02
"三五"时期	1966—1970	2518.60	44.50	1.56
"四五"时期	1971—1975	3919.60	65.62	1.77
"五五"时期	1976—1980	5247.35	111.17	1.67
"六五"时期	1981—1985	6952.00	199.08	2.12
"七五"时期	1986—1990	13978.30	339.49	2.51
"八五"时期	1991—1995	24387.46	600.59	2.58
"九五"时期	1996—2000	57043.49	1141.88	2.39
"十五"时期	2001—2005	128022.85	2194.93	1.71

注:①本表按当年价格计算;②卫生事业费系财政决算数;③1980年起卫生事业费不包括中医事业费。

资料来源:中华人民共和国卫生部:《2007中国卫生统计年鉴》,中国协和医科大学出版社2007年版。

3.2.3.2 医疗费用增长过快,"看病贵"和"看病难"问题突出

改革开放特别是20世纪90年代以来,中国的医疗费用增长迅速,综合医院人均每次门诊和住院费用的增长幅度大大超过GDP和城乡居民收入的增长幅度。从1990年到2003年,按当年价格计算,城镇居民家庭人均可支配收入增长了461%,农村家庭人均纯收入增长了282%。而在同一时期,门诊病人人均医疗费和住院病人人均医疗费则分别增长了892%和726%,门诊费用的增长速度甚至高于住院费用的增长,如图3.2所示。"看病贵"成为社会各界广为诟病的问题,被称为"新三座大山"之一。

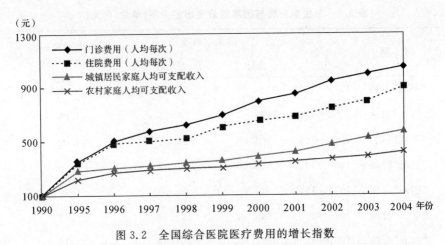

图 3.2　全国综合医院医疗费用的增长指数

资料来源:顾昕:《走向有管理的市场化:中国医疗体制改革的战略性选择》,《经济社会体制比较》2005 年第 6 期。

医疗费用的迅速攀升,直接导致很多人特别是低收入患者没钱看病,形成严峻的"看病难"现象。根据三次国家卫生服务调查的结果,如表 3.6 所示,1993 年,因经济困难应就诊而未就诊的比重为 5.2%,其中城市为 1.8%,农村为 6.7%;1998 年,这一比重上升至 13.8%,其中城市为 16%,农村为 12%;到了 2003 年,比重再次提高,达到 18.7%,其中城市为 20.7%,农村为 17.7%。在住院方面,1993 年,因经济问题未住院率为 20.1%,其中城市为 10.4%,农村为 23.9%;1998 年,比重上升到 21%,其中城市 17.7%,农村 25.1%;到 2003 年,这一比重稍有回落,为 20.7%,其中城市 15.6%,农村为 22.8%。也就是说,每五位自我感觉有病和经医生诊断需要住院的居民中就有一位因经济困难而放弃就诊和治疗,医疗服务可及性和公平性受到严重损害,对人民健康和社会稳定构成严重威胁。

表3.6 中国居民患病后因经济困难未就诊者和未住院者的比重

年份	未就诊率(%)			未住院率(%)		
	城乡平均	城市	农村	城乡平均	城市	农村
1993	5.2	1.8	6.7	20.1	10.4	23.9
1998	13.8	16.0	12.0	21.0	17.7	25.1
2003	18.7	20.7	17.7	20.7	15.6	22.8

资料来源:1993年、1998年、2003年卫生服务调查分析报告数据。

3.2.3.3 医疗卫生资源配置失衡,城乡、区域和群体之间差距拉大

改革开放以后,市场机制被引入医疗卫生资源配置的过程当中,而医疗卫生领域仍沿袭计划经济时期的管理体制,市场竞争的环境并不充分,政府和市场的双重失灵不仅导致了有限的医疗卫生资源的浪费,而且加剧了医疗卫生资源配置的不合理状态。

在城乡医疗卫生资源配置方面,以卫生经费的配置为例,2003年中国卫生总费用为6584.10亿元,其中城、乡卫生总费用占比分别为63%和37%,农村卫生费用占比比十年前的1993年下降了近8个百分点。按2003年全国城乡人口计算,占全国人口3/5的农村居民只拥有不到2/5的卫生总费用,而只占全国人口2/5的城镇居民却拥有3/5以上的卫生总费用,城、乡卫生总费用的差距进一步扩大。城乡医疗保障水平的差距也比较明显,2003年,城市中有55.2%的居民享受着不同形式的医疗保障,完全自费医疗的人口占44.8%;在农村仅有21%的居民享有医疗保障,79%的农村居民没有任何形式的医疗保险,完全由个人支付医疗费用,如表3.7所示。

表3.7 2003年城乡医疗保障构成情况 (单位:%)

	城镇基本医疗保险	大病医疗保险	公费医疗	劳保医疗	合作医疗	其他社会医疗保险	商业医疗保险	无医疗保险
城市	30.4	1.8	4.0	4.6	6.6	2.2	5.6	44.8
农村	1.5	0.1	0.2	0.1	9.6	1.2	8.3	79.0

资料来源:中华人民共和国卫生部:《2004中国卫生统计年鉴》,中国协和医科大学出版社2004年版。

医疗卫生资源配置的失衡还体现在区域差距上。以医疗机构床位数和卫生技术人员为例,2003 年,全国医院、卫生院床位数为 295.5 万张,其中东部地区①床位数占全国的 41.9%,分别是中部地区和西部地区的 1.33 倍和 1.58 倍;全国卫生技术人员数为 430.6 万人,其中东部地区卫生技术人员数占全国的 42.4%,分别是中部地区和西部地区的 1.31 倍和 1.67 倍;每千人口医疗机构床位数、卫生技术人员数最高的省份均在东部地区的北京,分别为 4.86 张和 7.7 人,最低的省份均在西部地区的贵州,两者相差 3.4 倍和 3.9 倍②,而且这个差距还在进一步扩大。

不同群体在医疗卫生资源的占有和利用上也存在明显的不公平。医疗卫生资源的分配向富裕阶层倾斜,中高收入阶层和国家公务员群体在医疗服务资源的获取上处于优势地位。有研究表明,中国政府投入的医疗费用中,80% 是为 850 万以党政干部为主的群体服务的③,公务员、城镇职工、城镇居民和农民报销医疗费用时差异非常明显,制度安排引起的医疗卫生资源分配不公,为经济社会的和谐和稳定埋下了隐患。

3.3 SARS 危机迄今:深化改革调整的新时期

3.3.1 医疗卫生体制进入全面改革阶段

2003 年"非典"疫情的蔓延,集中暴露了中国医疗卫生体制的深层次问题,SARS 危机不仅严重影响了人民健康,而且直接影响了国民经济的

---

① 东部地区包括北京、天津、河北、辽宁、上海、江苏、浙江、福建、山东、广东、海南等 11 个省、直辖市;中部地区包括山西、吉林、黑龙江、安徽、江西、河南、湖北、湖南等 8 个省;西部地区包括内蒙古、广西、重庆、四川、贵州、云南、西藏、陕西、甘肃、青海、宁夏、新疆等 12 个省、自治区和直辖市。

② 根据《2004 年卫生统计年鉴》计算得到。

③ 参见 2006 年 9 月卫生部原副部长殷大奎同志在中欧国际工商学院健康产业论坛上的讲话。

正常运行,并且使中国国家形象大打折扣。SARS 危机引发各界对中国的医疗卫生体制进行反思,新一轮医疗卫生体制改革由此拉开了帷幕。

3.3.1.1 医疗卫生体制改革回归公益性

为优化城市卫生资源结构,满足群众的基本卫生服务需求,2006 年,国务院出台《关于发展社区卫生的意见》,要求坚持社区卫生服务的公益性质,坚持政府主导,鼓励社会参与,注重卫生服务的公平、效率和可及性,为居民提供安全、有效、便捷、经济的公共卫生服务和基本医疗服务。同年 8 月,国务院成立了医药卫生体制改革部际协调工作小组,初步确定了深化医药卫生体制改革的基本思路和总体框架,新一轮医改工作正式启动。2007 年,中共十七大把人人享有基本医疗卫生服务作为全面建设小康社会和构建社会主义和谐社会的重要奋斗目标之一,为医药卫生体制改革回归公益性指明了方向。

2009 年 3 月,中共中央、国务院下发了《关于深化医药卫生体制改革的意见》,标志着医药卫生体制改革进入全面实施阶段。新医改要求以"保基本、强基层、建机制"为基本原则,"建设覆盖城乡居民的公共卫生服务体系、医疗服务体系、医疗保障体系、药品供应保障体系,形成四位一体的基本医疗卫生制度"。统筹推进新型农村合作医疗制度、国家基本药物制度、基层医疗卫生服务体系、基本公共卫生服务均等化、公立医院改革等五项重点改革,坚持公共医疗卫生的公益性质,逐步实现人人享有基本医疗卫生服务的目标。2012 年 3 月,国务院印发了《"十二五"期间深化医药卫生体制改革规划暨实施方案》,坚持把基本医疗卫生制度作为公共产品提供的核心理念,强化医疗服务的公益性,主要目标为:"到 2015 年,基本医疗卫生服务更加公平可及,服务水平和效率明显提高;卫生总费用增长得到合理控制,政府卫生投入增长幅度高于经常性财政支出增长幅度,政府卫生投入占经常性财政支出的比重逐步提高,群众负担明显减轻,个人卫生支出占卫生总费用的比例降低到 30% 以下,看病难、看病贵问题得到有效缓解。人均期望寿命达到 74.5 岁,婴儿死亡率降低到 12‰以下,孕产妇死亡率降低到 22/10 万以下。"2012 年 11 月,中共十八大对医药卫生体制改革做了顶层设计,"要坚持为人民健康服务的方向,坚持预防为主、以农村为重点、中西医并重,按照保基本、强基层、建机制要求,重点推进医疗保障、医疗服务、公共卫生、药品供应、监管体制综合改革,完善国民健康政策,为群众提供安全有效方便价廉的公共卫生和基本医疗服务"。2013 年 11 月,中共十八届三中全会提出要坚持十八大关于医药卫生体制改革的总体方向,对加快公立医院改革和社会办医作出了新的重大部署;2015 年 10 月,十八届五中全会提出"健康中国"战略,要求加强包括基本医疗在内的基本公共服务,努力实现全覆盖。这些政策为建设结构合理、覆盖城乡的医疗服务体系,保证人人享有基本医疗卫生服务,不断提高人民健康水平提供了更好的制度保障。

3.3.1.2　中国特色基本医疗保障体系初步形成

城镇基本医疗保险制度覆盖人群不断扩大。2004 年,城镇灵活就业人员、混合所有制企业和非公有制经济组织从业人员开始被纳入医疗保险范围,从 2006 年开始,医疗保险制度将农民工列入覆盖人群。此外,医疗救助体系自 2005 年起也逐步推行。补充医疗保险作为多层次医疗保障体系的重要组成部分,主要采取以下几种形式:①国家对公务员实行医疗补助;②社会医疗保险机构开展补充医疗保险;③商业保险公司开办大病补充医疗保险。

城镇职工基本医疗保险制度建立和实施后,城镇未成年人、老年居民等非从业人员的基本医疗保障还是一个空白,为扩大基本医疗保险覆盖面,2007 年 7 月,国务院印发《关于开展城镇居民基本医疗保险试点的指导意见》,计划用三年时间逐步将城镇非从业居民纳入基本医疗保险范围,建立以大病统筹为主的城镇居民基本医疗保险制度。"城镇居民基本医疗保险以家庭缴费为主,政府给予适当补助。参保居民按规定缴纳基本医疗保险费,享受相应的医疗保险待遇,有条件的用人单位可以对职工家属参保缴费给予补助。国家对个人缴费和单位补助资金制定税收鼓励政策。"城镇居民基本医疗保险的实施,填补了城镇非从业人员基本医疗保障的真空地带,至此,中国覆盖城镇全体居民的医疗保障体系基本建立。至 2012 年年底,城镇就业人员和非就业人员的参保人数达到 5.36 亿人,比 2008 年增长了 68.4%。

　　新型农村合作医疗制度的建设扎实推进。2004 年,国务院办公厅转发卫生部等部门《关于进一步做好新型农村合作医疗试点工作指导意见的通知》,通过试点地区的经验总结,2006 年 1 月,卫生部等 7 部门联合下发《关于加快推进新型农村合作医疗试点工作的通知》,要求到 2007 年全国试点县(市、区)数量达到全国县(市、区)总数的 60% 左右,2008 年在全国基本推行,2010 年实现新型农村合作医疗制度基本覆盖农村居民的目标。从 2006 年起,中央财政对中西部地区除市区以外的参加新型农村合作医疗的农民由每人每年补助 10 元提高到 20 元,地方财政也要相应增加 10 元,农民个人缴费标准暂不提高,并扩大了中央财政补助试点地区的范围。2007 年,卫生部、财政部又颁布《关于做好 2007 年新型农村合作医疗工作的通知》,规定从 2007 年开始,新型农村合作医疗由试点阶段进入全面推进阶段,覆盖率要达到全国 80% 以上的县(市、区)。此后,政府逐步加大了新农合的补助力度,2008 年各级财政对参合农民的补助标准提高到每人每年 80 元①,2009 年达到每人每年 100 元,2010 提高到每人每年 150 元②,2011 年提高到每人每年 200 元③,2012 年提高到每人每年 240 元④,2013 年再次提高到 280 元⑤,2015 年在 2014 年的基础上提高 60 元,达到 380 元⑥。新型农村合作医疗制度自 2003 年开始试点,到 2008 年实现了全面覆盖,参合人口数从试点初期的 0.8 亿,逐年稳步增长,到 2012 年年底,参合人口数达到 8.05 亿人,参合率达到 98.26%。"新农合制度符合农村实际,是现阶段农村居民基本医疗保障制度的重要

---

①　参见《关于做好 2008 年新型农村合作医疗工作的通知》,卫农卫发〔2008〕17 号。
②　参见《关于巩固和发展新型农村合作医疗制度的意见》,卫农卫发〔2009〕68 号。
③　参见《医药卫生体制五项重点改革 2011 年度主要工作安排》,国办发〔2011〕8 号。
④　参见《关于做好 2012 年新型农村合作医疗工作的通知》,卫农卫发〔2012〕36 号。
⑤　参见《关于做好 2013 年新型农村合作医疗工作的通知》,国卫基层发〔2013〕17 号。
⑥　参见《关于做好 2015 年新型农村合作医疗工作的通知》,国卫基层发〔2015〕4 号。

实现形式。十年来,新农合制度从无到有,由小到大,对保障农民健康发挥了重要作用。"[①]

3.3.2　基本医疗卫生服务取得的阶段性成果

3.3.2.1　加强基层医疗服务体系建设,服务可及性不断提高

基层医疗服务体系包括农村医疗卫生服务体系和城市社区卫生服务体系两个主体。2004 年,国家计划加大投入用于建设农村医疗卫生服务体系,2006 年出台了《农村卫生服务体系建设与发展规划》,中央专项资金支持和引导农村卫生服务体系的建设,在 2004 年已经启动建设的基础上,到 2010 年总投入将达到 216.84 亿元,建设成基本设施比较齐备的农村三级卫生服务体系,从整体上为提高农民的健康水平提供保障条件。2009 年深化医药卫生体制改革启动,新医改坚持保基本、强基层、建机制的基本原则,从强基层入手,健全城乡基层医疗卫生服务体系,提高基本医疗卫生服务可及性。2009 年改革后的两年间,中央累计安排资金 400 亿元,支持 1877 所县级医院、5169 所中心乡镇卫生院、2382 所城市社区卫生服务中心和 1.1 万所边远地区村卫生室建设。为建立合理分流的就诊制度,各地通过培养培训、定向招聘、对口支援等多种形式来补充和提高基层卫生服务能力,到 2011 年,通过转岗培训、定向培养等多种方式为基层培养 6 万名全科医生[②]。社区卫生服务体系的建设也取得积极进展。2006 年,国务院印发了《关于发展城市社区卫生服务的指导意见》,大力推进社区卫生服务体系建设,总体目标是通过加大投入,改善社区卫生服务机构基础设施条件,加快专业技术人员的培养,建成能满足广大居民公共卫生和基本医疗服务需求的社区卫生服务网络,满足人民群众的健康需要;中共十八大报告把健全农村三级医疗卫生服务网络和城市社

---

①　参见《中国的新型农村合作医疗制度发展》——国务院新闻办公室新闻发布会材料二,网址:http://www.zgxianxue.com/show_content.php? id=14282。

②　参见《深化医药卫生体制改革 逐步缓解群众看病就医问题》,网址:http://epaper.gmw.cn/gmrb/html/2011-02/19/nw.D110000gmrb_20110219_7-04.htm,2011-02-19。

区卫生服务体系作为深化医药卫生体制改革的重点;十八届三中全会进一步要求,深化基层医疗卫生机构综合改革,健全网络化城乡基层医疗卫生服务运行机制。

基层医疗卫生服务体系的建设效果是明显的。至2012年年底,乡镇卫生院(含中心卫生院)有床位数1099262张,卫生技术人员1017096人,分别比2005年增长了62.0%和16.8%;全国社区卫生服务中心(站)33562个,比2005年增长了近1倍,床位203210张,增长了7倍,卫生技术人员386952人,增长了3倍。

3.3.2.2 国家基本药物制度初步建立,"以药补医"机制逐步转变

为保障群众基本用药权益,减轻医药费用负担,实现人人享有基本医疗卫生服务的目标,2009年,国家提出建立国家基本药物制度,将基本药物全部纳入基本医疗保障药品目录,报销比例明显高于非基本药物,降低个人自付比例。同年,卫生部、发改委等9部门发布《关于建立国家基本药物制度的实施意见》,建设目标为:"2009年,每个省(区、市)在30%的政府办城市社区卫生服务机构和县(基层医疗卫生机构)实施基本药物制度,包括实行省级集中网上公开招标采购、统一配送,全部配备使用基本药物并实现零差率销售;到2011年,初步建立国家基本药物制度;到2020年,全面实施规范的、覆盖城乡的国家基本药物制度。"经过几年的努力,国家基本药物制度稳步推进,取得了积极成效和进展。2010年,基本药物制度已经在57.2%的政府办基层医疗卫生机构全面实施,2011年8月,来自国务院医改办公布的数据显示,国家基本药物已覆盖全国4.6万家公立基层医疗机构,实现了既定目标中98%的覆盖,基本药物零差率销售在政府办的基层医疗卫生机构全面实施,提前实现改革目标,国家基本药物制度初步建立。实施国家基本药物制度后,实施地区的群众医药费用负担明显减轻,基层群众切实得到实惠,主要体现为"一降一升":"一降"主要是指基本药物实行零差率销售和省级集中采购后,基本药物在基层的销售价格较制度实施前明显下降,在国家基本药物制度已经得到落实的地区,药价降幅达到30%~40%,基层医疗卫生机构结束了几十年"以

药补医"的历史，医疗行业"以药补医"机制正逐步转变；"一升"是指基本药物全部纳入基本医疗保障药物报销目录，医保报销比例明显上升，新农合和城镇居民医保政策范围内住院费用报销比例已经达到 60% 以上，部分统筹地区提高到 70%，超过 80% 的统筹地区实行了门诊统筹[①]。

3.3.2.3 深化公立医院改革，推进多元化办医格局

自 2009 年实施医药卫生体制改革以来，中国的卫生事业处于深度转型期，广大医疗机构面临着巨大的挑战，作为医疗卫生服务终端的公立医院，集各种矛盾和问题于一身，成为医改绕不开的"堡垒"。2010 年 2 月，卫生部等五部门联合下发《关于公立医院改革的试点指导意见》，明确了公立医院的改革任务，并确定了 16 个城市作为国家重点联系的公立医院改革的试点城市。2011 年 3 月，国务院办公厅下发了《2011 年公立医院改革试点工作安排》，明确提出，公立医院改革主要以"管办分开、政事分开、医药分开、营利性和非营利性分开"为核心开展重大体制机制改革综合试点，促进医疗资源的合理配置，调动医务人员的积极性。2015 年 5 月，国务院办公厅再次下发《关于城市公立医院综合改革试点的指导意见》，要求进一步扩大城市公立医院综合改革试点，到 2017 年，城市公立医院综合改革试点全面推开，现代医院管理制度初步建立。经过几年的推进，公立医院改革取得了一定的成效。多数试点城市在管办分开、政事分开方面有新的举措，成立了专业的医院管理机构，以法人治理结构为特征的新的管办形式正在形成；一些试点城市在医药分开方面也做了一些实质性的探索，为进一步深化医药分开改革提供了经验；此外，一些地区在优化公立医院布局，建立公立医院之间、公立医院与城乡基层医疗卫生机构之间的分工协作机制，改革公立医院补偿机制和内部运行机制等方面也有了初步的进展。

鼓励、支持和引导社会资本发展医疗卫生事业，鼓励社会力量创办非

---

① 参见《卫生部通报基本药物制度推进工作进展情况》，网址：http://news.hexun.com/2011-10-12/134141354.html，2011-10-12。

营利性医院,是公立医院改革的主要内容之一。2010 年,卫生部提出加大政府补贴,推进多元化办医。2012 年 3 月,国务院下发《"十二五"期间深化医药卫生体制改革规划暨实施方案》,提出 2015 年非公立医疗机构床位数和服务量要达到总量的 20％左右的目标。经过三年的发展,2012 年与深化医改前的 2008 年相比,公立医院数量由 14309 所减少到 13384 所,占医院总量比例从 72.6％下降到 57.8％;相反,非公立医院数量由 5403 所增长到 9786 所,增长率达 81.1％。2013 年 9 月,国务院印发《关于促进健康服务业发展的若干意见》,进一步明确大力支持社会资本举办非营利性医疗机构,提供基本医疗卫生服务,鼓励地方加大改革创新力度,在社会办医方面先行先试。十八届三中全会之后,特别是十八届五中全会的召开,多元化办医格局更加明朗。公立医院改革在未来几年将寻求突破,中国医疗服务市场将加强市场化改革,允许医生多点执业,允许民办医疗机构纳入医保定点范围,非公立医院可通过公立医院转制参与行业兼并重组,实现外延式扩张,推进多元化办医格局将取得新的实质性进展。

3.3.3 基本医疗卫生服务均等化面临的挑战

3.3.3.1 医疗资源配置国际水平较低,与经济和人口的协调性较差

随着经济社会的快速发展,中国对医疗资源的投入不断增加,但从全球来看,中国医疗资源无论在总量还是结构上与世界先进国家相比还有较大差距,在金砖国家中,中国的医疗资源配置状况也处于中下水平。不妨以卫生总费用、执业医师和医院床位三个医疗资源要素在金砖国家中的配置情况为例来加以说明。

按照现价计算,2000—2010 年中国卫生总费用在金砖国家中一直位居第一,但人均卫生费用中国却处于较低水平,列金砖国家第四,仅高于印度。其中,政府卫生支出占卫生总费用比重 2000 年中国位居第四,2010 年上升至第二,排在俄罗斯之后;卫生总费用占 GDP 比重和增速中国也较低,均位居第四。按照世界卫生组织的要求,发展中国家卫生总费用占 GDP 比重不应低于 5％,而中国 2010 年仅达到下限(5％)。2005—

2012 年金砖国家中人均医师水平俄罗斯最高(43.1/万人),印度最低(6.5/万人),中国位居第三(14.6/万人),人均护理和人均助产人员水平中国也是排在第三位(15.1/万人),与俄罗斯(85.2/万人)、巴西(64.2/万人)差距明显;人均医院床位数中国名列第二(39.0/万人),但远落后于俄罗斯(97.0/万人),如表 3.8 所示。综上分析,中国尽管在金砖国家中卫生总费用最高,医护人员和医院床位数增长较快,但无论在总规模、人均水平还是全球占有比重方面都处于较低水平,卫生投入明显不足。在经济增速趋缓、卫生投入有限的情况下,如何合理配置医疗资源,以更好地保障日益增长的基本医疗服务需求,是下一步深化医改应思考的重大问题。

表 3.8　金砖国家医疗资源相关情况

医疗资源相关项目	中国	俄罗斯	印度	巴西	南非
2012 年总人口(亿人)	13.51	1.44	12.37	1.98	0.51
2012 年 65 岁及以上人口占总人口比重(%)	9	13	5	7	5
每万人医师密度(2005—2012)	14.6	43.1	6.5	17.6	7.6
每万人护理和助产人员密度(2005—2012)	15.1	85.2	10.0	64.2	…
每万人医院床位(2005—2012 年)	39	97	9	23	20

资料来源:《2013 年世界卫生统计报告》和《金砖国家联合统计手册(2013)》。

3.3.3.2　公立医院规模过快扩张,基本医疗卫生服务不均衡

截至 2012 年,中国共有公立医院 13384 所,在所有医院中占比为 57.8%,比 2005 年的 82.8% 有明显下降,但依然占主要份额。此外,公立医院床位和卫生技术人员拥有率一直保持在相当高的水平,2005—2012 年,床位拥有率高达 86%～94%,执业医师拥有率稳定在 82%～89%。由于集中了大量医疗资源,公立医院的服务能力相对较高,市场占有率占绝对优势,公立医院诊疗人次占所有医院诊疗人次的比重在 2005 年高达 95.2%,到 2012 年依然处在 90% 的高位。

除了在数量和服务能力上占有明显优势外,公立医院的规模也呈扩大趋势,追求床位规模、竞相购置大型医用设备、忽视医院内部管理和机

制建设等粗放式发展方式并没有得到有效转变。尤其是部分三级医院,过度举债经营,擅自扩大建设规模和提高建设标准,医院单体规模日趋扩大。2012年,全国500张以上床位医院达到2360所,比2003年增加了1.7倍;800张以上床位医院增长到1059家,比2003年翻了两番;其中500张以上床位公立医院占公立医院总数的比例达到了16.94%,如表3.9所示。公立医院规模扩张是内外因素共同作用的结果:①医疗服务需求急剧增长背景下资源配置不平衡与无序就医之间形成的恶性循环,是公立医院规模持续扩张的基本推动力;②财政投入机制不完善是公立医院规模持续扩张的根本原因;③定价与支付制度不合理是公立医院规模持续扩张的外部条件;④治理能力滞后削弱了政府对公立医院行为的调控力;⑤地方政府、医院管理者和职工的利益追求成为公立医院规模持续扩张的内部动力[1]。此外,行业主管部门对医院的等级评定也主要以医院的规模作为评判标准,这种制度安排等于是以政府的公信力为大型公立医院背书,事实上成为推动公立医院扩大规模的重要动力。这种外延式发展模式弊端重重,虹吸了相对有限的医疗卫生资源,人才、技术、资金、医疗设施过于向大型公立医院集中,从而进一步将病人引向大型公立医院,挤压了基层医疗卫生机构与非公立医院的发展空间,影响了分级诊疗制度的建立,加剧了医疗资源配置失衡的"马太效应",造成了医疗资源的重大浪费和配置失衡,直接制约了基本医疗服务的均等化。

表3.9 全国不同规模医院数量变化及构成

床位数	2003年医院数	2012年医院数	2012年公立医院数
<100张	104151	13814	5398
占比(%)	58.63	59.62	40.34
100～199张	3686	3488	2548
占比(%)	20.75	15.05	19.04

---

① 王秀峰:《公立医院规模扩张成因及控制策略》,《卫生经济研究》2014年第6期。

续表

床位数	2003 年医院数	2012 年医院数	2012 年公立医院数
200~499 张	2793	3508	3170
占比(%)	15.72	15.14	23.68
500~799 张	664	1301	1236
占比(%)	3.74	5.62	9.23
≥800 张	206	1059	1032
占比(%)	1.16	4.57	7.71

资料来源:中华人民共和国卫生部:《2013 中国卫生统计年鉴》,中国协和医科大学出版社 2013 年版。

3.3.3.3 医疗保障制度"碎片化",覆盖人群保障水平差异较大

中国在城市和农村建立起了覆盖城乡居民的基本医疗保障体系,保障水平有了较大提高。但是,基本医疗保障制度在建设和发展过程中也被人为地分割为诸多"碎片",出现了"三分"问题,即制度分设、城乡分割、管理分离。这种制度的"碎片化"问题造成了各种保险制度之间保障水平悬殊,城乡和地区差异较大,成为制约医疗服务公平性的一大瓶颈。

(1)制度分设。受早期城乡二元结构和经济发展水平的影响,中国医疗保障制度主要按国民身份进行制度设计,先后把城镇职工、农民和城镇居民纳入不同的制度保障范围。由于医疗保险制度坚持的是权利与义务对等原则,统筹基金量入为出,因此,缴费水平的高低直接决定了保障待遇水平。城镇职工主要以单位缴费为主,城镇居民和农民则主要靠个人缴费,不同身份的民众对应于不同的保险制度,而不同保险制度在保障范围、筹资标准、补偿比例以及由此形成的医疗保障待遇等方面差异较大,区隔非常明显;即使在同一个医疗保险制度内,参保人员享受到的保障水平也千差万别,"碎片化"问题相当突出。

(2)城乡分割。按城乡不同群体设立保障险种,各种保险制度在保障范围上有明显的差异。2011 年,城镇职工基本医疗保险、城镇居民基本医疗保险、新型农村合作医疗三大主要医疗保险制度人均筹资分别为

2195.74 元、268.67 元和 246.21 元,城镇职工基本医疗保险人均筹资水平是新型农村合作医疗的 8.9 倍,是城镇居民基本医疗保险的 8.2 倍,而且前者保险筹资是由个人和单位双方联合缴费,不仅筹资标准较高,也较持续稳定;后两个保险筹资均由参保者和政府联合缴费,政府承担一部分筹资责任,筹资的水平较低,筹资的机制也不稳定,城乡居民在医疗保障支出上的差异呈现扩大趋势。

(3)管理分离。由于历史原因,中国医疗保障制度实行分散的行政管理体制。三大基本医保制度中,城镇职工基本医疗保险、城镇居民基本医疗保险由劳动保障部门管理,新农合由卫生部门管理,而作为基本医保制度重要补充的城乡医疗救助则由民政部门管理。尽管这种制度安排大体上适应了不同部门的业务特点和专业分工格局,但也暴露出很多弊端。第一,不同的行政部门管理不同类型的医保,相互之间难以协同合作,加上各部门管理方式和信息系统不统一,实际工作中存在互争参保资源、城乡居民重复参保的现象,增加了财政的不合理负担。第二,由于医保管理职责交叉,机构设置重叠,缺乏竞争机制,导致管理者监管弱化,不能有效约束医院和患者普遍存在的"过度医疗"问题,医疗费用过快上涨。第三,多部门分离管理决定了医保决策以部门决策为主,各部门根据自身业务的特点制定相应的医保制度,造成不同保障范围的参保人员在实际享受保障水平上存在差异,难以适应参保人员身份转换、异地就医和全民医保发展的要求。

3.4 本章小结

本章对中国医疗卫生体制的改革进程进行了阐述和分析,根据改革进程的阶段性特征,将中国医疗卫生体制的演进和发展分为三个阶段,即新中国成立到改革开放之前(政府主导的"大卫生"模式)、改革开放到 SARS 危机(以市场化为导向的供给模式)、SARS 危机迄今(深化改革调整的新时期),对每个阶段基本医疗服务的特点和取得的成就进行了归纳和总结,并分析了各个阶段所面临的问题和挑战,为分析基本医疗服务非均等化的主要原因及下一步研究提供实践依据。

4 中国医疗资源配置公平性分析

实现基本医疗服务均等化,必须考虑医疗资源的配置是否合理。若医疗服务处于供需平衡的状态,那么地区、城乡之间出现的基本医疗服务差异则来源于非资源配置的因素,比如地区、城乡之间的信息不对称,政府需要做的就是破除资源的流动性限制;若医疗服务处于供需不平衡的状态,则需要重点考虑资源总量和结构能否满足配置要求,政府的政策就需要"定向发力,精准调控"。因此,实现基本医疗服务均等化,需要调整资源配置的方式,提高医疗资源的配置效率,使医疗卫生服务的产出最大化。医疗资源类型的多样性和中国各地区对不同医疗资源的需求,决定了医疗资源配置的调整要建立在地区、城乡以及不同人群之间差异化分析的基础上,这就需要依托第二章给出的基本分析框架,建立一个以财力、物力和人力资源为核心,涵盖医疗服务全过程的医疗资源配置分析体系。

4.1 医疗资源配置公平性衡量的指标与方法

4.1.1 指标选取的原则

选取衡量医疗资源配置状况的指标体系要考虑四个方面的因素:①指标

体系能够直接反映医疗资源配置差异度,能够反映医疗资源从投入阶段到最终医疗服务产出的全过程,以及不同类型的医疗资源的分布情况;②医疗资源合理配置的实现要依靠所建立的医疗卫生投入产出体系的优化,两者需要统一在以财力、物力和人力资源为核心的分析框架下;③入选指标的计算口径、核算内容、计量时间、度量单位和资料来源保持前后一致,能够反映衡量对象的动态变化,选取的定量指标应当与现存的数据资料相配套,定性指标的确定应该以有限时间内的可收集性为前提,充分考虑各个指标获得数据的可能及可行的途径;④保证指标的可获得性。在《中国统计年鉴》《中国卫生统计年鉴》《中国劳动统计年鉴》《中国财政统计年鉴》等统计资料中获取权威数据。

基于以上考虑,本书选取财力资源指标、物力资源指标和人力资源指标三大类指标。其中,财力资源指标包括:财政医疗卫生支出、卫生总费用和人均医疗卫生支出;物力资源指标包括:床位数、每千人口床位数、医疗卫生机构数、50 万元以上设备数以及固定资产总值;人力资源指标包括:执业医师、注册护士和卫生技术人员。

4.1.2 测量方法

研究地区差距或不平等的方法有很多,主要分为绝对差异与相对差异两类。绝对差异测量指标或个体最大值与最小值之间的差异,但无法反映其他研究对象的分布情况。医疗资源配置问题实际上是如何优化空间资源调配,在满足帕累托最优条件下最大化地区间医疗资源配置效率的问题。从实践看,效率是一个相对指标,因此以基数为基础的绝对差异测量方法不可行。本书采取相对差异的方法,国际上研究地区间相对差异的方法一般采用基尼系数(Gini coefficient)、变异系数(coefficient of variance,CV)和广义熵(generalized entropy,GE)指数。

(1)基尼系数。基尼系数是建立在洛伦茨曲线基础上的,用于衡量分配平等程度的指标。其取值在 0 到 1 之间。达到绝对公平时,基尼系数值为 0,意味着一定比例人口占据同比例的资源;当基尼系数值大于0 时,资源配置就将出现不公平,越趋近于1,不公平程度越高。如果用基尼系数度量地区差异,其结果反映的是地区内部的资源配置情况。而本书着眼于研究地区之间的差距,因此基尼系数不在本书考虑的测量方法之内。

(2)变异系数。变异系数是衡量各观测值变异程度、反映数据离散程度的统计量,见公式(4.1)。变异系数更注重研究区域间的总体差异,而地区之间的差异并没有完全反映出来,因此无法运用变异系数来测量地区之间的差异。这一方法也不在本书考虑范围内。

$$CV = \frac{\sqrt{\dfrac{\sum_j (y_j - \overline{y})^2}{N}}}{\overline{y}} \tag{4.1}$$

式中,y_j 为 j 地区的变量,$\overline{y}$ 为各地区的变量 y 的平均值,N 为地区个数。

(3)广义熵指数。在研究区域公平问题上通常采用泰尔指数(Theil index)和变异系数,而泰尔指数和变异系数同属一个系列广义熵的差异衡量指标。广义熵指数是依据信息论中平均信息量推导出来的,用来衡量区域资源分布的均衡状况,能够将总体差距进一步分解获得区域内部差距和区域之间的差距,这样在获得区域总体差距的同时能够比较各地区之间的差距。本书拟采取这一方法进行分析。

这个系列指数的一般公式为:

$$GE(\alpha) = \begin{cases} \dfrac{1}{\alpha^2 - \alpha} \left[\dfrac{1}{n} \sum_{i=1}^{n} \left(\dfrac{X_i}{\mu} \right)^{\alpha} - 1 \right], & \alpha \neq 0, 1, \\[3mm] \dfrac{1}{n} \sum_{i=1}^{n} \dfrac{X_i}{\mu} \ln \dfrac{X_i}{\mu}, & \alpha = 1, \\[3mm] -\dfrac{1}{n} \sum_{i=1}^{n} \ln \dfrac{X_i}{\mu}, & \alpha = 0. \end{cases} \tag{4.2}$$

式中,n 表示观测样本数量,X_i 表示对应单位 i 的变量观测值,μ 表示 X_i 的参照总体,α 是一个常数,依据广义熵指数测量目的而设定。α 的取值代表对差异的敏感程度。一般认为,α 越大该指数对于分布顶端的差异敏感性越大,α 越小则对于分布底端的差异敏感性越大。当 $\alpha = 1$ 时,该广义熵指

数即具体化为泰尔指数,其基本公式为:

$$GE(1) = \frac{1}{n} \sum_{i=1}^{n} \frac{X_i}{\mu} \ln \frac{X_i}{\mu} \tag{4.3}$$

式(4.3)中变量的含义和广义熵指数一般公式中各变量的含义相同。这个系列指数具有对称性、样本可加性、可分解性和比例不变性的特点,因此可以进行样本间的分解。泰尔指数的分解公式为:

$$I = I_w + I_b = \sum_{g=1}^{G} X_g \left[\sum_{i \in S_g} \frac{X_i}{X_g} \ln \frac{X_i/X_g}{1/N_g} + \sum_{g=1}^{G} X_g \ln \frac{X_g}{N_g/N} \right] \tag{4.4}$$

式中,I_w 表示组内差距,I_b 表示组间差距。总体被分为 G 组:$S_1, S_2, \cdots, S_g (g = 1, 2, \cdots, G)$,每一个体属于其中一组,为 N_g,N_g 为个体数量,X_i 为个体在总体中的比重,X_g 为 S_g 在总体中的比重,GE 指数越大,表明不平等程度越高。

在研究各地区基本医疗服务的差异性时,需要将总体按一定标准分成若干个组,如按地区分组,中国可以分为华北、华东、东北、华中、华南、西南和西北地区。由于各区域间总体差距显著,而参考的区间总体不同,这样分组计算出来的结果会使得地区之间的差异无法比较。为获得较为确定性的结果,本书忽略各省(自治区、直辖市)内部市县之间的差异,将泰尔指数分解成对应的 31 个组,仅计算分组后的组间差异,并作为衡量地区之间差异的最终结果。

4.2　中国医疗资源配置的总量分析

医疗资源的获取来自于国家、社会和个人支出,通过政府部门、社会组织和企业、居民等支出共同维系医疗卫生体系的运转,为全社会提供医疗卫生服务。实现基本医疗服务均等化的实质是在有限的医疗资源的约束下,实现地区、城乡和不同人群基本医疗服务的公平。中国医疗资源投入现状决定了现阶段基本医疗服务差异格局,因此首先需要在宏观上分析中国医疗资源配置的总量差异,再进一步具体研究资源配置在地区、城乡、不同人群之间的差异。

4.2.1 医疗财力资源总量分析

4.2.1.1 卫生总费用

2007 年至 2012 年,中国卫生总费用由 11573.97 亿元增长到 27846.84 亿元,增长率达到 140.6%,年平均增长率为 15.76%。特别是 2009 年新医改以来,平均增长率为 24.2%。卫生总费用占 GDP 比例稳中有增,由 2007 年的 4.35% 增长到 2012 年的 5.36%,其中较大增幅来自于政府加大对农村医疗保险的补贴力度,如表 4.1 所示。

表 4.1 2007—2012 年卫生总费用情况

年份		2007	2008	2009	2010	2011	2012
卫生总费用（亿元）	合计	11573.97	14535.40	17541.92	19980.39	24345.91	27846.84
	政府支出	2581.58	3593.94	4816.26	5732.49	7464.18	8365.98
	社会支出	3893.72	5065.60	6154.49	7196.61	8416.45	9916.31
	个人支出	5098.66	5875.86	6571.16	7051.29	8465.28	9564.55
卫生总费用构成（%）	政府支出	22.30	24.70	27.50	28.70	30.70	30.00
	社会支出	33.60	34.90	35.10	36.00	34.60	35.60
	个人支出	44.10	40.40	37.50	35.30	34.80	34.40
城、乡卫生总费用（亿元）	城市	8968.70	11251.90	13535.61	15508.62	18571.87	21065.69
	农村	2605.27	3283.50	4006.31	4471.77	5774.04	6781.15
城、乡人均卫生费用（元）	合计	876.00	1094.50	1314.30	1490.10	1807.00	2056.60
	城市	1516.30	1861.80	2176.60	2315.50	2697.50	2969.00
	农村	358.10	455.20	562.00	666.30	879.40	1055.90
卫生总费用占 GDP 比例（%）		4.35	4.63	5.15	4.98	5.15	5.36

资料来源:中华人民共和国卫生部;2008—2013 历年《中国卫生统计年鉴》,中国协和医科大学出版社 2008—2013 历年出版。

4.2.1.2 卫生总费用结构

卫生总费用的结构也逐年发生变化,2007 年卫生总费用中个人支出所占比重最高,达 44.1%;随着新医改的深入,政府引导社会资本参与中国医疗卫生服务市场的建设,社会支出所占比重逐渐成为卫生总费用的支出主体;与此同时,政府逐渐加大对医疗卫生服务的投入,政府支出所占的比重也逐步提高。

从城乡结构看,近六年城市居民人均卫生消费支出是农村居民人均卫生消费支出的 3.59 倍。虽然近四年农村人均卫生消费增长率(32.37%)高于城市(16.83%),但这种增长是建立在农村低水平基础上的。从绝对水平看,城市人均卫生消费平均每年增加 264.13 元,而农村实际增加 164.63 元,远低于城市水平。医疗资源配置没有改变城市与农村医疗卫生服务的相对机会成本,城乡之间的医疗资源差异并没有实质性缩小。

4.2.1.3 卫生总费用和财政医疗卫生支出分析

本节选取卫生总费用和财政医疗卫生支出两个指标进行分析。

(1)总体来看,中国卫生总费用分布情况呈现从东南部沿海地区向西北内陆地区逐渐减少的态势,出现较为明显的"东多西少""南多北少"格局。具体来看,山东、江苏、广东、浙江等省份卫生总费用较高,西南地区以四川成都卫生费用相对较高,西藏南部和内蒙古西北部地区分布较低,与青海大部分地区一起组成呈带状的卫生总费用低分布带。同时,各省(自治区、直辖市)的卫生总费用又集中在各省(自治区、直辖市)的行政中心,并向周围分散式递减。

(2)财政医疗卫生支出分布情况与卫生总费用的分布较为相似,有所不同的是财政医疗卫生支出集中在中东部地区,西北部地区财政医疗卫生支出仍然偏低;东部沿海地区中,福建省在财政医疗卫生支出方面低于其他具有同等区域优势的省份。

4.2.2　医疗物力资源总量分析

本节重点分析医疗卫生机构床位数情况。

4.2.2.1　总量情况

2007 年至 2012 年,中国医疗卫生机构床位数由 370.11 万张增加到 572.48 万张,增长率为 54.68%,年平均增长率为 7.54%;而同时期入院人次由 6487 万增长到 12727 万,平均每年新增入院人次为 1248 万,年平均增长率为 11.89%。

2012 年医疗卫生机构床位利用情况为:病床周转次数为 32.9,较 2007 年的 27.4 增长了 20%;出院者平均住院日由 10.6 天降低到 8.8 天,下降了 16.9%。这表明随着医疗卫生水平的提高,病人住院时间缩短,但对病床的需求仍呈增长态势。在人均医疗资源的配置方面,2007 年到 2012 年间,中国每千人口医疗卫生机构床位数由 2.83 张增加到 4.24 张,增长幅度达到 49.82%;在国际上,2000 年该指标的世界发达国家平均水平为 7.4 张[①],中国医疗卫生机构床位数人均配置仍明显落后。

4.2.2.2　城乡结构

2012 年城市每千人口医疗卫生机构床位数为 6.88 张,农村仅为 3.11 张,其中每千农村人口乡镇卫生院床位数仅为 1.24 张,城乡在医疗卫生机构床位数配置上存在巨大差异。相对比较乐观的是新医改以来,基层医疗卫生机构床位数平均增长率高于医院和专业公共卫生机构增长率,长期内有助于城乡之间基础医疗设施差距的缩小。

在医疗卫生设施利用率方面,2007 年以来中国医疗卫生机构病床使用率均在 80%~86%。这反映出医疗卫生机构不仅总体床位数不合理,而且分配结构也明显不合理。尤其是,大医院普遍存在"走廊病床"与基

---

① 　世界卫生组织和国外研究机构并没有规定每千人口医疗卫生机构床位数越高的地区医疗资源的配置就越优,本书的实际参考以发达国家现行状态下的每千人口医疗卫生机构床位数为准。

层医疗卫生机构床位空置率较高的现象,表明医疗资源存在比较大的浪费。

各地区医疗卫生机构床位数区位集中趋势明显,中东部床位数配置较高,其中东部山东、江苏,中部河南、湖北、湖南、安徽,南部广东,西南部四川在医疗卫生机构床位数配置上处于全国较高水平,其后由东南向西北地区逐渐递减,具有明显的带状辐射效果。

4.2.3 医疗人力资源总量分析

4.2.3.1 人力资源规模

卫生技术人员是医疗卫生服务的主要提供者,2007 年到 2012 年间中国执业医师的平均增长率为 4.48%,注册护士的平均增长率为 8.35%。对比就医需求[①]而言,2009 年到 2012 年间中国诊疗人次的平均增长率为 5.85%,住院人次增长了 20.44%。由此可见,医疗人力资源的供给增长远远滞后于医疗服务需求的增长,而且这种"剪刀差"呈现逐步扩大的趋势。

4.2.3.2 人力资源结构

卫生技术人员结构呈现年轻化。《2012 中国卫生统计年鉴》数据显示,卫生技术人员年龄构成中,25 岁至 44 岁之间的卫生技术人员占全部卫生技术人员数的 64.6%,特别是 25 岁至 44 岁之间的执业(助理)医师占全部执业(助理)医师数的 65.9%;大专及以上学历的卫生技术人员比例达到 64.3%,比 2007 年提高了 18 个百分点,专业技术资格中级及以上的卫生技术人员比例达到 30.7%,比 2007 年下降了 2 个百分点。这反映出中国卫生技术人员结构正处于新老交替的关键时期。

4.2.3.3 人均医疗卫生人员配置水平

2007 年到 2012 年间中国每千人口卫生技术人员数由 3.72 人增加

---

① 居民对医疗卫生服务的真实需求是无法测量的,本书用诊疗人次和住院人次来模拟居民对医疗卫生服务的需求数量。

到 4.94 人,年平均增长率 4.77%,其中每千人口执业(助理)医师数由 1.61 人增加至 1.94 人,年平均增长率为 3.16%;每千人口注册护士数由 1.18 人增加到 1.85 人,年平均增长率为 7.78%。而居民平均就诊次数由 2.49 次提升至 5.10 次,年平均增长率为 12.69%,超过人均卫生技术人员的增长率。这表明人均医疗卫生人员配置总量在增加,但其增长速度仍然滞后于人均医疗卫生服务需求。

4.2.3.4 人均医疗卫生人员的区域配置

华北和华南地区的分布数量明显高于其他地区,出现四川、山东和广东三个峰值,"三点"所在范围内省份卫生技术人员的总量偏高,"三点"外围呈现下降趋势;从分布曲线看,越远离这三个省份的地区,其降幅速度越大。可见,卫生技术人员有明显的区域集中趋势,并且这种趋势与地理位置有明显的相关性。

4.3 中国医疗资源地区配置公平性分析

4.3.1 影响医疗资源配置差异的因素

在分析医疗资源地区配置公平性之前,需要对影响地区医疗资源配置差异的因素进行初步分析。从国际经验以及中国实践看,这些因素比较复杂,总结起来主要有以下几个方面。

(1)地区医疗卫生发展程度不同。改革开放以来,受到向东部倾斜的区域经济政策影响,东部沿海地区基础医疗设施相对于内陆地区发展较早,并积累了医疗卫生人才优势和信息优势,造成区域间的不平衡。

(2)地区医疗卫生需求层次不同。各地区居民偏好、收入水平和地理条件的不同影响了居民对医疗卫生服务的重视程度,医疗卫生需求较高的地区,医疗资源投入多不一定具有较高的人均配置,发展程度较低的地区,对基本医疗服务的偏好要优于花费较高的高端医疗服务。

(3)地区医疗资源配置的管理效率。我国医院评级的标准使得医疗卫生机构发展脱离了地方实情,对医疗卫生机构的统一化管理又降低了医疗资源的利用效率和产出效益。

(4)医疗卫生市场的"马太效应"。医疗卫生发展的不均衡造成医疗卫生服务的不均衡,人们会集中选择医疗卫生服务较好的地区。同时,在市场调节的作用下,社会资本和个人资本也会更多地流向该地区,而该地区医疗卫生设施的提高则降低了其他地区的竞争力,促使更多居民选择跨地区就医,进而使地区间医疗资源配置的差异拉大。

(5)地方隐性保护。经济发展水平较高的地区,其基础设施配套较为完整,在相同工资水平下所带来的隐性福利要高于经济落后地区,这使得经济落后地区医疗卫生人才的流入受到影响。对处于供不应求状态下的中国医疗卫生服务市场,人才的局部集中加剧了医疗卫生技术人员配置的不公平。

4.3.2 地区医疗财力资源配置

在导致基本医疗服务差异的原因中,医疗卫生投入是最重要的一环。地区医疗财力资源配置的差异源于政府、社会和个人的支出差异。其中,政府卫生支出在平衡地区医疗卫生投入、保障弱势群体方面发挥越来越重要的作用,而个人卫生支出特别是人均医疗卫生支出能够反映出该地区居民对于医疗卫生服务的依赖程度。一般规律是,经济越发达的地区,公共支出在医疗卫生支出中所占的比例往往更高;而经济越不发达的地区,个人支出的比例则越高。通过对财政医疗卫生支出和人均医疗卫生支出的分析,可以度量地方政府支持医疗卫生发展的力度,从而进一步研究产生差异的原因。

4.3.2.1 财政医疗卫生支出

图 4.1 反映了各地区财政医疗卫生支出随时间变化的趋势。

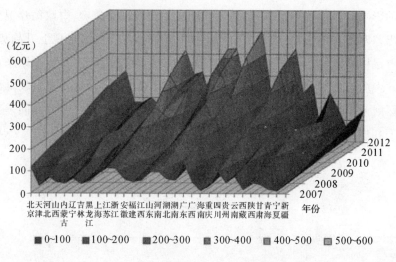

图 4.1　各地区财政医疗卫生支出时间变化曲面图

（1）横向来看，2007 年至 2009 年间各地区财政医疗卫生支出差异[①]较小，2010 年以后各地区的财政医疗卫生支出差异增大。沿海地区特别是江苏、浙江、上海和广东等省（直辖市）的增长幅度和总量均超过其他省（自治区、直辖市），财政支出总量分布逐步向沿海和中部集中，地理上呈现自西北向华东的"波浪式"分布。

（2）纵向来看，从 2007 年至 2012 年的六年内财政医疗卫生支出最多的为广东省，最少的是西藏自治区。与广东省相比，地区之间财政医疗卫生支出差距在 40 亿元以下的只占所有地区的 25％，50％以上的地区与广东省的差距在 70 亿元以上，还有 25％的地区与广东省的差距在 120 亿元以上。

（3）从支出的数量角度看，如图 4.2 所示，各地区 2007 年至 2010 年财政医疗卫生支出的差异明显下降，其重要原因是受 2010 年国际金融危

---

　　① 本章的首要目标是研究地区之间医疗资源差异要素，如果按地区划分来分组测算组内差距，则会因为地区内省份经济水平的差异造成组内差异巨大而组间差异不明显的现象，其结果不足以反映财力、物力和人力资源的影响。因此，本章 GE 指数只反映各省（自治区、直辖市）之间的差异。

机的影响。在危机冲击下,各地区均削减了财政预算资金,财政医疗卫生支出差距逐步缩小,从而导致 GE 指数下降;而 2011 年又呈现上升趋势,主要原因是随着经济的复苏,各地区财政支出总量逐渐恢复到了原来水平。但各地区对财政医疗卫生支出的重视程度并不同,财政支出较低的地区财政支出增长对财政医疗卫生支出的贡献率偏低,使得地区间差异反而相应增加。

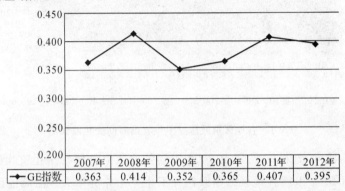

	2007年	2008年	2009年	2010年	2011年	2012年
◆ GE指数	0.363	0.414	0.352	0.365	0.407	0.395

图 4.2　2007—2012 年财政医疗卫生支出 GE 指数走势

4.3.2.2　人均医疗卫生支出

由图 4.3 可知,各地区中人均医疗卫生支出随时间呈现差异性变化。

(1)横向来看,各地区中人均医疗卫生支出最高的是北京市,最低的是西藏自治区,各年份的平均区间差距达到 1074 元/人。与北京相比,其他省(自治区、直辖市)的差距在 500 元/人以下的只有 2 个,差距在 900元/人以上的有 5 个。不考虑北京和西藏两个较为极端的数据,各省(自治区、直辖市)之间的平均差异在 250 元/人以下的只占全部地区的25%,而 50%以上的地区之间的差距在 400 元/人以上。地理位置上表现为华北地区和东北地区人均医疗卫生支出明显高于其他地区,西南地区和西北地区则处于相对较低水平。

(2)纵向来看,各省(自治区、直辖市)人均医疗卫生支出的数量随时间逐步增加,地区间的差距有一定程度的缩小。从图 4.4 测算的 GE 指

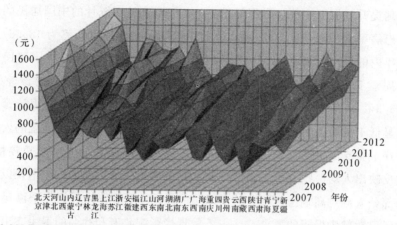

图 4.3　各地区人均医疗卫生支出时间变化曲面图

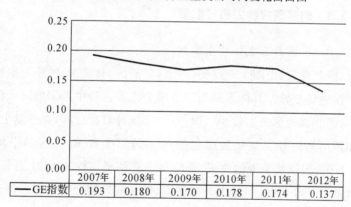

	2007年	2008年	2009年	2010年	2011年	2012年
——GE指数	0.193	0.180	0.170	0.178	0.174	0.137

图 4.4　2007—2012 年人均医疗卫生支出 GE 指数走势

数看,各地区之间的差异已经呈现较明显的下降趋势。尽管中国地区之间的医疗卫生消费水平差距在缩小,但仍然存在深层次的问题。人均医疗卫生支出增长受多种因素的影响:其一,人均医疗卫生支出受到人们健康水平的影响;其二,居民消费水平的提升会影响居民的消费结构。一般来说,居民收入水平的上升会提高医疗卫生服务的相对价格,间接使得选择医疗卫生服务的机会成本降低,居民购买更多更好的医疗服务的能力得到提升。但卫生统计数据显示,2003 年调查地区统计的中国居民的两周患病率为 143.0‰,2008 年统计的中国居民的两周患病率为 188.6‰,五年内的平均增长率为 5.69%;而 2003 年调查地区统计的中国居民的两周就诊率为 133.8‰,2008 年统计的中国居民的两周就诊率为 145.3‰,五年内的平均增长率为 1.73%。可见,中国居民的两周就诊率明显低于两周患病率。此外,从 2007 年至 2012 年六年间,各地区的人均医疗卫生支出平均增长率为 8.37%,居民对医疗服务的支出增长较快,这反映出人均医疗卫生支出增长的主要原因是医疗费用的持续增长以及一部分人群对高端医疗服务的需求,而基本医疗服务并不能完全满足广大居民对健康保障的需求。这一矛盾直接影响政府和社会的卫生支出分配,进而影响资源利用效率。

4.3.3　地区医疗物力资源配置

4.3.3.1　医疗卫生机构床位数

(1)横向来看,由图 4.5 可知,各省(自治区、直辖市)医疗卫生机构床位数存在明显差异。具体表现为以下两个方面:(1)中东部地区床位数分布较多,西北部地区分布较少。以 2012 年统计数据计算,在总量上山东、河南和四川是医疗卫生机构床位数最多的三个省份,三省的平均数为 41.93 万张;床位数最少的西藏、青海和宁夏的平均数为 1.91 万张;前者是后者的 21.95 倍。(2)考虑人口因素,地区间人均配置失衡。每千人口医疗卫生机构床位数最多的是内蒙古(8.65 张),其次是黑龙江(7.85 张)和新疆(5.89 张),再次是海南(3.42 张)和广东(3.35 张),最少的是西藏(2.72 张)。广东在医疗卫生机构床位数总量上排名全国第四,但也没有达到《卫生事业发展"十二五"规划》中提出的每千人口医疗卫生机构床位数 4 张的目标。进一步分析表明,地区床位数的配置与地区医疗卫生需求有关,地区经济因素对实际人均配置床位数的影响要低于地区对床位数需求的影响。

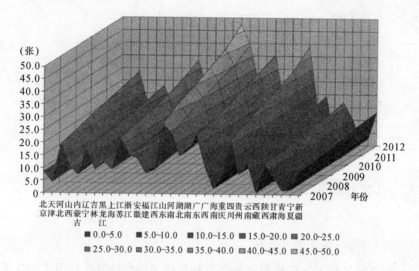

图 4.5 各地区医疗卫生机构床位数时间变化曲面图

(2)纵向来看,各省(自治区、直辖市)医疗卫生机构床位数年平均增长率为 7.10%,四川省年平均增长率最高,达 10.48%,增长率最低的为上海市,只增长了 2.27%。其中,25%的省份增长率低于 5.94%,50%的省份增长率低于 7.19%,75%的省份增长率低于 8.87%。分析图 4.6,考虑地区之间的诊疗人次,各地区历年床位配置 GE 指数均保持在较高水平,并呈现上升趋势,说明地区间床位数配置差异在增大。

一般来说,经济较为落后的地区,其诊疗人次的总量和增长率均低于经济较为发达地区,且对床位数的需求弹性较低。如果各地区需求保持相同增速,各地区对于医疗卫生设施的需求差异应该维持在一个均衡的水平,但实践表明当前地区间医疗卫生机构床位数的差异开始增大。这说明经济较为发达,具有较高需求弹性的地区,对于床位数的需求开始上升,导致了医疗卫生设施的供给(机构床位数)与有效需求(诊疗人次)的比值下降,进而造成医疗卫生机构床位数配置差异的拉大。

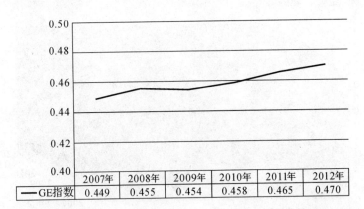

	2007年	2008年	2009年	2010年	2011年	2012年
GE指数	0.449	0.455	0.454	0.458	0.465	0.470

图 4.6 2007—2012 年医疗卫生机构床位数 GE 指数走势

4.3.3.2 固定资产总值

地区的医疗卫生机构固定资产总量反映了一个地区医疗卫生的发展规模和重视程度。从图 4.7 可知,各省(自治区、直辖市)医疗卫生机构资产总量差异巨大,反映出地区医疗卫生服务发展的规模和程度不尽相同。

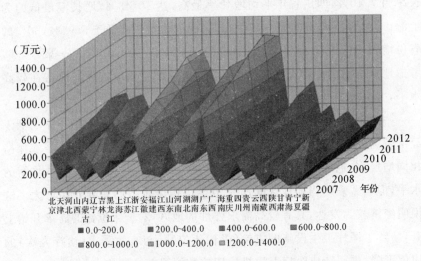

图 4.7 各地区医疗卫生机构固定资产总值时间变化曲面图

（1）总体看，医疗卫生机构固定资产总值呈现中部、东部及沿海地区分布较多，逐渐向西南、东北地区递减的趋势，固定资产总值较高的东南部省份与周边省市差异明显。

（2）横向看，2007 年各地区固定资产总值总体较低，各省（自治区、直辖市）之间的分布差异较小。随着新医改启动，经济水平较高的地区由于筹资能力强迅速加大投入，地区之间的差异开始增加；随着改革持续进行，欠发达地区对医疗卫生机构固定资产投资也在增加，各地区差距逐渐缩小。以医疗卫生机构数为例，2010 年至 2012 年间增长的医疗卫生机构中，西北地区、西南地区（广东除外）和东北地区的贡献率达到 67.44％。

（3）纵向看，地区之间固定资产总值的差异随时间波动，如图 4.8 所示。2007 年至 2009 年间，地区间固定资产总值的差异逐渐缩小，然后在 2010 年差异达到最大，GE 指数为 0.512，此后逐年下降，2012 年固定资产总值 GE 指数为所测算年份中最低，为 0.483。

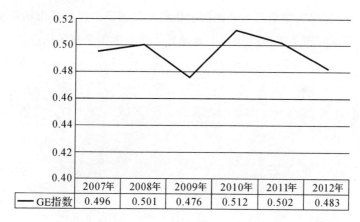

	2007年	2008年	2009年	2010年	2011年	2012年
GE指数	0.496	0.501	0.476	0.512	0.502	0.483

图 4.8　2007—2012 年地区医疗卫生机构固定资产总值 GE 指数走势

①2007 年至 2009 年固定资产总值的平均增长率为 12.10％，特别是，甘肃、内蒙古、山西、湖南等医疗卫生机构固定资产投入比较薄弱的地区表现为较高的固定资产增长率，促使地区间差异有所缩小。

②2009 年至 2010 年固定资产总值的平均增长率为 5.93％，部分地

区如湖南、江西、内蒙古等呈现负增长,固定资产投入总量的减少以及欠发达地区固定资产持续性投入的减小造成了地区间差异的上升。

③2010 年至 2012 年间固定资产总值的平均增长率为 5.72%,贵州、甘肃、海南等地区固定资产总值增长较为明显,均在 10% 以上,弥补了西部地区医疗卫生机构固定资产投入的短板,使得地区间固定资产总值 GE 指数呈现下降的趋势。

4.3.4 地区医疗人力资源配置

4.3.4.1 执业医师

(1)横向看,在图 4.9 中,各省(自治区、直辖市)之间执业医师的增长率与地区基期执业医师的数量有显著关系,并且地区之间的总量差距没有随时间推移而缩小。综合医疗卫生劳动力市场分析可得,出现这种趋势主要受两方面因素影响:一方面,受临床经验和卫生政策影响,执业医师进入受到限制,短期内执业医师的供给难以满足医疗服务市场需求;同时居民对医疗服务需求的快速上升降低了执业医师跨地区执业的机会成

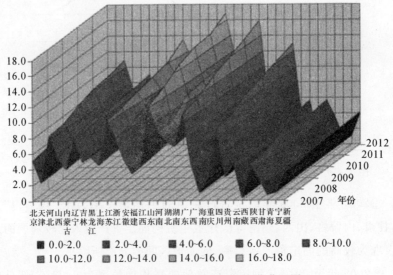

图 4.9 各地区执业医师时间变化曲面图

本，医疗服务的需求呈现区域集中，地区间医疗人力资本的积累效用开始显现，差距进一步扩大。另一方面，执业医师报酬与地区居民收入和公共财政支出水平等经济因素相关。在不完全竞争市场中，执业医师可以通过获得资格认证成为价格歧视的垄断者，但中国医疗服务和药品的价格受到行政部门管制，原本不同购买者对同样的服务有不同的需求弹性变成不同购买者对同样的服务具有统一的价格标准。在这种情况下，凭技术水平获得垄断地位的执业医师失去议价权，其收入在很大程度上受到所在地区经济发展水平的影响。这就可以解释为什么各地区执业医师变化与各地区财政医疗卫生支出具有较强的相关性。

（2）纵向看，2007 年至 2012 年间中国各地区执业医师的平均增长率为 4.47％，其中福建省执业医师的增长率最高，达到 8.91％，而西藏自治区执业医师的增长率最低，仅为 0.07％，2012 年甚至出现执业医师数量下降的现象。各地区执业医师的增长率情况显示，有 25％的省份的增长率在 2.90％以下，50％的省份的增长率在 4.43％以下，75％的省份的增长率在 5.25％以下，各省（自治区、直辖市）执业医师的增长率接近低峰的正态分布，增长率两极分化较为严重。同时，执业医师基数较低地区的增长率处于相对较低水平，这与发达地区执业医师增长率较低的原因不同。西北地区执业医师总量上明显低于东部沿海地区，即使在增长率相同的情况下，地区医疗人才总量和人均配置的差异仍会随时间推移而逐步增大。从图 4.10 执业医师 GE 指数变化看，2009 年之前地区之间执业医师的差异基本保持不变，在 2009 年至 2010 年地区间差异开始呈现上升趋势；2011 年地区之间的差异大体上与 2010 年相当，并稍微具有下降趋势；而 2012 年所测算的数据显示地区间差异又显示出抬头的趋势，这显然与地区间的执业医师的基础数量有关。差异波动变化反映了地区间执业医师增长率的差异。

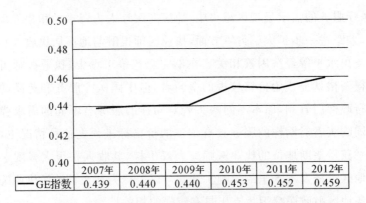

图 4.10　2007—2012 年执业医师 GE 指数走势

4.3.4.2　注册护士

与执业医师不同,注册护士更多的是承担医疗卫生的服务工作。

(1)横向看,如图 4.11 所示,各省(自治区、直辖市)注册护士的平均增长率为 7.86％。平均增长率最高的省份是福建省,为 13.18％,最低的是西藏自治区,为－0.62％,25％的省份增长率在 6.66％以下,50％的省份增长率在 7.71％以下,75％的省份的增长率在 9.44％以下,各省(自治

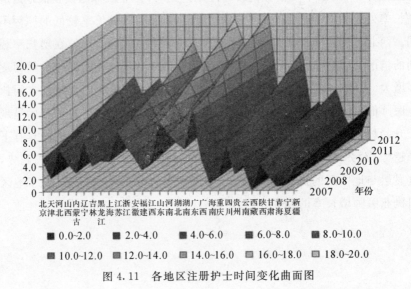

图 4.11　各地区注册护士时间变化曲面图

区、直辖市)增长率的分布呈现左偏分布,大部分省份增长率处于相对较低水平,并且与增长率较高省份的差距较大。

(2)纵向看,地区之间的总量差保持相对稳定。反映到图4.12上,即GE指数表现为波动幅度较小,但GE指数维持在0.45以上,表明各省(自治区、直辖市)之间的总体差异较大,近几年的医疗投入并没有使地区间注册护士的差异缩小。

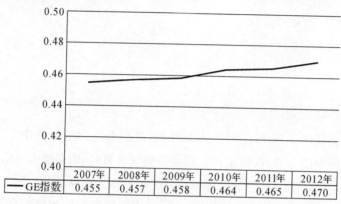

	2007年	2008年	2009年	2010年	2011年	2012年
GE指数	0.455	0.457	0.458	0.464	0.465	0.470

图4.12　2007—2012年注册护士GE指数走势

综合来看,比较各省(自治区、直辖市)的执业医师和注册护士的GE指数可以得出,在医疗人力资源配置上,适当调整注册护士数量在缩小地区间医疗人力资源差异上的效果要优于执业医师数量的调整。

4.3.5　地区医疗资源配置总差异的衡量

本书进一步采取熵权系数法分析地区医疗资源配置差异。

采用熵权系数法对指标进行赋权可以得到最终的各指标差异化程度。原始评级指标体系数据矩阵如公式(4.5)所示:其中,n表示年份数,本书选取2007年至2012年数据,n为6;m为评价指标数,为6。

$$X = \begin{bmatrix} x_{11} & x_{12} & \cdots & x_{1m} \\ x_{21} & x_{22} & \cdots & x_{2m} \\ \vdots & \vdots & \vdots & \vdots \\ x_{n1} & x_{n2} & \cdots & x_{nm} \end{bmatrix}_{n \times m} \tag{4.5}$$

由于评价指标体系中具有逆向指标,需要对指标进行同趋势性变化,建立正向矩阵,因此采用 1 减去逆向指标的方法将指标统一进行正向处理。转化后的矩阵为:

$$Y = \begin{bmatrix} y_{11} & y_{12} & \cdots & y_{1m} \\ y_{21} & y_{22} & \cdots & y_{2m} \\ \vdots & \vdots & \vdots & \vdots \\ y_{n1} & y_{n2} & \cdots & y_{nm} \end{bmatrix} \tag{4.6}$$

将公式(4.6)矩阵进行归一化处理,得到公式(4.7),其中 z_{ij} 为归一化后矩阵中的元素,在确定评价指标的熵权系数时,依据最大化信息熵原则,其运算公式为公式(4.8)所示:其中,k 为调节系数,$k = 1/\ln(n)$,z_{ij} 为第 i 年第 j 个指标归一化的数值。最后,将评价指标的熵值转化为权重,如公式(4.9)所示:

$$z_{ij} = \frac{y_{ij}}{\sum\limits_{i=1}^{n} Y_{ij}}, (j = 1, 2, \cdots, m) \tag{4.7}$$

$$U(x_j) = -k \sum\limits_{i=1}^{n} \ln z_{ij}, (j = 1, 2, \cdots, m) \tag{4.8}$$

$$W_j = \frac{1 - U(x_j)}{m - \sum\limits_{j=1}^{m} U(x_j)}, (j = 1, 2, \cdots, m) \tag{4.9}$$

结合以上所测算的结果对地区医疗资源配置差异的分析,以 31 个省(自治区、直辖市)作为测算对象,选用各省(自治区、直辖市)2007 年至 2012 年财政医疗卫生支出、人均医疗卫生支出、执业医师、注册护士、医疗卫生机构床位数和固定资产总值六个指标作为样本,采用熵权法对六个指标进行赋权,最终测算指标的平均差异和地区总差异[①],结果如表4.2所示。

表4.2 采用熵权法测算的地区总差异结果

指标名称	X_1	X_2	X_3	X_4	X_5	X_6
最终权重	0.120	0.064	0.149	0.138	0.150	0.142
平均差异	0.413	0.182	0.467	0.483	0.478	0.559
总差异	0.476					

注:X_1,X_2,X_3,X_4,X_5 和 X_6 分别代表财政医疗卫生支出、人均医疗卫生支出、执业医师、注册护士、医疗卫生机构床位数和固定资产总值。

综合来看,由各指标所带来的医疗卫生服务的差异并不相同。分析各指标各年份的平均差异,各地区差异最大的为固定资产投资,差异最小的为人均医疗卫生支出。医疗卫生机构床位数和固定资产投资 GE 指数排名靠前,反映地区医疗卫生服务的差异主要来自于医疗卫生基础设施建设方面。而卫生人员数差异处于较高位置,这一方面反映出各地区医疗卫生人员配置不均衡;另一方面,反映了医疗卫生人员的流动性受到制约,部分地区的医疗卫生人员数存在结构性缺口。

4.4 中国医疗资源城乡配置公平性分析

4.4.1 城乡医疗财力资源配置

长期以来,城乡医疗资源配置失衡、差异较大的问题一直没有得到有效解决,首先便是在医疗卫生投入的配置方面。本节采用卫生总费用和人均卫生费用指标来衡量城乡之间医疗财力资源的差异程度。

---

① 平均差异是指依据年份所测算的各指标的 GE 指数的平均差异,总差异是在平均差异的基础上以最终权重加权得到。

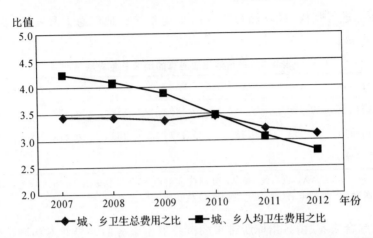

图 4.13 2007—2012 年城乡卫生总费用之比和人均卫生费用之比变化情况

（1）卫生总费用。从表 4.1 可以看出,由于城市和农村卫生体系的二元结构,财政更多投到城市医疗资源当中,农村与城市之间的卫生总费用相差较大。2007 年,全国的卫生总费用为 11573.97 亿元,其中农村为 2605.27 亿元,占卫生总费用的 22.51%;城市为 8968.7 亿元,占卫生总费用的 77.49%;随后两年,城市卫生费用占卫生总费用的比例在缓慢下降,但一直维持在 77% 以上的水平线上;直到 2010 年,城市卫生费用占卫生总费用的比例出现较大幅度反弹,增至 77.62%,达到近年来的最高水平;之后又开始出现较大幅度下降,2012 年,全国卫生总费用为 27846.84 亿元,其中农村为 6871.15 亿元,占卫生总费用的 24.35%,城市为 21065.69 亿元,占卫生总费用的 75.65%。

在 2007 年至 2012 年期间,全国卫生总费用平均每年的增长率为 19.2%,城市平均增长率为 18.6%,农村为 21.1%。虽然农村卫生总费用增速超过城市,但总体上城、乡卫生总费用的差距并没有呈现明显的缩小趋势,维持在 3 到 3.5 倍之间,见图 4.13。

（2）人均卫生费用。从人均卫生费用来看,城市和农村都呈现增长趋势。2007 年,城市人均卫生费用为 1516.3 元,农村则为 358.1 元,同时期的全国人均卫生费用为 876 元,城乡之间的差距为 1158.2 元,相差

4.23 倍,农村与全国平均水平相差 517.9 元;到 2012 年时,城市人均卫生费用增加到 2969 元,农村则达到 1055.9 元,城乡之间的差距已缩小到 2.81 倍;在这六年间,城市人均卫生费用每年增长率为 14.4%,农村为 24.1%,城市与农村之间的增长差距在逐年减少。

以上分析说明,城、乡卫生总费用存在巨大差异,这样的卫生费用配置情况映射出农村医疗财力资源的匮乏,这也影响到城乡其他医疗资源的配置偏向和不均等。

4.4.2　城乡医疗物力资源配置

4.4.2.1　城乡医疗卫生机构配置差异

由于医疗卫生机构分类众多,历年卫生统计年鉴的统计口径不相同,无法有效比较城乡之间医疗卫生机构的差距。此外,仅从城市和农村医疗卫生机构的数量上分析,不考虑医疗卫生机构的建设规模和等级,无法真正得出城乡医疗卫生机构的发展差异。因此,本节仅从村卫生室指标来分析农村卫生机构的建设情况。

表 4.3　2007—2012 年村卫生室数量变化

| 年份 | 村卫生室（个） | | | | | | 行政村数（个） | 设卫生室的村数占行政村数比例（%） |
	合计	村办	乡卫生院设点	联合办	私人办	其他		
2007	613855	340082	33633	33649	186841	19650	612712	88.7
2008	613143	342692	40248	31698	180157	18348	604285	89.4
2009	632770	350515	45434	31035	183699	22087	599127	90.4
2010	648424	365153	49678	32650	177080	23863	594658	92.3
2011	662894	372661	56128	33639	175747	24719	589874	93.4
2012	653419	370099	58317	32278	167025	25700	588475	93.3

从表 4.3 可以看出,村卫生室总体上呈现增加态势,从 2007 年的 613855 个增加至 2012 年的 653419 个,设卫生室的村占行政村的比例也从 2007 年的 88.7% 提高到 2012 年的 93.3%,但是仍有 6.7% 的行政村没有设立村卫生室。按照这样的速度测算,到 2020 年才能实现所有的行政村都设有村卫生室。这种状况满足不了农村居民对于医疗卫生机构的需求,农村医疗卫生机构建设的迫切性需求不断增强。

4.4.2.2 城乡床位数配置差异

(1)总量。如表 4.4 所示,从医疗卫生机构床位数总量上看,农村一直比城市多。2007 年农村床位数比城市多 38460 张,2012 年两者差距则增加到 257969 张,农村床位数平均年增长率为 9.9%,高于城市的 8.3%。因此,如果单纯看床位数总量,农村的配置和发展情况要优于城市;但如果比较每千人口床位数指标,则城乡差距十分明显。

表 4.4 2007—2012 年城乡医疗卫生机构床位数变化情况

年份	医疗卫生机构床位数(张)			每千人口医疗卫生机构床位数(张)		
	合计	城市	农村	合计	城市	农村
2007	3701076	1831308	1869768	2.83	4.90	2.00
2008	4038707	1963581	2075126	3.06	5.17	2.20
2009	4416612	2126302	2290310	3.31	5.54	2.41
2010	4786831	2302297	2484534	3.56	5.94	2.60
2011	5159889	2475222	2684667	3.81	6.24	2.80
2012	5724775	2733403	2991372	4.24	6.88	3.11

(2)人均床位数。2007 年农村每千人口医疗卫生机构床位数仅为 2 张,而城市则达到 4.9 张,两者相差 2.9 张,同时期的全国平均值为 2.83 张,也高于农村;2012 年,农村每千人口医疗卫生机构床位数增加到 3.11 张,城市则为 6.88 张,城乡间的差距拉大到 3.77 张。虽然在这六年间城市平均增长率为 7.0%,低于农村的 9.2%,但这并不表明农村医疗卫生机构床位数配置情况的改善情况好于城市,而是因为城市的基数大,增长速率相对较小。

4.4.2.3　城乡医疗卫生机构设备数配置差异

（1）设备总值。2012年卫生统计数据显示（如表4.5所示），2012年全国医疗卫生机构万元以上医疗设备总价值为5241.60亿元，其中医院4400.57亿元，占83.95％，所占比重比2007年高近21个百分点。在医院中，综合医院3416.12亿元，占比为65.17％，乡镇卫生院232.16亿元，占比为4.43％，医院万元以上医疗设备总价值是乡镇卫生院的18.95倍，比2007年占比略有下降。

从以上数据可以看出，医疗设备配置主要集中在以城市为中心的医疗卫生机构中，重点又在综合医院，乡镇卫生院医疗设备配置则较为薄弱。对比2007年数据，2012年城乡间医疗设备配置的差距并没有出现明显缩小趋势，相反，在医疗设备投入上城市医疗卫生机构要高于乡镇医疗卫生机构。

表4.5　2012年医疗卫生机构万元以上设备总价值和数量情况

	总价值（万元）	万元以上设备台数（台）		
		合计数	50万元以下	50万～99万元	100万元以上
总　计	52415999	3586935	3416555	96464	73916
医院	44005792	2726508	2579858	80079	66571
综合医院	34161152	2057108	1943902	61082	52124
乡镇卫生院	2321587	310295	304814	4296	1185

（2）设备结构。从医疗卫生机构设备构成看：①2012年全国医疗卫生机构单位价值在100万元以上的设备有66571台，占全国医疗卫生机构100万元以上医疗设备台数的90.06％，其中综合医院52124台，占比为70.52％，乡镇卫生院1185台，占比仅为1.6％，城市高端医疗设备配置水平显著高于农村；②在全国单位价值50万～99万元的医疗设备中，医院80079台，占83.01％，其中综合医院61082台，占63.32％，而乡镇卫生院为4296台，占4.45％，医院和综合医院分别是乡镇卫生院的

18.64 倍和 14.22 倍;比较 2007 年数据发现,2012 年医院和综合医院与乡镇卫生院的设备占比仅有小幅下降,说明农村医疗设备配置水平并没有明显改善,城市与农村在先进医疗设备配置上的差距一直存在;③在医疗卫生机构单位价值 50 万元以下的基础医疗设备配置上,2012 年医院占 75.51%,综合医院占 56.90%,乡镇卫生院占 8.92%,医院和综合医院分别是乡镇卫生院的 8.46 倍和 6.38 倍,而 2007 年则分别是 7.41 倍和 5.69 倍,差距进一步拉大。

综合来看,从高端医疗设备到基础医疗设备,农村医疗卫生机构的配置水平与城市相比仍然存在较大差距。

4.4.3 城乡医疗人力资源配置

4.4.3.1 城乡卫生技术人员配置差异

(1)人员规模与结构。2007 年至 2009 年期间,由于统计口径将县级市的卫生技术人员数归并到城市,造成城乡之间差异明显,2010 年以后的统计数值反映出的城乡配置差异没有以往那么大。尽管如此,2012 年城市卫生技术人员数为 3393293 人,农村为 3275256 人,两者差距仍有 11 万多人,如表 4.6 所示。

从占比情况来看,2010 年城市卫生技术人员数占全国总数的 50.37%,农村占 49.63%;2011 年城市占 50.56%,农村则为 49.44%;到 2012 年,城市占 50.89%,农村是 49.11%,农村卫生技术人员所占比例每年都有下降,城乡间差距在不断扩大。

(2)每千人口卫生技术人员。2007 年城市为 6.44 人,农村为 2.69 人,城市是农村的 2.4 倍;到 2012 年,城市每千人口卫生技术人员数增加到 8.54 人,而农村则为 3.41 人,城市是农村的 2.5 倍,城乡占比 2007 年略高;这六年间,城市每千人口卫生技术人员年均增长 5.8%,农村为 5.5%,农村增速低于城市。

表 4.6　2007—2012 年城乡医疗人力资源配置情况　　（单位：人）

年份	卫生技术人员	每千人口卫生技术人员	执业（助理）医师	每千人口执业（助理）医师	注册护士	每千人口注册护士
			城市			
2007	3315847	6.44	1374189	2.61	1165456	2.42
2008	3490185	6.68	1425688	2.68	1247694	2.54
2009	3805559	7.15	1557452	2.83	1401682	2.82
2010	2954913	7.62	1152103	2.97	1200343	3.09
2011	3131412	7.90	1190607	3.00	1304202	3.29
2012	3393293	8.54	1268350	3.19	1449513	3.65
			农村			
2007	1471763	2.69	638725	1.23	377801	0.70
2008	1539853	2.80	656570	1.26	405603	0.76
2009	1729565	2.94	771754	1.31	453136	0.81
2010	2911245	3.04	1261156	1.32	847728	0.89
2011	3061446	3.19	1275487	1.33	939818	0.98
2012	3275256	3.41	1347714	1.40	1047086	1.09

（3）农村卫生技术人员的质量状况不容乐观。《2012 中国卫生统计年鉴》数据显示，在学历层次上，2012 年城市医院大学本科以上学历卫生技术人员占 34.2%，而乡镇卫生院仅占 6.1%，其中研究生以上学历为 0；在职称方面，医院中级以上卫生技术人员占 34.5%，乡镇卫生院则只有 14%，其中副高职称以上人员占比不到 1%，城乡差距显著。如果把村卫生室等更低级医疗卫生机构算上的话，那么农村与城市之间的差距还会更大。

4.4.3.2　城乡执业（助理）医师配置差异

（1）医师总量。从卫生统计数据分析，总体上全国执业（助理）医师总数在 2007—2012 年是呈增长态势的，其中城市执业（助理）医师在 2010 年有大幅度下降，相反农村的数量却在急速增加，在 2010 年后甚至超过了城市（可能有统计数据归类的问题）。农村执业医师数量占全国总数的比例从 2010 年至 2012 年依次为 52.26%、51.72%、51.52%,总体上是下降的。

(2)每千人口执业(助理)医师。2007 年城市每千人口执业(助理)医师数为 2.61 人,农村为 1.23 人,两者相差 1.38 人,城市是农村的 2.12 倍;到了 2012 年,城市增加到 3.19 人,农村增加到 1.4 人,差距为 1.79 人,城市是农村的 2.17 倍。

(3)城乡执业(助理)医师在质量上的差距也同样突出。2012 年城市医院执业(助理)医师大学本科以上学历占 63.8%,农村乡镇卫生院这一指标为 10.0%,两者间的差距高达 53.8 个百分点;从专业技术资格方面来看,医院执业(助理)医师中级以上比例为 52.3%,农村则为 21.0%,差距也十分显著。

4.4.3.3 城乡注册护士配置差异

(1)规模与结构。2007 年至 2012 年间,全国注册护士数在稳步增加,由 2007 年的 1543257 人增加到 2012 年的 2496599 人,累计增加了 953342 人。考虑到可能存在的统计数据归类问题,这里从 2010 年开始分析城乡间的差异。

2010 年至 2012 年,城市注册护士数平均每年增加 124585 名,农村平均每年增加 99679 名,增长速度的差异造成城乡间注册护士配置差距的拉大。不仅注册护士总数的差距在增加,农村每千人口注册护士数与城市之间的差距也在持续扩大。2007 年,城市每千人口注册护士数为 2.42 人,农村为 0.7 人,城乡相差 1.72 人,城市是农村的 3.46 倍;2012 年,城市每千人口注册护士数是 3.65 人,而农村则为 1.09 人,两者相差 2.56 人,城市是农村的 3.35 倍。

(2)注册护士质量上城乡之间也存在巨大的鸿沟。学历层次上,2012 年城市医院注册护士大学本科以上的比例为 12.5%,农村是 2.4%,差距为 10.1 个百分点,大专以上学历城市医院所占比例高达 60.9%,农村仅为 35.7%;专业技术方面,城市医院中级以上职称的比例为 24.9%,农村则是 14.2%,城乡注册护士质量上的差异比数量上的差异更为突出。

通过以上分析可见,城乡医疗资源在财力、物力和人力方面都存在着较大差距。仅仅简单地在总量上增加农村或减少城市在医疗资源上的配置并不能有效改变城乡差距的现状,科学合理地配置农村医疗资源才是平衡城乡医疗资源差距的有效途径。

4.4.4 城乡居民就医地理可及性差异

4.4.4.1 就医距离

从表 4.7 可以看出,2008 年调查地区 65.6% 的家庭在距离上就医可及性较好,4.5% 的家庭到最近医疗点的距离在 5 公里以上。比较城乡就医距离差距可以看出,城市中有 83.5% 的家庭就医距离不超过 1 千米,这种现象在大城市和中等城市表现更为明显,农村只有 58.0% 的家庭就医距离不超过 1 千米;城市中仅 0.5% 的家庭就医距离超过 5 千米,农村仍有 6.3% 的家庭就医距离超过 5 千米,城市就医地理可及性明显要优于农村。按照世界卫生组织制定的标准,居民到最近医疗点的距离超过 5 千米,就不能获得及时的医疗服务。如果按这一比例推算,依据所调查的数据初步估计,全国约有 4200 万人口不能保证获得及时的医疗服务,其中城市人口 360 万,农村人口 3840 万。

表 4.7　2008 年调查住户距最近医疗单位距离和时间　　（单位:%）

距离或时间	城乡平均	城市	农村	大城市	中等城市	小城市	一类农村	二类农村	三类农村	四类农村
距离										
不足 1 千米	65.6	83.5	58.0	87.5	87.2	75.3	58.8	64.9	58.8	37.4
1~2 千米	15.5	10.0	17.9	7.4	8.0	14.8	19.8	18.8	16.9	14.6
2~3 千米	8.4	4.3	10.1	3.5	3.2	6.2	12.6	8.6	10.0	9.5
3~4 千米	3.9	1.3	5.0	1.0	0.8	2.2	4.7	3.2	5.2	9.7
4~5 千米	2.0	0.5	2.6	0.3	0.5	0.7	1.8	1.3	3.2	5.8
5 千米及以上	4.5	0.5	6.3	0.3	0.3	0.8	2.3	3.2	5.9	22.9
时间										
10 分钟及以内	69.9	80.2	65.6	84.5	80.7	74.4	73.3	71.0	64.0	40.9
11~20 分钟	19.0	16.9	19.8	12.7	17.7	21.4	19.3	19.1	20	22.2
21~30 分钟	6.9	2.3	8.8	2.6	1.6	2.6	5.6	6.7	9.6	18.4
30 分钟以上	4.2	0.7	5.7	0.3	0.1	1.6	1.8	3.1	6.4	18.5

4.4.4.2　就医时间

69.9%的家庭在就医时间上可及性较好,4.2%的家庭距离最近医疗点的时间在 30 分钟以上。比较城乡就医时间的差距可见,城市中80.2%的家庭距离最近医疗单位的就医时间在 10 分钟以内,超过总体水平 10.3 个百分点,农村只有 65.6%的家庭距离最近医疗单位的就医时间在 10 分钟以内;距离最近医疗单位的就医时间超过 30 分钟的,城市家庭占 0.7%,而农村家庭占 5.7%,城乡在最近就医的时间上出现较大差距。以上数据分析显示,医疗卫生机构的分布更集中在城市,并趋向大型城市发展,这将进一步降低农村获得医疗资源投入的机会,拉大城乡医疗资源配置的差距,造成更多的居民选择集中在大城市就医,使城市内部医疗卫生服务的供需矛盾更加突出。

4.5　中国医疗资源人群配置公平性分析

4.5.1　不同收入人群医疗资源配置差异

4.5.1.1　影响不同收入人群医疗资源配置的因素

不同人群在医疗卫生费用上的支出与自身收入直接相关,后者决定了居民对基本医疗服务的数量和质量的选择。一般来说,不同人群之间在选择基本医疗服务的数量和质量上存在客观差异,主要表现在以下几个方面。

(1)收入不均衡带来基本医疗服务可及性的差异。在中国现行的医疗卫生服务市场中,高收入人群可以通过价格优势和信息优势提高及时就医的可能性,使得总体的需求曲线上移,均衡点的价格被抬高;而低收入人群需求弹性高,获得同水平医疗卫生服务的可及性较低。因此,解决不同人群的就医可及性问题,需要将居民的经济收入水平与医疗服务需求结合起来。

(2)医疗保险筹资水平的差异。不同人群选择购买医疗保险是在增加医疗保险的边际收益与增加的购买费用相等的条件下做出的决策。当前,城乡二元经济结构和推行医疗保险时间的先后不同造成了医疗保险执行程度的不同,不同人群对于相同健康需求的差异受到了医疗保险筹资水平的影响。

(3)个人偏好①的差异。这部分差异与刚性的健康需求不同,它受到不同人群个人偏好的影响,是极富有弹性的。在医疗卫生水平相对落后的地区表现为自我治疗,在医疗卫生水平发达的地区表现为及时就医,两者的医疗卫生支出结构存在极端不平衡,但均处在自身效用最大化的状态。

4.5.1.2 不同收入人群医疗资源配置差异

根据第四次卫生服务调查分析报告的结果,不同收入人群在卫生服务利用方面存在较大的差距。

(1)从两周就诊率看,如表 4.8 所示,相同年份城市两周就诊率总体上随收入的增加而提高,农村两周就诊率随收入的增加变化不明显;相同收入组人群两周就诊率随时间推移整体呈下降趋势,但 2008 年城市地区次高和最高收入人群两周就诊率有所反弹,而农村地区收入最低人群、较低人群和中等收入人群提升较为明显。总体上,城市不同收入组之间的两周就诊率差异要高于农村不同收入组之间的两周就诊率差异。

表 4.8 调查地区不同收入居民两周就诊率情况　　　(单位:‰)

调查年份	城市合计					农村合计				
	最低	较低	中等	较高	最高	最低	较低	中等	较高	最高
2008	9.9	11.0	12.3	12.9	17.7	14.6	16.1	15.7	14.7	14.8
2003	10.1	10.2	12.0	11.8	15.0	12.9	13.6	13.8	14.5	14.7
1998	16.5	16.6	15.5	18.5	20.3	18.0	16.1	16.7	17.2	16.6
1993	21.8	19.6	22.8	22.3	26.9	17.0	17.3	16.5	18.1	18.0

资料来源:2008 年第四次国家卫生服务调查分析报告。

---

① 这里需要说明的是,个人偏好与个人医疗卫生支出是独立的,它是指个人主观选择自我治疗还是选择就医的意愿等。

(2)从住院率看,如表 4.9 所示,2008 年调查地区城市最高收入人群的住院率比最低收入人群高出 61%,农村最高收入人群住院率比最低收入人群高 14.3%,可见收入因素会影响不同人群住院的选择;时间跨度上,2008 年与 2003 年相比,各收入组的住院率均有较大提高,城市地区最低收入人群和较低收入人群住院率分别增加了 73.5%和 86.7%,最高收入人群住院率增幅相对较低,为 66.7%,农村地区最低收入人群和较低收入人群住院率分别增加了 90.9%和 139.3%,最高收入人群住院率增幅也相对较低,为 71.4%。这与新农合的实施有直接关系。综合起来,城市不同人群的平均住院率要高于农村不同人群的平均住院率,不同年份的城乡平均住院率差距呈现缩小趋势。

表 4.9　调查地区不同收入居民住院率情况　　　　（单位:‰）

调查年份	城市合计					农村合计				
	最低	较低	中等	较高	最高	最低	较低	中等	较高	最高
2008	5.9	5.6	7.2	7.4	9.5	6.3	6.7	6.8	6.8	7.2
2003	3.4	3.0	4.6	4.7	5.7	3.3	2.8	3.0	3.5	4.2
1998	3.1	3.1	3.7	4.3	4.2	2.2	2.1	2.0	2.4	2.8
1993	4.5	5.1	5.3	4.9	5.3	2.7	3.1	2.9	3.2	3.4

资料来源:《2008 年第四次国家卫生服务调查分析报告》,网址:http://www.nhfpc.gov.cn/mohwsbwstjxxzx/s8211/201009/49165.shtml。

(3)从选择就医情况看,高收入人群患病后选择去医疗卫生机构就医的概率高,低收入人群患病后到医疗卫生机构看病的概率较低,选择自我诊疗的比例较高。根据龙玉其对全国 2557 个不同收入家庭的调查统计,高收入家庭患病后选择到医疗卫生机构看病的比例最高,为 68.3%,低收入家庭相对低一些,为 58.5%;低收入家庭不选择到医疗卫生机构就诊,采用自我诊疗的比例为 37.2%,高于高收入家庭的 28.3%;从不同收入家庭最近一次患病后是否看病的情况来看,如表 4.10 所示,高收入家庭最近一次患急性病后看病的比例为 72.8%,高于低收入人群的

61.6%,收入水平越高,选择去医疗卫生机构就诊的比例越高。

表 4.10 不同收入家庭患病后是否就医情况 （单位:%）

	患急性病后是否到医疗卫生机构就医			患慢性病后是否到医疗卫生机构就医		
	是	否	合计	是	否	合计
低收入家庭	61.6	38.4	100(487)	74.3	25.7	100(393)
中等收入家庭	71.3	28.7	100(949)	74.4	25.6	100(692)
高收入家庭	72.8	27.2	100(783)	75.9	24.1	100(627)
合计	69.7 (1547)	30.3 (672)	100 (2219)	74.9 (1283)	25.1 (429)	100 (1712)

资料来源:龙玉其,《不同收入家庭医疗服务需求的比较分析——基于全国2557个不同收入家庭的调查》,《长春大学学报》2010年第11期。

4.5.2 不同保障水平人群医疗资源配置差异

4.5.2.1 三大医疗保险制度的覆盖面

当前,除了公费医疗外,中国医疗保险类型按参与的人群不同主要分为三大医疗保险制度:①城镇职工医疗保险的参保人群在各方面都要优于其他两类人群,他们又大多居住在城市,医疗资源相对充裕;②城镇居民医疗保险覆盖的人群主要是弥补城镇职工医疗保险没有涵盖的人群,其中老年人、儿童、残疾人比例较大,整体的健康水平不高,健康状况方面不如城镇职工医疗保险的参保群体;③新型农村合作医疗保险面向的人群广,范围大,虽然不受经济能力、居住地等条件的限制,只要是农业户籍的居民都可参加,但总体保障水平不高。

从表4.11来看,总体上,三大医疗保障制度的覆盖率都在提升,参保人数和保险收入逐年增加。从参保人数看,2007年至2012年间,城镇职工医疗保险、城镇居民医疗保险和新型农村合作医疗保险的参保人数依次增加了8365.7万人、22824.6万人和7907.21万人,年平均增长率分别为8.01%、44.59%和22.89%,城镇居民医疗保险人数的平均增长率最高,但近三年的数据显示增长率开始放缓,维持在 11.56% 的水平。

表 4.11　不同人群医疗保险筹资水平比较

指标名称　　　年份	2007	2008	2009	2010	2011	2012
城镇职工医疗保险筹资情况						
城镇职工医疗保险收入(亿元)	2257.20	2885.50	3420.30	3955.40	4945.00	6062.00
城镇职工医疗保险参保人数(万人)	18020.30	19995.60	21937.40	23734.70	25227.10	26486.00
人均筹资水平(元)	1252.59	1443.07	1559.12	1666.51	1960.19	2288.76
人均筹资水平增长率(%)	—	15.21	8.04	6.89	17.62	16.76
城镇居民医疗保险筹资情况						
城镇居民医疗保险收入(亿元)	43.00	154.90	251.60	353.50	594.20	876.8
城镇居民医疗保险参保人数(万人)	4291.10	11826.60	18209.60	19528.30	22116.10	27115.70
人均筹资水平(元)	100.21	130.98	138.17	181.02	268.67	323.36
人均筹资水平增长率(%)	—	30.71	5.49	31.01	48.42	20.35
新型农村合作医疗筹资情况						
农村合作医疗基金收入(亿元)	427.96	784.58	944.35	1308.33	2047.60	2484.70
农村合作医疗参保人数(万人)	72623.69	81517.55	83308.66	83560.00	83200.00	80530.9
人均筹资水平(元)	58.93	96.25	113.36	156.57	246.11	308.50
人均筹资水平增长率(%)	—	63.33	17.78	38.13	57.18	25.35

4.5.2.2　三大医疗保险的收入

(1)收入水平。从保险收入上看,2007 年至 2012 年,城镇职工医疗保险、城镇居民医疗保险和新型农村合作医疗保险的保险收入依次增加了 3804.8 亿元、833.8 亿元和 2056.74 亿元,年平均增长率分别为 21.80%、82.76%和 42.15%,城镇职工医疗保险收入与其他两种医疗保险收入差异巨大;2007 年,城镇职工医疗保险占全国基金收入的 82.74%,到了 2012 年这个比例下降为 64.33%,但仍是医疗保险基金收入的主要来源。

(2)筹资水平。三种医疗保险制度的人均筹资水平差距也较为明显。2012 年,城镇职工医疗保险的人均筹资水平达到 2288.76 元,显著高于城镇居民医疗保险人均筹资水平(323.36 元)和新型农村合作医疗保险的人均筹资水平(308.5 元),平均增长率依次为 12.81%、26.40%和 39.24%,人均筹资水平差距呈现缩小的态势。具体来看,城镇职工医疗保险发展状况平稳,城镇居民医疗保险人均筹资水平的增长速度受城镇化新增城镇人口影响而减缓,而新型农村合作医疗保险经过多年的发展处在一个相对稳定的情况,基金收入的增长速度已经度过飞速增长期,但人均筹资水平仍处于较低水平。

(3)待遇水平。城镇职工医疗保险支出水平明显高于城镇居民医疗保险和新型农村合作医疗保险。如表 4.12 所示,2012 年城镇职工医疗保险的人均支出水平为 1785.62 元,分别是城镇居民医疗保险(248.88 元)的 7.17 倍和新型农村合作医疗保险(299.13 元)的 5.96 倍,城镇职工医疗保险参保人员可以利用的资金远远高于其他医疗保险人群。

表 4.12 不同类型医疗保险人均支出水平　　　(单位:元/人)

年份	城镇职工基本医疗保险	新型农村合作医疗保险	城镇居民医疗保险
2008	1010.05	81.27	56.23
2009	1275.20	110.79	91.87
2010	1378.39	142.09	136.47
2011	1756.61	205.55	186.79
2012	1785.62	299.13	248.88

资料来源:2008—2012 历年《中国卫生统计年鉴》和 2008—2012 历年《中国劳动统计年鉴》。

纵向来看,新型农村合作医疗保险的支出年平均增长率为 29.77％,低于城镇职工医疗保险年平均增长率的 34.65％,而且农村合作医疗受人均支出基数影响,其增加的支出数也不能满足参保人群对医疗服务的需求,离全体参保人群平均值还有一定的差距。医疗保险收入的变化影响着支出的情况,一般认为医疗保险支付筹资比在 85％～95％是较优的,总体来看医疗保险的支出变化趋势大体上与收入相似,不过在支付筹资比上的变化却有所不同。《2015 年度人力资源和社会保障事业发展统计公报》所公布的数据显示,2007 年城镇居民医疗保险的支付筹资比为 23.49％,低于城镇职工医疗保险的 69.19％和新型农村合作医疗保险的 84.4％,新型农村合作医疗保险基金收入利用率最高,同时也反映出农村对医疗保险的刚性需求;2011 年城镇职工医疗保险、城镇居民医疗保险和新型农村合作医疗保险的支付筹资比分别为 81.26％、69.52％和 83.52％,不同医疗保险制度下的基金利用率的差距在缩小,但总体上仍没有达到医疗保险基金利用的最优水平。

综合以上分析,参保城镇职工医疗保险的人群所享受到的医疗服务状况,要明显优于城镇居民医疗保险与新型农村合作医疗保险人群享受的医疗服务;在医疗保险基金上,参保不同医疗保险类型的人群之间的差异主要体现在筹资水平和支出水平上。

4.6 本章小结

本章选取衡量医疗资源配置的财力、物力和人力指标,主要运用 GE 指数等计量方法对中国医疗资源配置的公平性进行分析。在考察了中国医疗资源总量配置情况的基础上,比较不同地区之间和城乡之间在财力、物力和人力医疗资源配置上的差异;同时对不同收入和不同保障水平人群的医疗资源配置情况进行了分析,力图较为全面地衡量不同研究对象在时间上和空间上医疗资源配置的公平性。

5　医疗卫生投入产出的效率分析

　　一般认为,基本医疗服务在地区、城乡、不同人群之间出现差异的原因是医疗卫生投入的差异化,因此,解决基本医疗服务差异的政策重点更多地强调在资源规模上的配置,对医疗资源投入的产出效率重视不够。在医疗资源配置中,如果不能有效判断医疗卫生产出的效率,过于强调资源投入未必会提高医疗服务产出的效率,反而有可能造成资源使用效率的失衡,从而直接影响基本医疗服务均等化。医疗资源投入过程中存在差异,这些差异会直接反映在最优效率条件下是否存在松弛变量,若研究结果显示因投入不足影响地区产出效率,就应该加大该地区医疗资源投入;若其能满足基本医疗服务的需求,相应的投入就不应继续加大,而应该更多地注重效率。也就是说,医疗资源的投入不是简单的"均衡"投入,而是有针对性的"差异化"配置。本章探索运用链式网络 DEA 模型,计算并分析各省(自治区、直辖市)之间的医疗投入产出效率,为提高医疗资源配置效率提出建设性意见。

5.1　链式网络 DEA 模型基本原理

5.1.1　链式网络 DEA 研究评述

1978 年,Charnes、Cooper 和 Rhodes(1978)[1]给出了评价决策单元

---

　　[1]　Chaines A,Cooper W,Rhodes E. Measuring the Efficiency of Decision Making Units. *European Journal of Operational Research*,1978(2).

(DMU)相对有效性的 DEA,这是评价一个系统生产前沿面有效性的非参数方法。它的一个特点是适用于多投入、多产出、多目标决策单元的绩效评价。这种方法以相对效率为基础,根据多指标投入与多指标产出对相同类型的决策单元进行相对有效性评价。另一个特点是,它不需要以参数形式规定生产前沿函数,而且允许生产前沿函数可以因为单位的不同而不同,不需要明确各个评价决策单元在输入与输出上的关联方式,只需要用极值方法,以相对效益变量作为总体上的衡量标准,以决策单元各输入输出的权重向量为变量,从最有利于决策的角度进行评价,避免了人为主观确定各指标的权重对研究结果客观性的影响。

这种方法采用数学规划模型对所有决策单元的输出"一视同仁"。这些输入输出的价值设定与虚拟系数有关,有利于找出哪些决策单元相对效益偏低,并且分析其原因。该方法以经验数据为基础,能够衡量各决策单元增加一定量投入估计预期的产出,并且能够计算在非 DEA 有效的决策单元中,投入没有发挥作用的程度。最为重要的是,应用该方法还能够进一步估算,要使某个决策单元达到相对有效,需要如何调整投入结构。

传统的 DEA 模型忽略了决策单元内部子过程的相互作用和内在联系,而仅仅把决策单元当作一个"黑箱"来测算其投入产出效率,在评价过程中损失了相当多的信息,很难运用最终评价结果对内部结构和内在技术效率做进一步分析。随着决策复杂程度的提高,决策主体开始更加注重生产运营体系的内部过程。为此,不少学者对子过程的 DEA 模型进行了拓展,Fare 和 Grosskopfz(1996)[1]建立起具有链式结构的 DEA 模型对"黑箱"进行初探;徐涛等(2000)[2]研究了决策单元空间平行独立子系统的网络 DEA 模型,将模型结构扩展到空间层面;Sexton 和 Lewis (2003)[3]提出复合序贯型网络 DEA 模型,标志着 DEA 模型网状结构和

---

① Fare R,Grosskopf S. Nerwork DEA. *Socio-Economic Planning Sciences*,2000:35—49.

② 徐涛等:《决策单元的变更对共协调性的影响》,《应用数学》2000 年第 3 期。

③ Sexton T R,Lewis H F. Two Stage DEA:An Application to Major League Baseball. *Journal of Productivity Analysis*,2003(19)。

解法基本成型；Kao(2008)[①]建立了二阶段 DEA 模型 KH，使得中间过程和环节的相对有效性越来越清晰；Wei Quanling、Yan Hong 和 Pang Liyong(2011)[②]在 Sexton 和 Lewis(2003)DEA 模型基础上探索了只需使用一个网络 DEA 模型实现序贯最优化的方法。应当说，链式网络 DEA 研究取得了丰硕的成果，除了上述探索中间过程的网络模型以外，还有大量网络模型被构建及应用。需要指出的是，这些模型的拓展往往是参照特定的研究对象提出的。

5.1.2　链式网络 DEA 研究医疗资源配置的基本框架

现有文献在研究医疗卫生产出效率时通常会使用柯布—道格拉斯生产函数，一般将医院固定资产投入与卫生人员数作为初期投入，与选取的特定产出指标进行比较，以此评价医疗资源配置效率。然而，从理论层面分析，医疗卫生的任何一项要素投入，最终都会受到购买要素期初资金分配结构等因素的影响，医疗卫生服务产出最大化的基本保障在于初始资金运用，并在此基础上进行固定资产投资与人力资本的配置。也就是说，实现医疗资源有效配置具有多阶段特征，总量特征明确的柯布—道格拉斯生产函数很难测算和反映多阶段的特征。

从实践层面看，中国政府财政医疗卫生支出比重较大，政策主导比其他经济体市场化医疗卫生体系更为明显，但这也往往容易忽略财政资金使用效率，由此阻碍医疗资源配置效率的提升。在第二章分析框架的基础上，本书构建了运用链式网络 DEA 研究医疗资源配置的基本框架。

(1)投入变量。现阶段中国医疗服务市场的主要结构特征是：以公立医院占主体的供给方主导基本医疗服务市场的产品和服务供给，私立医

---

① Kao C. Efficiency Decomposition in Network Data Envelopment Analysis：A Relational Model. *European Journal of Operational Research*，2008(1).

② Wei Quanling，Yan Hong，Pang Liyong. Composite Network Data Envelopment Analysis Model. *International Journal of Information Technology and Decision Making*，2011(10).

院提供部分专科医疗服务;城乡居民作为医疗服务需求方的选择受限,在医疗服务价格的博弈中处于信息不对称的劣势状态,医疗服务提供方对病人具有很大的决定权。因此,基本医疗服务均等化的首要条件是建立基本医疗服务供需平衡,其中最为重要的投入指标就是政府医疗卫生费用的投入。考虑到消费者的非理性行为和对医疗费用的敏感性,还应该引入各地区的人均卫生支出指标,相比于城乡医疗保险覆盖率指标而言,其更能够反映造成基本医疗服务差异化的原因。

(2)中间变量。医疗卫生支出通过各级政府预算,分配到各个医疗卫生服务建设项目,形成新的物力资本和人力资本。在衡量医疗资源配置时,通常采用每千人均床位数和每千人均卫生人员数指标,但单以床位数这一指标无法衡量医院医疗设备的配置水平,也无法测算医院硬件设施的总体服务水平。因此,本书选取医院固定资产总值作为测算医疗卫生投入后反映硬件设施产出水平的中间变量。一方面,它可以反映医疗服务设施的保障程度,是衡量地区之间医疗硬件设施差异化程度的重要指标;另一方面,作为提供医疗卫生服务的媒介,它在衡量最终产出时具有承上启下的作用。这里不考虑地区人口因素,采用医院固定资产总值和卫生人员数作为初期产出指标和中期投入指标。

(3)产出变量。这是基本医疗服务均等化的最终结果。基于中国医疗卫生服务"看病难、看病贵"的现状,从基本医疗服务供不应求的状态出发,随着医疗卫生投入的不断增加,在一定时期内,医疗服务的供给曲线向右移动,在到达均衡点之前医院的诊疗人次和出院人数会增加。从影响城乡居民健康的因素考虑,除了"能治病"的产出指标外,还应该包括"能治好"的产出指标。为此,本书选取诊疗人次和出院人数作为衡量地区提供有效医疗服务量的产出指标,采用婴儿死亡率指标和孕妇死亡率指标来反映医疗卫生支出是否提升了地区间的医疗服务水平。

基于以上考虑,本书建立以下投入产出框架:衡量医疗资源配置的指标分为投入变量、中间变量、产出变量三种类型,其中投入变量所取指标为财政医疗卫生支出、人均医疗卫生支出;中间变量取固定资产总值、卫生人员数;产出变量取孕妇死亡率、婴儿死亡率、住院人数和诊疗人次,如图 5.1 所示。

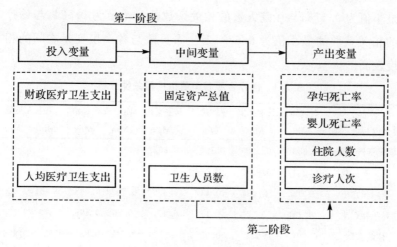

图 5.1 链式网络 DEA 模型的指标框架

5.1.3 指标间相关性分析

在链式网络 DEA 模型中,投入与产出关系很重要。从纯技术效率的角度看,投入与产出的相关性越高,越能增强指标间的内在逻辑性。在确定指标框架后,本书通过 Pearson 相关性检验(双侧)测度各指标之间的相关系数,通过比较各年份之间的最大值与最小值相关系数分析各指标间的关系。

如表 5.1 所示,财政医疗卫生支出与固定资产总值的相关系数的最小值为 0.683,与卫生人员数的相关系数的最小值为 0.851;人均医疗卫生支出与固定资产总值的相关系数的最小值为 0.706,与卫生人员数的相关系数的最小值为 0.629,投入变量与中间变量之间的相关程度较高。固定资产总值与孕妇死亡率的相关系数的最小值为 0.507,与婴儿死亡率的相关系数的最小值为 0.362(2010 年),与住院人数的相关系数的最小值为 0.642,与诊疗人次的相关系数的最小值为 0.736,除去婴儿死亡率外,固定资产总值与各产出变量的相关程度较高;卫生人员数与孕妇死亡率的相关系数的最小值为 0.461(2010 年),与婴儿死亡率的相关系数的最小值为 0.573,与住院人数的相关系数的最小值为 0.524,与诊疗人次的相关系数的最小值为 0.629,卫生人员数与各产出变量之间的相关程度较高。

表 5.1   医疗资源各衡量指标相关性分析

最大值与最小值	财政医疗卫生支出		人均医疗卫生支出		固定资产总值		卫生人员数	
	Min	Max	Min	Max	Min	Max	Min	Max
固定资产总值	0.683*	0.932*	0.706*	0.902*	1	1	1	1
卫生人员数	0.851*	0.955*	0.629	0.883*	1	1	1	1
孕妇死亡率	0.328	0.491	0.137	0.595*	0.507*	0.648*	0.461	0.625*
婴儿死亡率	0.331	0.524	0.174	0.471*	0.362	0.495*	0.573*	0.770*
住院人数	0.591*	0.924*	0.055	0.189	0.642*	0.839*	0.524*	0.978*
诊疗人次	0.451*	0.887*	0.250	0.318*	0.736*	0.965*	0.629*	0.838*

注:(1)测量各年份对应的指标相关系数并选取 2007 年至 2012 年的最大值与最小值;(2)表格中标"*"数值表示基于 Pearson 相关性检验(双侧),对应的 P 值小于 0.05 情况下通过检验;(3)本表数据基于 Matlab 6.5 软件测算得到。

综合来看,中间变量与产出变量中固定资产总值与婴儿死亡率的相关系数最小值(2010)、卫生人员数与孕妇死亡率的相关系数最小值(2010年)没有通过检验,而其他年份对应相关系数均超过其对应最小值,且通过显著性检验,由此可以认为其不影响该指标间的相关关系;其余指标间的相关系数的值均通过显著性检验,部分数值偏低但不会影响其内在因果关系;投入变量与产出变量的相关系数值偏低,考虑到模型投入传导机制的影响,其不会直接影响投入产出的效率。

5.2   链式网络 DEA 的具体分析

5.2.1   基本假设

在研究医疗资源差异化配置的过程中,为获得较为一般的情况,先对模型条件进行假设,从理论上确定模型结果对实际操作的可行性。

假设 1:地区之间医疗资源利用是相互独立的,即一个地区只有一套投入产出系统,系统内部间按照一定顺序形成链条,前一过程的产出为后一过程的投入。

假设 2:医疗资源投入与产出过程的规模报酬不是一成不变的,或者规模报酬不变只是实际产出规律的一个特例,不具有代表性。

本书根据图 5.1 所示的链式结构进行分析,假设在决策单元中第一个过程的投入产出分别为 $X_i=(x_{i1},x_{i2},\cdots,x_{im})^T$, $Z_i=(z_{i1},z_{i2},\cdots,z_{iq})^T$;第二个子过程的投入为第一个子过程的产出 Z_i,而产出为 $Y_i=(y_{i1},y_{i2},\cdots,y_{is})^T$。对二阶段网络 $DMU-j_0$ 评价的模型为:

$$(\hat{P})\begin{cases} \max \dfrac{u^T y_0}{v^T x_0}=V_{KH} \\ s.t.\ \dfrac{u^T y_j}{v^T x_j}\leqslant1;\dfrac{\varphi^T y_j}{v^T x_j}\leqslant1;\dfrac{u^T y_j}{\varphi^T z_j}\leqslant1,j=1,2,\cdots,n \\ u\geqslant\varepsilon(1,1,\cdots,1)^T\in E^m,v\geqslant\varepsilon(1,1,\cdots,1)^T\in E^m;\varphi \\ \geqslant\varepsilon(1,1,\cdots,1)^T\in E^q;z\geqslant\varepsilon(1,1,\cdots,1)^T\in E^s \end{cases} \tag{5.1}$$

式中,ε 为非阿基米德无穷小。设 v^*,φ^*,u^* 为 $(\hat{P})$ 的最优解,Kao(2008)给出了网络 $DMU-j_0$ 的总体效率 E 对阶段 S_1 的效率 E_1 和阶段 S_2 的效率 E_2 的分解公式 $E_1\times E_2$,其中:

$$E_1=\frac{\varphi^* y_j}{v^* x_j}\leqslant1;E_2=\frac{u^* y_j}{\varphi^* x_j}\leqslant1 \tag{5.2}$$

$$E=V_{KH}=E_1\times E_2=\frac{u^* y_j}{v^* x_j}\leqslant1 \tag{5.3}$$

$$E=\frac{u^* y_j}{v^* x_j}=\frac{\varphi^* y_j}{v^* x_j}\times\frac{u^* y_j}{\varphi^* x_j}\leqslant1 \tag{5.4}$$

由公式(5.4),通过定义可知 $E=1$ 的充分必要条件是 $E_1=E_2=1$,但由于 $(\hat{P})$ 的最优解未必唯一,需要对两阶段的整体效率进行分解修正。

$$t=\frac{1}{v^T x_0}, \omega=tv, \mu=tu, \eta=t\varphi \tag{5.5}$$

利用 Charnes-Cooper 变换公式(5.5)可将($\hat{P}$)化为等价的线性规划公式(5.6),将多余的线性条件去除,得到等价的(P_{KH})的线性规划公式(5.7)。

$$\begin{cases} \max\mu^T y_0 \\ \text{s. t. } \omega^T x_j - \mu^T y_j \geqslant 0 \\ \quad \omega^T x_j - \mu^T z_j \geqslant 0 \\ \quad \omega^T z_j - \mu^T y_j \geqslant 0 \\ \quad \omega^T x_0 = 1, j=1,2,\cdots,n; \omega \geqslant \varepsilon(1,1,\cdots,1) \in E^m; \eta \\ \quad \geqslant \varepsilon(1,1,\cdots,1) \in E^q; \mu \geqslant \varepsilon(1,1,\cdots,1) \in E^s \end{cases} \tag{5.6}$$

$$(P_{KH}) \begin{cases} \max\mu^T y_0 = V_{KH} \\ \text{s. t. } \omega^T x_j - \eta^T z_j \geqslant 0, \\ \quad \eta^T z_j - \mu^T y_j \geqslant 0, \\ \quad \omega^T x_0 = 1, j=1,2,\cdots,n \end{cases} \tag{5.7}$$

整理模型(5.7)可以得到其对偶规划公式(5.8)。

$$(\hat{P}) \begin{cases} \min\left[\alpha - \varepsilon\left(\sum_{h=1}^{m} S_h^x + \sum_{g=1}^{n} S_g^z + \sum_{r=1}^{s} S_h^y\right)\right] \\ \text{s. t. } \alpha x_{ih} - \sum_{j}^{n} \lambda_j x_{jr} - S_h^x = 0; \sum_{j}^{n} \beta_j y_{jr} - S_r^y \\ \quad = y_{jr}; \sum_{j}^{n} \lambda_j z_{jg} - \sum_{j}^{n} \beta z_{jg} - S_g^x = 0 \\ \quad \sum_{j}^{n} \lambda_j = 1; \sum_{j}^{n} \beta_j = 1; \\ \quad \lambda_j, \beta_j, S_h^x, S_r^y, S_s^z \geqslant 0, h=1,2,\cdots,m; r=1,2,\cdots,s; \\ \quad j = 1,2,\cdots,n \end{cases} \tag{5.8}$$

5.2.2 系统内部有效性检验

在建立网络 DEA 模型时,对系统内部子过程有效性检验是解开系统内部"黑箱"的关键[①]。利用带有非阿基米德无穷小的模型(P_{KH})进行效率评价,为保证内部过程的有效性,结合公式(5.2)和公式(5.3)定义关联指数:

$$CI = \frac{E}{E_1 \times E_2} \tag{5.9}$$

若 $CI>1$,即系统的纯技术效率大于各子过程效率的积,则表明 DMU_i 的内部过程的关联是有效的;若 $CI=1$,即系统的纯技术效率等于各子过程效率的积,则表明 DMU_i 的内部过程的关联是弱有效的;若 $CI<1$,即系统的纯技术效率小于各子过程效率的积,则表明 DMU_i 的内部过程的关联是无效的。关联指数 CI 反映内部过程由于系统结构不同,内部决策单元相互作用、相互补充、相互制约产生的外溢效应,可以将其分解成结构效应和组织效应。具有相同决策单元的 DMU,由于组织管理的方式不同,可能产生截然不同的效应。

从表 5.2 各省(自治区、直辖市)关联指数的测算结果看[②],同一年份下各地区之间的关联指数不同,表明子过程中的组织管理效率存在差异,进一步导致地区医疗资源配置总体差异;从 2007 年到 2012 年间,CI 值大于或等于 1 的省份由 2007 年的 19 个增加到 2012 年的 29 个,总体占比也由 61.3% 增加到 93.5%。分析各年份 CI 值分布可以发现,各省(自治区、直辖市)各年份的关联指数的平均值均大于 1,各省(自治区、直辖市)的 CI 最小值均处于 0.8 以上,并且各年份最小值的省份均不相同,可见绝大部分省(自治区、直辖市)在此框架下的内部关联是有效的。部分省份的关联指数小于 1,产生的原因可能来自于构建的指标体系所传

---

① Kao(2008)认为,一个 DMU 有效的前提是当且仅当它的每一个子过程都有效。

② 介于篇幅限制,表格只列出了 2012 年的两阶段效率值及测算结果。

达的投入产出信息存在遗漏,以及各省(自治区、直辖市)投入产出的组织
管理有效性确实存在差异,但这并不影响决策单元总体效率。

表 5.2　各省(自治区、直辖市)关联指数测算结果

年份	2007	2008	2009	2010	2011	2012	2012	2012	2012	2012
省份	CI 值	CI 值	CI 值	CI 值	CI 值	CI 值	E_1	E_2	E	Kao 值
安徽	0.927	0.974	0.986	0.984	1.120	1.132	0.789	0.899	0.803	0.98
北京	0.896	0.87	0.929	0.905	0.944	0.935	0.912	1.000	0.852	0.80
福建	1.011	0.965	1.087	0.900	0.894	1.094	0.914	1.000	1.000	0.76
甘肃	1.126	1.185	1.035	0.991	1.319	1.185	0.859	0.824	0.839	1.08
广东	1.000	1.000	1.000	0.991	1.000	0.806	1.000	0.98	0.791	0.93
广西	0.950	1.033	1.000	1.000	1.140	1.104	0.829	1.000	0.915	0.88
贵州	0.938	0.943	0.965	1.061	1.185	1.146	0.873	1.000	1.000	0.81
海南	1.000	1.016	1.004	1.000	1.017	1.029	0.971	1.000	1.000	0.78
河北	0.985	0.992	0.992	1.000	1.082	1.098	0.897	0.899	0.886	0.89
河南	0.958	0.913	1.089	1.051	1.188	1.085	0.922	1.000	1.000	0.81
黑龙江	0.948	1.037	1.000	1.000	1.013	1.177	0.995	0.775	0.907	0.88
湖北	0.927	0.905	0.983	1.079	0.962	1.097	0.955	0.955	0.955	0.76
湖南	1.021	0.97	1.015	1.06	1.099	1.068	0.936	1.000	1.000	0.80
吉林	0.998	1.096	1.050	1.000	1.133	1.178	0.893	0.789	0.831	1.01
江苏	1.022	1.050	1.001	1.137	1.000	1.000	1.000	1.000	1.000	0.80
江西	0.989	1.000	0.934	0.930	1.067	1.179	0.848	1.000	1.000	0.78
辽宁	1.021	0.962	1.025	1.000	0.888	1.252	1.000	0.784	0.982	0.80
内蒙古	1.065	1.151	1.008	0.814	1.285	1.157	0.819	0.799	0.758	1.12
宁夏	1.000	1.000	1.000	1.000	1.000	1.000	1.000	1.000	1.000	0.77
青海	1.079	1.000	1.001	0.994	1.089	1.041	0.874	1.000	0.910	0.88
山东	1.000	1.000	1.000	1.057	1.000	1.000	1.000	1.000	1.000	0.78

年份	2007	2008	2009	2010	2011	2012	2012	2012	2012	2012
省份	CI 值	CI 值	CI 值	CI 值	CI 值	CI 值	E_1	E_2	E	Kao 值
山西	1.020	1.153	1.018	1.093	0.881	1.121	0.98	0.754	0.829	0.98
陕西	1.002	1.032	0.984	1.077	0.959	1.120	0.889	0.866	0.862	0.92
上海	1.238	1.328	1.011	1.131	1.366	1.042	0.959	1.000	1.000	0.95
四川	1.016	1.006	1.000	1.078	1.000	1.000	1.000	1.000	1.000	0.78
天津	1.018	1.279	1.011	1.000	1.100	1.008	0.987	1.000	0.995	0.84
西藏	1.000	1.000	1.000	1.000	1.000	1.000	1.000	1.000	1.000	0.77
新疆	1.002	0.998	1.007	1.068	0.955	1.108	0.945	0.947	0.992	0.80
云南	0.962	0.966	0.98	0.948	1.073	1.041	0.806	0.840	0.840	0.91
浙江	1.087	1.069	1.037	0.995	0.928	1.000	1.000	1.000	1.000	0.79
重庆	0.994	0.996	0.944	0.929	1.218	1.192	0.872	0.943	0.981	0.83
平均值	1.006	1.029	1.003	1.009	1.061	1.077				
最大值	1.238	1.328	1.089	1.137	1.366	1.252				
最小值	0.896	0.87	0.929	0.814	0.881	0.806				

注:本表数据基于 Matlab 6.5 软件测算得到。

5.2.3 关联模型效率结果分析

以 2012 年数据为例对独立模型与关联模型进行比较分析。在不考虑子过程指标间关联关系的情况下,对整个 DMU 以及两个子过程进行测算的结果见表 5.2 第 8 列到第 10 列。从效率指数的计算结果来看,第一阶段中有 8 个省、自治区的纯技术效率值大于或等于 1,分别为广东、江苏、辽宁、宁夏、山东、四川、西藏和浙江,表明在初始资金的投入过程中,这些省、自治区的资金利用情况要优于其他省份;第二阶段中有 18 个省(自治区、直辖市)的纯技术效率大于或等于 1,表明第二阶段中间变量的转化过程较第一阶段有明显改善;而两阶段纯技术效率均大于或等于

1 的省、自治区有 6 个,分别为江苏、宁夏、山东、四川、西藏和浙江,表明这些省、自治区管理和利用医疗资源的情况良好。综合 2007 年到 2011年数据来看,各年份中满足两阶段的纯技术效率均大于或等于 1 的省份为江苏和山东,除去 2010 年外还满足上述条件的省份为四川和浙江,可知地区间医疗卫生投入产出效率差异主要来源于第一阶段。因此,对于初期投入资金如何发挥最大效率需要更为有效的管理方法。

5.2.4 规模效应分析

在医疗资源配置效率分析过程中,为了鉴别地区医疗卫生规模效率与纯技术效率,本书进一步引入 Kao(2008)模型,测算在医疗卫生投入产出处于规模报酬不变下的效率值,并将其分解为纯技术效率和规模效率。

以海南为例,Kao(2008)模型所测得的总体效率指数为 0.78,此时海南纯技术效率值和规模效率值分别为 1 和 0.78,海南医疗卫生投入产出效率低下受到规模因素的影响;同时,子过程两个阶段的效率指数分别为0.971 和 1,这表明在提高医疗卫生投入产出效率方面,海南应该研究如何利用政府财政性资金和个人支出创造更多的物力资本和人力资本,合理分配医疗资源,提升资源配置的规模效率。从全国范围看,受技术低效率影响的省、自治区有 9 个,分别为内蒙古、甘肃、安徽、吉林、山西、广东、云南、陕西和河北,其余 22 个省(自治区、直辖市)受规模低效率影响较技术影响高,表明影响中国医疗卫生投入产出效率水平的主要因素在于医疗机构无法形成稳定的规模收益。因此,在制定医疗卫生投入产出计划时,应针对各省(自治区、直辖市)医疗卫生投入产出的规模效率和技术效率进行科学合理的资源分配。

以上理论分析、指标相关度分析和内部过程有效性分析的结果表明,对医疗资源投入效率的分析,可以用链式网络 DEA 模型进行实证研究。

5.3　各地区医疗投入产出效率的总体特征

以 2007 年至 2012 年中国 31 个省(自治区、直辖市)的数据为样本，所选取的数据来源于《中国统计年鉴》《中国卫生统计年鉴》《中国财政统计年鉴》以及部分省(自治区、直辖市)发布的卫生统计公报。为剔除物价因素的影响，采用 GDP 平减指数还原所有涉及资金的数据真实值；对婴儿死亡率和孕妇死亡率取倒数，使所有指标均为正向指标。表 5.3 是基于 VRS 条件下的链式网络 DEA 模型的结果，本书将从时间、空间和对偶价格三个角度进行分析。

表 5.3　各省(自治区、直辖市)医疗卫生投入与产出效率总得分实证结果

年份 省份	2007	2008	2009	2010	2011	2012
安徽	0.870	0.727	0.739	0.702	0.678	0.803
北京	0.684	0.670	0.656	0.651	0.796	0.852
福建	0.814	0.731	0.874	0.781	0.894	1.000
甘肃	0.737	0.650	0.726	0.712	0.662	0.839
广东	1.000	1.000	1.000	0.614	1.000	0.791
广西	0.915	0.996	0.794	0.537	0.794	0.915
贵州	0.812	0.892	0.772	0.607	0.831	1.000
海南	1.000	1.000	0.995	1.000	1.000	1.000
河北	0.917	0.808	0.846	0.513	0.728	0.886
河南	0.958	0.913	0.812	0.515	1.000	1.000
黑龙江	0.807	0.658	0.728	0.610	0.704	0.907
湖北	0.902	0.875	0.869	0.754	0.818	1.000
湖南	0.959	0.807	0.826	0.552	0.930	1.000

续表

年份 省份	2007	2008	2009	2010	2011	2012
吉林	0.842	0.680	0.728	0.712	0.707	0.831
江苏	0.927	1.000	0.850	1.000	1.000	1.000
江西	0.884	1.000	0.835	0.852	1.000	1.000
辽宁	0.873	0.747	0.764	0.660	0.778	0.982
内蒙古	0.740	0.654	0.686	0.606	0.637	0.758
宁夏	1.000	1.000	1.000	1.000	1.000	1.000
青海	0.791	0.836	0.870	0.928	0.923	0.910
山东	1.000	1.000	1.000	0.571	1.000	1.000
山西	0.760	0.635	0.768	0.694	0.684	0.829
陕西	0.859	0.635	0.763	0.587	0.959	0.862
上海	1.000	1.000	0.735	0.985	1.000	1.000
四川	1.000	1.000	1.000	0.784	1.000	1.000
天津	0.906	1.000	0.885	1.000	0.966	0.995
西藏	1.000	1.000	1.000	1.000	1.000	1.000
新疆	0.872	0.696	0.899	0.612	0.787	0.992
云南	0.720	0.581	0.718	0.721	0.717	0.840
浙江	1.000	1.000	0.834	0.701	0.928	1.000
重庆	0.914	0.710	0.826	0.840	0.741	0.981

注:本表数据基于 Max DEA 5.0 软件测算得到。

资料来源:财政医疗卫生支出(单位:万元)来自于 2008—2013 年历年《中国财政统计年鉴》,其余指标均来自于 2008—2013 年历年《中国卫生统计年鉴》。

5.3.1 空间角度:医疗投入有效性与地区经济水平无必然联系

横向来看,各年度省(自治区、直辖市)之间医疗卫生投入的有效性处

于变化之中。2007 年,广东、海南、宁夏、山东、上海、四川、西藏、浙江 8
个省(自治区、直辖市)是投入有效的;2008 年投入有效性的省份增加了
江苏、江西和天津达到 11 个,到 2009 年投入有效性的省份和自治区明显
回落,仅广东、宁夏、山东、四川和西藏是投入有效的;2010 年投入有效性
的省(自治区、直辖市)较上一年有变化,海南、天津和江苏替换了广东、山
东和四川。从往年数据看,相比较而言宁夏、西藏仍是投入有效的;2011
年医疗卫生投入有效性的省(自治区、直辖市)增加到了 10 个,到 2012 年
则达到这六年的最高数量,为 14 个。

　　总体来看,西藏和宁夏是六年以来一直保持医疗卫生投入高效率的
地区,其他各省(自治区、直辖市)的投入有效性随年份变化起伏波动较
大,特别是在 2009 年至 2010 年间,大部分省(自治区、直辖市)医疗卫生
投入的有效性下降明显。

　　从各地区投入有效性的地理分布来看,投入效率高的省(自治区、直
辖市)的分布没有明显的地区聚集现象,投入有效性的地区呈随机分布。
对比各年份各地区财政医疗卫生支出和投入有效性,各年份医疗卫生财
政支出前十的省(自治区、直辖市)占各年份投入有效性排名前十地区的
比重,2007 年占比为 50%,2008 年为 40%,2009 年和 2010 年为 20%,
2011 年和 2012 年为 40%。这表明,医疗资源的利用效率与当地的经济
发展水平并没有必然联系,经济越发达,医疗资源利用效率未必越高。表
5.3 中各地区医疗卫生投入效率的实证结果印证了之前的假设:在效率
层面上实现基本医疗服务均等化不仅与医疗卫生投入有关,而且与医疗
服务产出和当地对医疗服务的需求有关。

5.3.2　时间角度:医疗投入有效性与地区投入产出模式有关

　　纵向来看,如图 5.2 和图 5.3 所示,各地区之间医疗卫生投入产出效
率随年份有不同变化。

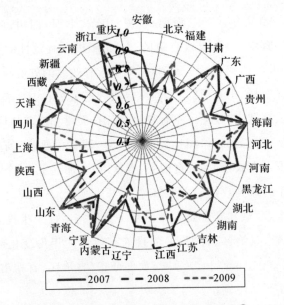

图 5.2　2007—2009 年各地区效率分布①

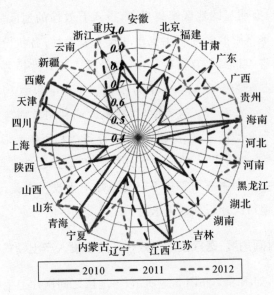

图 5.3　2010—2012 年各地区效率分布

一方面,各地区之间的效率变化趋势相同,出现同一年份同增同减的现象。对比各年份的效率值分布,2009年和2010年各地区的效率值总体趋向于雷达图的圆心,特别是之前投入产出效率值偏低的地区,如甘肃、内蒙古、陕西和新疆等地区,其下降的幅度较大,之前投入产出效率值偏高的地区,如海南、江苏、宁夏、上海等地区,其下降的幅度较小;2010年后各地区的投入产出效率值逐渐趋向于雷达图的外围,各地区之间的效率差异在逐渐缩小。

另一方面,各地区的效率值变化具有粘滞性,具体表现为投入有效性的省(自治区、直辖市)在各年份内都保持较高的效率值,而投入有效性较低的省(自治区、直辖市)随年份变化不明显,具体表现为雷达图中的凸出和凹下部分在随时间的变化过程中并没有出现明显交叉情况。

结合指标体系来看,各地区投入有效性受财政医疗卫生支出的影响明显。例如,2009年和2010年医疗卫生投入产出效率下降较大,对应的财政医疗卫生支出下降较为明显,原因是在金融危机的冲击下,各地医疗卫生投入预算减少;2010年后财政医疗卫生支出回归正常水平,地区间投入效率值明显回升。

投入效率变化的粘滞性持续存在的原因是医疗资源流动性的减弱。一般认为,在市场作用下,资源会得到有效的配置,投入有效性会得到均衡发展。结合这六年的数据分析,以地区财政为主导的医疗卫生投入方式需要调整,因为经济的冲击会间接作用于财政的投入量。如果医疗资源的流动性受到阻碍,地区间差异会由此而扩大,其最终会反作用于医疗卫生投入有效性的均衡。

5.3.3 对偶价格角度:医疗投入有效性受投入变量影响较大

对偶价格的经济含义为:当医疗投入增加一个数量而使得各地区医疗卫生投入产出的效率指数达到最大值时,各地区效率指数最大值的增

量与资源的增量之比值。不考虑中间变量的影响,分析各指标之间对偶价格的关系可得:

(1)从投入变量来看,由图 5.4 和图 5.5 可知,投入变量的对偶价格均为负值,各地区投入变量的对偶价格变化率呈现下降趋势。财政医疗卫生投入对偶价格下降最明显的是宁夏和青海,下降幅度分别为 0.0333 和 0.0177,表明财政医疗卫生投入每变化 1 单位,总体效率将分别变化 0.0333 和 0.0177 单位,反映出两地财政医疗卫生投入对总体效率影响较大;四川省的对偶价格保持不变,表明财政医疗卫生投入对四川省的总体效率基本没有影响。人均医疗卫生支出对偶价格变化最明显的是江西和贵州,下降幅度分别为 0.0082 和 0.0079。

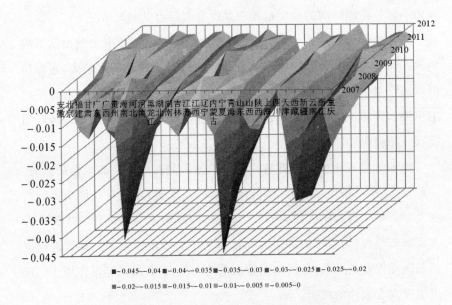

图 5.4 各地区财政医疗卫生支出对偶价格分布

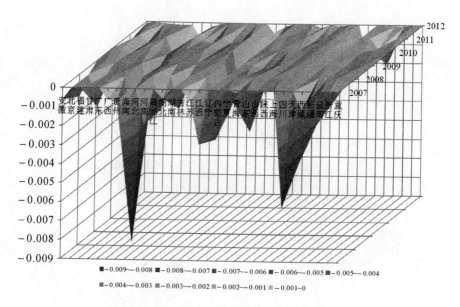

图 5.5　各地区人均医疗卫生支出对偶价格分布

（2）从产出变量来看，实证结果表明住院人数和诊疗人次的对偶价格为 0，即住院人数和诊疗人次的提升不会带来效率的提升，原因是投入增加所带来的医疗服务市场供应量的增加与需求量的增加相抵消，效率维持不变。由图 5.6 和图 5.7 可知，各地区婴儿死亡率和孕妇死亡率的对偶价格差异较大，作为衡量地区医疗水平产出效果的指标，其平均对偶价格分别达到 0.46 和 0.41。作为滞后指标，婴儿死亡率和孕妇死亡率无法在一开始进行调整，但从侧面来看，这两项指标反映出中国现阶段的总体医疗水平较低，高标准的基本医疗服务均等化的实现任重道远。

总体来看，财政医疗卫生投入影响效果高于人均医疗卫生支出，要缩小各地区投入效率差异，应在提高财政医疗卫生投入整体水平的同时，注意结构因素，加大对偶价格相对较高地区的投入，以此提高财政资金利用效率。

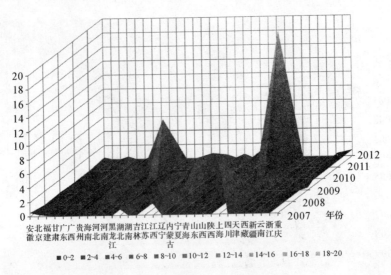

图 5.6 各地区婴儿死亡率对偶价格分布

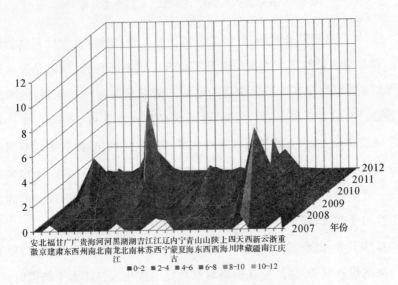

图 5.7 各地区孕妇死亡率对偶价格分布

5.4 初步结论与基本建议

5.4.1 链式网络 DEA 分析的初步结论

现有基本医疗服务均等化的研究文献注重对现状和对策的研究,对基本医疗服务均等化的理解停留在控制某项指标缩小差异的基础上,在很大程度上忽略了医疗卫生服务系统的投入产出逻辑。本书建立基本医疗服务投入产出框架,以改善地区之间的效率差异、实现地区间医疗卫生发展均等化为目标,运用链式网络 DEA 模型计算各地区之间的投入产出效率,从各个子系统出发控制单个变量来实现医疗卫生投入产出效率的均等化。通过以上分析,得出以下初步结论。

基于 VRS 条件下的链式网络 DEA 模型,为探求医疗卫生投入产出内部效率的影响情况提供了可行性的分析方法,为提高医疗资源的配置效率以实现基本医疗服务均等化的目标提供了一个新的思路框架。

实现基本医疗服务均等化应该注重医疗行业投入产出的整体性,依靠改进医疗卫生投入配置并不必然会促进基本医疗服务的均等化,注重投入产出效率的均等化比单方面强调医疗卫生投入和产出更有意义。

各地区财政性医疗卫生投入配置应该以效率高低作为参考标准,尤其是要考虑各地区的规模效率和技术效率。忽略效率因素而单纯通过增加投入来缩小地区之间差异有可能会造成投入资源的浪费,实际医疗卫生服务的产出效果却没有明显的改善。

5.4.2 链式网络 DEA 分析的基本建议

5.4.2.1 推进基本医疗服务均等化应打破经济地域性概念

本书基于 VRS 条件下的模型测算,假设投入产出的规模效益是可变的,某些地区在一定程度上已经显示出规模报酬不变或"拥挤"现象。单纯依据地区经济发展程度来衡量基本医疗服务水平差异程度,会因忽视医疗卫生投入产出效率而造成公共财政投入的浪费。随着医疗卫生支出的提高,投入产出有效率的省(自治区、直辖市)由2007年的8个增加到2012的14个,医疗卫生服务效率呈现出整体上升趋势。但需要注意的是,地区之间投入有效性的效率值的差异并不能完全反映出各地区医疗卫生服务水平的发展程度,利用参考效率值有助于通过合理分配投入来确定最终健康产出的均等化,而不能保证医疗卫生水平程度的均等化。

5.4.2.2 为医疗资源要素充分流动创造条件

在测算网络DEA第一阶段效率中,2007年固定资产和卫生人员利用效率低的省份,如吉林、辽宁、山西和陕西等,在2012年其固定资产和卫生人员利用效率依旧偏低;而2007年固定资产和卫生人员利用效率处于中上水平的省(直辖市),如上海、江苏和山东等,在2012年依旧保持较高的利用率。上述地区医疗卫生支出水平差距较大,医疗资源无法逾越社会福利的鸿沟,资源要素流动性较差。因此,政府应转变职能,打破行政体制障碍,为医疗资源要素的自由流动创造条件。例如,医疗卫生人员可以实行差异化编制体系,提升落后地区卫生人员福利待遇水平,医疗卫生人员能自由流动,等等,以最终实现地区之间和城乡之间医疗卫生服务的统筹发展。

5.4.2.3 把优化医疗资源的投入结构作为提高医疗卫生服务效率的关键

通过有效分配卫生经费可以获得较高效率的产出。不同地区的医疗卫生投入产出体系是有差异的。在不考虑地区间预算管理水平的情况下,初始投入应该与公民对医疗卫生服务的需求相关联。本书分析财政医疗卫生支出的对偶价格可知,2007年至2012年间财政医疗卫生支出的对偶价格均为负值,表明随着公共财政卫生支出的不断增加,总体效率反而在下降;而各地区对偶价格下降的幅度随年份逐渐减小,这表明财政医疗卫生支出的结构正在得到优化,具体表现为公共财政卫生支出的某一分项支出正在改善财政投入的效率。因此,公共财政支出结构的调整能有效地提高地区医疗服务均等化水平。遗憾的是,本书并未获得各省(自治区、直辖市)公共财政支出分项支出的数据,无法进一步精确测算出财政医疗卫生支出各分项支出的效率值。对分项支出效率的研究还有待继续深入。

5.4.2.4 尽快制定有效的投入产出评估机制

结合中国医疗卫生投入产出的基本国情,绝大部分地区的医疗卫生投入缺乏科学的绩效评价体系,难以对医疗卫生项目投入的资金使用效率做到有效的监督评估,以致医疗卫生资金的投入存在规模收益递减的情况。因此,需要尽快制定有效的投入产出评估机制,以满足医疗卫生市场发展需求为前提,依据各地区不同的规模效率和纯技术效率,适度控制医疗资源的投资规模和投资时间;结合总体规划和资源投资计划进行由点及面的实时监督,及时对医疗资源投资项目做出正确评估,包括投入的时间价值、投资效益的要素分析和评价;分析医疗卫生系统投入与产出间的数量依存关系,评估医疗资源投入产出效率,从整体上平衡医疗资源的配置,使资源利用效率最大化。

5.5 本章小结

本章将衡量医疗资源配置的指标分为投入变量、中间变量、产出变量三种类型,由此建立医疗卫生投入产出框架,运用链式网络 DEA 模型分析医疗卫生投入产出效率。研究结果表明,依靠改善医疗卫生投入配置并不一定会带来基本医疗服务的均等化,反而有可能造成投入资源的浪费,注重投入产出效率比单方面强调医疗卫生投入更有意义。建议各地区财政性医疗卫生投入应该以医疗卫生投入产出效率为参考标准,有针对性地、差异化地安排医疗卫生财政预算。

6 医疗资源优化配置的实证研究

SARS 危机以来,尽管中央政府调整了公共医疗卫生政策,加大了对基本医疗卫生的投入,地区、城乡、不同人群医疗资源配置差异逐步缩小,但总体上医疗资源配置失衡格局并未完全改变,在某些方面的配置差距反而呈现进一步扩大的倾向,基本医疗服务均等化面临巨大挑战。从第四、五章的分析看,不解决医疗资源配置失衡的问题,基本医疗服务均等化的目标就难以实现。现有文献对医疗资源配置的研究,大多集中在视域的不同与测量方法的改进上,缺乏客观的计量方法衡量控制医疗资源配置差异以缩小医疗服务差异的效果,仅仅对医疗资源优化配置提出定性的政策建议。本章力图建立医疗卫生投入变化与地区医疗服务产出差异之间的关系,利用逆 DEA 模型回答"要使地区基本医疗服务差异缩小一定幅度,应如何调整医疗资源的配置"的问题。

6.1 逆 DEA 模型的构建

6.1.1 逆 DEA 模型的既有研究

给定变量或参数求取目标最优值的模型被称为优化模型,而在给定最优目标下反过来求取变量或参数的模型称为逆优化模型。逆 DEA 模型的原理与运筹学中的逆优化问题相似,即确定目标函数要达到某一水平时的对应参数。也可以说,给定决策单元 DMU 效率指数既定的条件,通过控制投入变量,估计最大产出。在模拟不同投入下医疗卫生产出过程中,决策单元的技术结构变化是一个缓慢的过程,很难出现突变,如医疗投入产出结构、医疗技术水平等。因此,利用逆 DEA 模型可以解决效率水平不变情况下的资源配置优化问题。Zhang Xiangsun 和 Cui Jinchuan(1999)[①]最先提出当投入增加一个极小量时,原产值由 y_0 增加到对应的产值。在生产可能集 T 中,保持决策单元 DMU 的效率指数不变,估计新的产出;考虑到短期内的技术水平和劳动力效率的稳定性,相对而言,新的决策单元的效率值仍然不变。因此,这类问题又可以反过来看成是产出确定的投入优化的反问题。Wei Quanling、Zhang Jianzhong 和 Zhang Xiangsun 对这类方法重新讨论并称其为逆 DEA 模型[②]。彭煜(2007)[③]在扩展 DEA 模型的基础上,研究通过减少投入变量优化产出的逆 DEA 模型的问题;陈骑兵和马铁丰(2012)[④]估算了当效率指数提高时的产出,并将该问题转化成机会约束的线性规划问题。总的看,随着对逆DEA 问题研究的深入,逆 DEA 模型成为在约束产出下预计最优投入的重要工具,得到越来越广泛的运用。

6.1.2 逆 DEA 模型的基本原理

给定 $\hat{x} > 0, \beta > 0$,其中 $\hat{x}$ 和 β 均属于生产集范围内,有以下公式(6.1)与公式(6.2)。

[①] Zhang Xiangsun, Cui Jinchuan. A Project Evaluation System in the State Economic Information System of China-An Operations Research Practice in Public Sectors. *International Transactions on Operations Research*,1999(6).

[②] Wei Quanling, Zhang Jianzhong, Zhang Xiangsun. An Inverse DEA Model for Input/Output Estimate. *Euroupean Journal of Operational Research*,2000(12).

[③] 彭煜:《基于扩展有效的逆 DEA 模型》,《系统工程学报》2007 年第 1 期。

[④] 陈骑兵,马铁丰:《随机逆 DEA 模型的输出估计研究》,《数学的实践与认识》2012 年第 1 期。

$$(P^+) = \begin{cases} \max z \\ \sum_{j=1}^{n} x_j y_j + \hat{x}\lambda_{n+2} \leqslant \hat{x} \\ \sum_{j=1}^{n} y_j \lambda_j + \hat{y}\lambda_{n+2} \geqslant z\beta \\ \delta_1 \left(\sum_{j=1}^{n} \lambda_j + \delta_2 (-1)^{\delta_3} \lambda_{n+1} \right) = \delta_1 \\ \lambda_1 \geqslant 0, j = 1, \cdots, n, n+1, n+2 \end{cases} \tag{6.1}$$

$$(D^+) \begin{cases} \min(\omega^T \hat{x} + \delta_1 \mu_0) \\ \omega^T x_j - \mu^T y_j + \delta_1 \mu_0 \geqslant 0 \\ \omega^T \hat{x} + \mu^T \beta + \delta_1 \mu_0 \geqslant 0 \\ \mu^T \beta = 1 \\ \omega \geqslant 0, \mu \geqslant 0, \delta_{12}(-1)^{\delta_3} \mu_0 \geqslant 0 \\ j = 1, \cdots, n \end{cases} \tag{6.2}$$

根据上述公式,逆问题可以转化为:当(P^+)的最优值仍为 $z^0 = h^0$ 时,估计出(P^+)、(D^+)中参数 β 的值。

6.1.3 逆 DEA 模型研究医疗资源优化配置的基本逻辑

本书运用逆 DEA 模型进行分析。改变医疗卫生投入的结构,获得不同投入下中间指标和产出指标的最大值,结合中间指标与产出指标的差异变化为优化投入产出结构提供定量依据,从而最终实现基本医疗服务均等化的目的。

(1)现有研究方法的优劣。研究地区医疗资源优化配置需要对地区医疗资源差异进行测算,现有文献采用的方法是:第一步,用 GE 指数量化地区与地区之间的差距。一般采用单一指标衡量,如人均收入等;若涉及多指标衡量,则通过对这些指标进行赋权得到加权的总差异,其实质仍是单一指标。第二步,通过验证缩小 GE 指数数值逆推各指标取值,并认为该结果是实现地区均等化的最优调节标准。

这种方法从统计角度看,是缩小地区差异的最直接的办法,通过改变地区投入变量或产出变量数值实现 GE 指数在数值上的缩小,包括增加落后地区政府卫生投入、提升地区医疗服务水平等。但其短板在于:①过分强调影响差距的因素,却忽略了"怎样投,投多少,能投多少"等具体操作步骤与约束条件;②在资源配置过程中未能兼顾投入产出的内部逻辑、要素配比和规模效应等;③未能考虑医疗资源的利用效率。通过增加投入扩大产出达到最终缩小差异的目的,对于效率指数较高的地区可行,而在效率指数较低的地区,可能会造成医疗资源的浪费。

(2)逆 DEA 的改进。解决现有研究方法问题的根本出路在于,保持各地区投入产出效率不变,测算投入的变化能够增加多少新的产出,再寻找同一效率指数水平下投入变化与医疗资源配置差异变化之间的关系。在分析医疗资源配置差异时需要确定一个中间节点,使投入与产出关系保持稳定,以此建立起各指标间的内在联系。依据投入产出理论,产出水平受初始投入和中间投入制约,对应于医疗服务的产出差异化就表现为初始投入和中间投入的差异化。

依据逆 DEA 模型原理,假定技术效率不变,得出在改变投入变量时的产出估计值,再将已经改变的投入变量和估计的产出变量重新进行 GE 指数的测算;将这一过程重复多次,并对比前后 GE 变化的指数和变化的投入变量,得到医疗资源投入等变量变化后各产出指标变化的数量关系,由此可以比较精确地测算控制地区医疗服务差异所需要的医疗资源差异化配置的调整幅度。具体测算过程如图 6.1 所示。

第一步:计算未改变投入情形下的中间变量或产出变量 GE 指数,以 GE 表示。

第二步:改变投入变量或中间变量值,用逆 DEA 模型估计投入变化后的新产出。

第三步:计算改变投入后的中间变量或产出变量的 GE 指数,以 GE′表示。

第四步:比较变化投入后 GE 指数差异情况得到各变量间变化差异率 k 值。

第五步:重复第二步到第四步得到不同变化投入下各变量的差异变
化率。

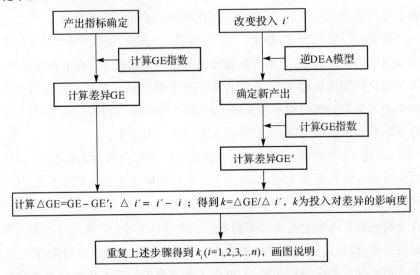

图 6.1　逆 DEA 模型测算步骤演示

6.2　利用逆 DEA 模型分析医疗资源优化配置

本章测算的各变量和指标数据均来源于 2008—2013 历年《中国卫生
统计年鉴》与《中国财政统计年鉴》,并以 1987 年的价格指数为 100,对财
政医疗卫生支出与固定资产总值通胀因素进行平准;对孕妇死亡率指标
和婴儿死亡率指标均做了正向化和归一化处理。本模型假设条件主
要是:

(1)地区医疗资源利用独立性。地区医疗资源配置独立,地区对医疗
资源利用率不同导致地区之间存在差异。

(2)医疗卫生效率长期均衡。地区投入产出效率在竞争机制下长期

内医疗卫生水平的差距会缩短,地区医疗资源配置差距会趋于统一。

(3)观测变量独立。一个变量或指标差异测算结果与多个变量或指标测算的结果相同,变量或指标间保持非线性相关的关系。

(4)存在差异改进的可能。若医疗资源配置已经达到最优,那么各地区医疗资源差异主要源于非资源投入因素的影响,有针对性地调节医疗卫生投入产出结构,反而会降低医疗资源的利用效率,无法实现帕累托最优。

6.2.1 各指标 GE 指数测算

投入指标、中间指标和产出指标各年份的 GE 指数总体测算结果如表 6.1 所示。图 6.2 反映了产出指标 GE 指数的变化情况。四个产出指标中地区之间诊疗人次差距最大,住院人数差距次之,孕妇死亡率地区差异排第三,婴儿死亡率差异最低。四个产出指标均呈现出如下特征:前期差距保持平稳,在 2010 年表现出加大的趋势,之后逐步回落但仍高于2010 年前的平均差异。

表 6.1 各指标按年份 GE 指数总体测算结果

一级指标	二级指标	2007 年	2008 年	2009 年	2010 年	2011 年	2012 年
投入指标	财政医疗卫生支出(X_1)	0.363	0.414	0.352	0.365	0.407	0.395
	人均医疗卫生支出(X_2)	0.193	0.180	0.170	0.178	0.174	0.137
中间指标	卫生人员数(X_3)	0.449	0.464	0.469	0.475	0.468	0.469
	固定资产投资(X_4)	0.496	0.501	0.476	0.512	0.502	0.483
产出指标	孕妇死亡率(X_5)	0.443	0.441	0.426	0.451	0.527	0.541
	婴儿死亡率(X_6)	0.207	0.217	0.215	0.232	0.258	0.238
	住院人数(X_7)	0.489	0.489	0.486	0.656	0.519	0.499
	诊疗人次(X_8)	0.525	0.527	0.519	0.715	0.535	0.577

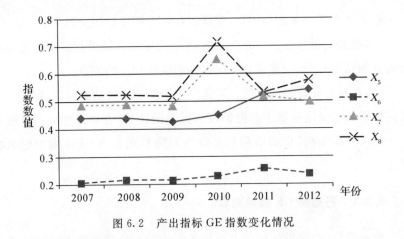

图 6.2 产出指标 GE 指数变化情况

综合分析投入产出指标体系可得:

(1)在投入指标方面,各地区医疗卫生财政支出在 2008 年有小幅增长后,呈现下降趋势,表明各地区对医疗卫生投入的差异正在逐步缩小;各地区人均医疗卫生支出的差异整体呈现下降的趋势,各地区对医疗卫生服务的消费逐步趋向均衡。

(2)在中间指标方面,各地区卫生人员数的差距呈现出小幅的上升,2010 年达到最大,然后逐渐趋近于之前的水平。忽略 2010 年的外生冲击,各地区卫生人员数的差异基本未发生变化;各地区固定资产投资的 GE 指数浮动变化不大,表明各地区近六年医疗卫生机构固定资产投资增长量相对均衡。

(3)在产出指标方面,各地区孕妇死亡率差异随年份逐渐上升;各地区婴儿死亡率的差异数值较低,变化较为均衡;各地区住院人数差异在 2010 年达到最大,之后缓慢下降并趋于稳定;各地区诊疗人次差异分布与住院人数差异分布相近,呈现出中间高两端低的特点。

总体来看,各年份指标差异波动幅度相似,而 2010 年变化较为突出。结合外部环境分析,金融危机所导致的投入减少直接对投入依赖度较高的省(自治区、直辖市)产生了影响,进而造成地区间的差异增大。如果不考虑 2010 年外生冲击带来的影响,地区间医疗资源投入产出差异总体保持平稳,并未发生较大的结构性变化。对医疗资源配置进行优化调整以缩小地区间医疗服务差异,还有比较大的空间。

6.2.2 关联效率测算

建立多阶段投入产出模型来研究地区差异,除了要注重地区内部的差异与地区之间的差异外,还需要强调投入产出模型的整体性与阶段性的关系。从初期投入到最终产出过程中的效率指数并不完全等同于整体效率指数。整体模型投入所带来的最终产出可能大于或等于多阶段模型投入所带来的产出,因此需要比较阶段性效率与整体效率。以财政医疗卫生支出为例,在多阶段投入产出模型中,当财政医疗卫生支出提高 1% 时,保证整体效率不变的情况有三种途径:其一是投入变量与中间变量的效率 E_1 不变;其二是投入变量与中间变量的效率 E_1 发生变化,但中间变量与产出变量的效率 $E_2 = E/E_1$ 不变;其三是投入变量与中间变量的效率 E_1 不变,中间变量与产出变量的效率 $E_2 = E/E_1$ 发生变化。

本书把决策单元的效率值 E 分解为 E_1 和 E_2 两个不同阶段,通过关联指数 CI 单独测算每个阶段的投入产出效率,并整合起来进行实证分析。依据表 6.2 关联模型效率测算结果看,CI 值基本上维持在水平 1 左右,表明在初始产出转化成中间投入的过程中资源损失可控,多阶段过程的转化是较为有效的。

表 6.2 关联模型效率测算结果

省份	E	E_1	E_2	$E_1 \cdot E_2$	CI 值
北京	0.852	0.912	0.570	0.520	1.640
天津	1.000	0.987	1.000	0.987	1.013
河北	0.698	1.000	0.614	0.614	1.136
山西	0.686	1.000	0.520	0.520	1.317
内蒙古	0.669	0.837	0.681	0.570	1.174
辽宁	0.804	1.000	0.589	0.589	1.365

续表

省份	E	E_1	E_2	$E_1 \cdot E_2$	CI 值
吉林	0.728	0.894	0.610	0.545	1.337
黑龙江	0.754	0.994	0.634	0.630	1.197
上海	1.000	0.959	1.000	0.959	1.042
江苏	1.000	1.000	1.000	1.000	1.000
浙江	1.000	1.000	1.000	1.000	1.000
安徽	0.650	0.780	0.518	0.404	1.608
福建	0.924	0.935	0.473	0.443	2.088
江西	1.000	0.936	0.657	0.615	1.626
山东	0.846	1.000	0.490	0.490	1.727
河南	0.827	0.953	0.332	0.316	2.614
湖北	0.789	0.945	0.483	0.457	1.727
湖南	0.727	1.000	0.386	0.386	1.880
广东	0.667	1.000	0.675	0.675	0.987
广西	0.733	0.833	0.468	0.390	1.882
海南	1.000	0.971	1.000	0.971	1.029
重庆	0.875	0.861	0.723	0.622	1.406
四川	1.000	1.000	0.223	0.223	4.486
贵州	1.000	0.839	0.682	0.572	1.748
云南	0.676	0.771	0.335	0.259	2.614
西藏	1.000	1.000	1.000	1.000	1.000
陕西	0.695	0.896	0.469	0.421	1.652
甘肃	0.707	0.898	0.446	0.400	1.767
青海	0.901	0.868	1.000	0.868	1.038
宁夏	1.000	1.000	1.000	1.000	1.000
新疆	0.759	0.924	0.355	0.328	2.315

6.2.3 技术水平参考标准的设定

在运用逆 DEA 模型进行医疗资源优化配置实证研究时,需要明确研究的参考对象,选择标准是指标的效率指数值必须大于或等于 1。原因在于:①能够保证在进行多目标规划的求解过程中出现最优解,避免出现随着投入水平的增长,在效率保持不变的情况下产出水平低于原有水平的情况;②现阶段采用较高技术水平(或投入产出效率)的地区作为研究的参考对象,有助于在技术水平增长空间内,得到技术水平(或投入产出效率)低的地区相对保守的逆 DEA 的测算结果,不会高估最终的产出结果从而影响政策决策。

基于以上原因,本书选择效率指数最高的省份(效率指数测算结果如表 6.3 所示)作为计算医疗资源投入差异程度变化与医疗服务差异程度变化的标准;并以海南省为例,分析初期投入与中间投入的影响。

表 6.3　2012 年各指标对应的投入与产出效率指数

省份＼指标名称	财政医疗卫生支出	人均医疗卫生支出	卫生人员数	固定资产总值	孕妇死亡率	婴儿死亡率	住院人数	诊疗人次	效率指数1	效率指数2
北京	256.06	1523.3	253164	555.55	0.061	0.219	1.21E+08	1.85E+08	0.852	0.816
天津	105.91	1415.4	104201	241.08	0.116	0.127	57457523	96077236	1.000	0.896
河北	323.17	956.0	463283	536.11	0.048	0.191	92357191	3.68E+08	0.698	0.964
山西	180.34	851.3	279466	290.98	0.030	0.127	41917976	1.19E+08	0.686	0.623
内蒙古	177.91	1239.4	183875	242.34	0.028	0.143	34944390	93340871	0.669	0.606
辽宁	200.19	1208.3	329679	422.24	0.065	0.125	78210954	1.75E+08	0.804	0.725
吉林	160.36	1108.5	196395	274.30	0.035	0.112	42251478	97428078	0.728	0.609
黑龙江	173.33	1083.0	270687	368.41	0.046	0.133	53447453	1.15E+08	0.754	0.561
上海	197.34	1140.8	183416	462.75	0.127	0.375	1.23E+08	2.21E+08	1.000	1.237
江苏	418.14	962.5	519709	1032.03	0.085	0.265	1.94E+08	4.51E+08	1.000	1.556
浙江	305.91	1248.9	400094	800.18	0.124	0.200	2.06E+08	4.52E+08	1.000	1.067
安徽	319.39	907.6	334842	466.83	0.041	0.190	72528236	2.35E+08	0.650	0.770
福建	185.99	773.3	236756	335.06	0.042	0.166	81756765	1.92E+08	0.924	0.972
江西	219.15	641.5	259552	286.83	0.039	0.251	50820530	1.9E+08	1.000	0.910

续表

指标名称 / 省份	财政医疗卫生支出	人均医疗卫生支出	卫生人员数	固定资产总值	孕妇死亡率	婴儿死亡率	住院人数	诊疗人次	效率指数 1	效率指数 2
山东	422.91	938.9	738868	923.15	0.062	0.209	1.52E+08	5.83E+08	0.846	0.918
河南	425.99	919.8	652564	649.60	0.035	0.251	1.31E+08	4.97E+08	0.827	1.128
湖北	267.99	915.7	386415	544.87	0.050	0.202	94703772	3.06E+08	0.789	0.863
湖南	294.17	790.8	403546	559.67	0.028	0.168	71124316	2.29E+08	0.727	0.625
广东	505.14	948.2	662462	1171.87	0.056	0.171	31777054	7.15E+08	0.667	0.281
广西	253.17	779.1	303759	357.92	0.038	0.125	72165432	2.32E+08	0.733	0.922
海南	59.86	783.3	59285	93.88	0.034	0.171	14018373	39040679	1.000	0.672
重庆	167.43	1050.6	184055	271.38	0.020	0.212	45097443	1.33E+08	0.875	0.769
四川	424.26	735.3	549023	662.19	0.021	0.193	1.28E+08	4.24E+08	1.000	0.921
贵州	201.05	578.3	191079	196.72	0.015	0.206	34640043	1.15E+08	1.000	0.818
云南	266.94	822.4	233361	382.69	0.011	0.118	70068876	2E+08	0.676	0.856
西藏	36.12	424.1	21558	17.26	0.004	0.042	3172647	10123668	1.000	0.837
陕西	222.3	1100.5	293775	312.01	0.027	0.179	59727717	1.61E+08	0.695	0.807
甘肃	148.12	874.1	151899	191.60	0.016	0.118	32916986	1.19E+08	0.707	0.910
青海	60.11	854.3	40831	50.57	0.013	0.112	9080987	21340691	0.901	0.716
宁夏	46.09	978.1	44021	83.19	0.021	0.089	14105079	31151686	1.000	0.659
新疆	145.88	913.0	177085	265.20	0.014	0.070	42075800	83865584	0.759	0.606

注：各指标的单位依次为亿元、元/人、个、亿元、孕妇死亡率和婴儿死亡率已经做过正向化和归一化处理不计单位、人、人次。效率指数 1 表示第一阶段所测量的效率，效率指数 2 表示第二阶段所测量的效率指数。

6.2.4　多目标规划测算方法的选择

分析逆 DEA 的最终测算结果需要求解一个线性规划问题的最优解[①]，这就需要对产出系数进行加权。目前，主要的方法有专家打分法、容限法和加权因子分解法等，但这些方法得出的权重系数具有较大的主观性。为降低主观性带来的风险，需要找到一种较为客观、稳定的测算方

---

① 在实际过程中，由于所选取的变量是基于时间轴一次选出的，各指标间均存在与时间相关的可能性，某一变量的增加会间接影响其他变量，使得单一因素的影响变为多因素的综合影响。因此，在讨论对效率的影响因素时，本书假设所选取的变量均是独立的。

法。经过探索,本书选用较为直接的求解多目标线性规划的方法——理想点法,通过空间距离最短的理想点法构造评价函数公式(6.3)。

$$\varphi[f(x)] = \sqrt{\sum_{i=1}^{r}(f_i - f_i^*)^2} \tag{6.3}$$

$$\min_{X \subset D} \varphi[f(x)] = \sqrt{\sum_{i=1}^{r}(f_i - f_i^*)^2} \tag{6.4}$$

在这个基础,建立求解 $\varphi[f(x)]$ 的极小值,即公式(6.4)的最优解,这就是现有技术水平约束下的最优产出。其中,f_i^* 表示第 i 个决策单元的最大值,r 表示决策单元数量。同时,为保证所测得的产出出现逆向变化,本书以原始数值为参考对优化后的产出进行约束,规定所测得产出不小于原始数值,以有效避免采用理想点法导致整体产出偏向某一决策单元的现象,使测算结果更为客观。

6.2.5 优化配置实现条件

(1)不能牺牲各地区的投入有效性。中央政府政策具有强制性,但这个强制性不能损害到各地区的有效性。否则,要么会妨碍医疗卫生水平的提高,要么会造成医疗卫生管理机构效率低下。

(2)调节医疗服务差异的重点在投入阶段。医疗卫生产出具有滞后性,通过调节产出来缩小地区之间的差距很难,而通过调节资源投入的数量和方向,则能够有效地引导最优化产出。对具有阶段性的投入,也必须对投入机制和投入有效性进行考量,以避免在增加或减少某地区的医疗卫生投入之后反而降低了实际产出效率。

(3)"削峰填谷"式的资源投入方式并不必然会增加总效用。各地区医疗卫生的投入有效性是建立在合理的医疗资源的配置系统之上的。医疗资源的配置过程异常复杂,在现阶段,通过削减经济发达地区的财政投入来补充经济较为落后地区的医疗卫生投入,总效用是否增加并不确定。较优的方式是维持一个地区效用不变,在中央财力允许的范围内,适当提高经济较为薄弱地区的转移支付。

(4)差异来源于各个单一变量的综合结果。各个指标变量的差异是总差异对各个指标变量赋权后的分解。反过来,当考察单个指标变化产生的差异和多个指标变化产生的差异时,多个指标变量所产生的综合效用等于单个指标变量效用的加权汇总,不存在综合效用所产生的外溢效用。

本书以 2012 年为例,在保持效率不变的情况下,计算出总体差距缩小 1‰①,投入产出系统对应的各指标变量所需要调整的幅度。

6.3 逆 DEA 模型结果分析

6.3.1 财政医疗卫生支出配置的影响

医疗卫生服务的准公共物品属性决定了财政医疗卫生支出对地区医疗卫生服务差异起到重要作用。而在我国现行医疗卫生体系中,公立医院占据着主导地位,也意味着财政医疗支出在医疗卫生服务市场中扮演着主要出资人的角色。当然,投入总量受限于经济发展阶段及水平、财税收支总量及结构等宏观经济因素,只能随着经济社会的发展而不断提高;但投入结构与观念、理念等主观认知关系密切,可以随主观认知的改变而作出相应的调整。在医疗卫生投入或支出有限的前提下,如何优化投入产出结构尤其重要。本书通过不断拟合不同投入可能带来的最优产出,依托现阶段的政策条件预测出财政医疗卫生支出的最优增长水平。

6.3.1.1 财政医疗卫生支出变化对地区固定资产总值差异的影响

由图 6.3 可知,全国医院固定资产水平差异随财政医疗卫生支出的提升而逐渐缩小。具体来看,在保持现有的医疗资源利用效率水平下:

---

① 选择同比例变化差异的原因在于,所测算的医疗资源投入产出效率是一个相对指标,按比重控制投入能够有效保证最终产出依据现有效率水平引起中间产出与最终产出变化,而等量增加方法可能会造成地区医疗资源配置偏离最优效率指标。

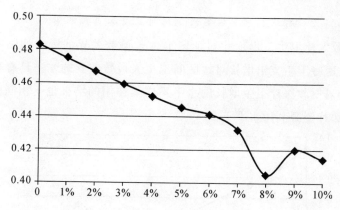

图6.3 财政医疗卫生支出变化对地区固定资产总值差异的影响

（1）当财政医疗卫生支出增长水平处于1％～7％的增长区间时，能够保证地区间医院固定资产总值差异水平维持在一个相对稳定的变化状态，即财政医疗卫生支出每提高1个百分点，差异缩小0.021[①]。

（2）当财政医疗卫生支出增长8％时，地区间医院固定资产总值差异为最小值0.4050。此后，随着财政医疗卫生支出水平的提高，地区之间医院固定资产总值差异呈现上升状态。

（3）当财政医疗卫生支出处于9％～10％区间时，地区之间医院固定资产总值差异变化呈现下降的趋势，在这一区间内财政医疗卫生支出每提高1个百分点，差异缩小0.006。

随着财政医疗卫生支出的总量持续增大，等量投入占总投入的比重将下降。因此，本书未进一步对增长率处在10％后的区间进行测算。《2013年中国财政年鉴》数据显示，财政医疗卫生支出的增速从2007开始逐年递减，增长率由35.9％下降到14.6％。以2012年数据测算，全国财政医疗卫生支出合理的增速保持在8％左右时，能实现各省（自治区、直辖市）之间固定资产总值差异缩小的最大化。

---

① 此数值通过采用最小二乘法建立变化率与增长率的一元线性回归模型计算所得，以下同理。

6.3.1.2　财政医疗卫生支出变化对卫生人员数的影响

财政医疗卫生支出变化对地区卫生人员数差异的影响如图 6.4 所示,财政医疗卫生支出增长对地区间卫生人员数差异的缩小具有显著作用,而随着财政医疗卫生增长的水平不同其作用的结果也不相同。保持现有的医疗资源利用水平下:

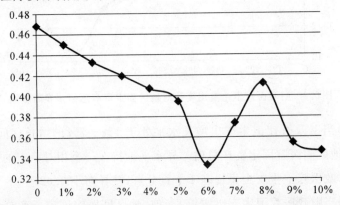

图 6.4　财政医疗卫生支出变化对地区卫生人员数差异的影响

(1)当财政医疗卫生支出增长水平处于 1%～5% 区间时,地区间财政医疗卫生支出对地区间卫生人员数差异的缩小维持在一个相对稳定的水平内,即财政医疗卫生支出增长率越大,地区间差异缩小的幅度越大。

(2)当财政医疗卫生支出增长水平处于 5%～6% 时,财政医疗卫生支出的增长对地区卫生人员数差异的缩小作用显著,在增长水平处于 6% 时,地区间卫生人员数的差异达到最小,为 0.3342。

(3)随着财政医疗卫生支出水平提高,地区间卫生人员数的差异开始扩大,并在增长水平处于 8% 左右时达到最高,但仍低于初期水平。

(4)之后,财政医疗卫生支出对卫生人员数差异的影响恢复到正向作用。以 2012 年数据测算,全国财政医疗卫生支出合理的增长率水平保持在 6% 左右时,能最大化缩小各省(自治区、直辖市)之间的卫生人员数差异。

分析财政医疗卫生支出对缩小地区间医疗物力资源与医疗人力资源

配置差异可知,地区间固定资产总值与卫生人员数差异调整的最优区间范围并不一致。从差异变化的幅度看,等量增长的财政医疗卫生支出将更快地作用于医疗人力资源差异的缩小,说明财政医疗卫生支出对医疗人力资源的影响更为敏感。这主要取决于公立医院当前的薪酬制度,财政投入将直接影响到各地区医疗机构拿出多少资源来提高卫生人员的工资水平。当财政医疗卫生支出增长水平达到8%时,医疗物力资源如固定资产总值的地区差异调整达到最优;而医疗人力资源如卫生人员数的差异则出现这一财政投入水平下的峰值。因此,增长8%的财政支出水平被认为是当前医疗资源配置效率下的临界值——在这一财政投入增长水平下,市场对医疗资源的配置会更多地转移到对医疗设施设备的投入上。

6.3.2　人均医疗卫生支出配置的影响

6.3.2.1　人均医疗卫生支出变化对地区固定资产总值差异的影响

与财政医疗卫生支出相比,人均医疗卫生支出水平对于医疗卫生的物力资本与人力资本的作用随着人均医疗卫生支出水平增长幅度的不同而呈现出相应变化,如图6.5所示。

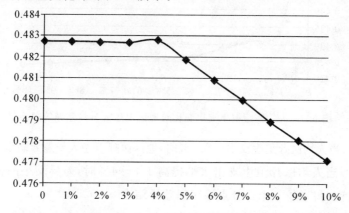

图6.5　人均医疗卫生支出变化对地区固定资产总值差异的影响

(1)当人均医疗卫生支出水平提高到1%～4%区间时,地区固定资产总值水平并未随着人均支出水平的提高而提高,而是保持在一个相对稳定的差异水平上。这意味人均卫生支出对医疗固定资产刺激具有相当长的反射区间,需要足够的增量幅度去刺激个人支出转化为医院固定资产,在此区间下投入无法形成固定资产的有效积累。

(2)当人均医疗卫生支出水平增长提高到 4% 及以上时,地区固定资产差异水平逐渐呈现出下降水平,但下降的幅度较初期更大,在测算水平 10% 的范围内大约维持着每提高 1 个百分点其差异降低 0.001,人均医疗卫生支出水平开始正向作用于地区固定资产差异。

6.3.2.2 人均医疗卫生支出变化对地区卫生人员数差异的影响

人均医疗卫生支出水平的提高对地区间医疗卫生服务差异的缩小具有正向作用,在现阶段的医疗卫生投入效率水平下,提高人均医疗卫生支出对地区卫生人员数的差异具有显著作用,如图 6.6 所示。

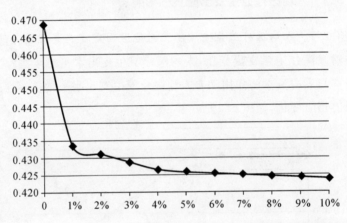

图 6.6 人均医疗卫生支出变化对地区卫生人员数差异的影响

(1)当人均医疗卫生支出提高 1% 时,地区医疗卫生人员差异缩小 0.035。

(2)当人均医疗卫生支出水平提高 1%~4% 时,差异缩小的幅度放缓,维持在每增长一个百分点地区间差异缩小 0.0025。

(3)当人均医疗卫生支出提高水平处于 4%~10% 时,差异缩小范围维持在 0.425 左右的水平上,持续提高人均医疗卫生支出对地区医疗卫生人员数的差异效果逐渐减弱。

总体来看，人均医疗卫生支出的效果有助于缩小地区间卫生人员配置的差异，但差异水平缩小量并不随着人均医疗卫生支出的增长呈现显著变化，人均医疗卫生支出对地区卫生人员数的差异贡献率未呈现出相应的正向变化。

6.3.2.3 人均医疗卫生支出对医疗资源配置的影响

(1)人均医疗卫生支出对于医疗卫生人力资源的影响可以用医疗卫生人力资源的短缺来解释。在医疗卫生服务需求量增加，但新价格尚未达到新的均衡价格时，就会出现医疗卫生服务供给的短缺，市场调节下这类短缺会最终消失。在实现均衡的这段时间内，需要保持供给量不断增加，并且略高于需求的增加量。而在医疗卫生服务市场中，医疗卫生服务供给量的反应速度一般慢于医疗卫生需求的变化速度，这时动态短缺带来的是医疗卫生服务价格的升高。供给的弹性越低，动态短缺所持续的时间将越长。若供给量并未随需求量增加而增加，医疗卫生服务市场上就会出现静态短缺或长期短缺。这种状态表现为价格受到控制，医疗卫生服务的供方不能支付较高工资以吸引卫生人员，同时医疗卫生服务人员也可能由于单位时间工资与社会平均工资的差异而不愿意提供更多的服务。也就是说，人均医疗卫生支出表明了人们对医疗卫生服务所愿意支付的价格，在此基础上引导式地提升人均医疗卫生支出水平可以缩短卫生人力资源短缺的时间。

(2)人均医疗卫生支出对地区固定资产总值与卫生人员数差异的影响程度小于财政医疗卫生支出。二者并未出现在测算区间内的最优比重，地区固定资产的差异缩小对于人均医疗卫生支出增加量有着较为严格的约束。当人均医疗卫生支出增加量达到 4% 时，其对地区差异带来的影响才会明显出现。原因之一在于，医疗机构从个人卫生支出所获得的大部分资金用于日常卫生人员工资开支，仅有较少部分转化为医疗机构资产；原因之二在于，医疗机构固定资产更新周期较长。以医疗设施设备为例，只有当对设施设备的需求量超过当前设施设备所能够提供的供应水平时，医疗机构才会考虑固定资产更新改造。

人均医疗卫生支出的增加量达到 4% 时,地区间卫生人员数差异并未出现最低值,但却显现出地区间卫生人员数差异的一个拐点,意味着人均支出水平超过 4% 时,继续增加支出所减少的差异微乎其微。因此,在保证各指标独立性的假设前提下,最佳的调控水平是将人均医疗卫生支出水平提高到 4% 水平以上,这样可以最有效地缩小地区间固定资产总值的差异和卫生人员数的差异。

需要指出的是,与财政医疗卫生支出不同,人均医疗卫生支出属于市场化自发行为,整体提升的水平与个人偏好和医疗卫生服务市场发展程度相关。一般认为个人医疗卫生支出水平与个人收入成正比,并随着医疗卫生服务水平的提高而提高。因此,依靠政府宏观调控不一定会带来人均医疗卫生支出水平的提高,在医疗市场中反而可能存在政府支出(投资)对个人支出(投资)的挤出效应。这就提醒政策制定者,应该更多地依靠间接的引导手段,更多地依靠补需方,比如利用补贴医疗健康保险措施降低就医成本以拉动个人医疗卫生消费。

第一阶段卫生投入变化对产出差异的影响情况如表 6.4 所示。

表 6.4 全国第一阶段卫生投入变化对产出差异影响情况

GE 指数 增长率	财政医疗卫生支出		人均医疗卫生支出	
	固定资产总值	卫生人员数	固定资产总值	卫生人员数
0	0.4827	0.4685	0.4827	0.4685
1%	0.4748	0.4499	0.4827	0.4335
2%	0.4670	0.4334	0.4827	0.4311
3%	0.4594	0.4204	0.4827	0.4288
4%	0.4523	0.4074	0.4828	0.4266
5%	0.4454	0.3954	0.4819	0.4259
6%	0.4416	0.3342	0.4809	0.4255
7%	0.4322	0.3741	0.4800	0.4251
8%	0.4050	0.4119	0.4789	0.4246
9%	0.4201	0.3552	0.4780	0.4242
10%	0.4143	0.3465	0.4771	0.4238

6.3.3　固定资产总值配置的影响

在现有研究文献中,固定资产总值基本上作为研究地区差异的产出指标,而实际衡量医疗卫生服务的最终产出应该更加注重医疗服务的实际效果。后者是建立在医疗机构的技术水平与服务能力上的,对应于地区疾病治愈的成功概率与基本医疗服务的提升。因此,不能认为增加固定资产总值可以直接缩小地区医疗卫生服务水平差异,但固定资产总值可以间接看成是医疗卫生服务产出效果的中间变量。

6.3.3.1　固定资产总值变化对地区孕妇死亡率差异的影响

受固定资产总值变化的影响,地区孕妇死亡率的差异变化有其特殊性,如图 6.7 所示。

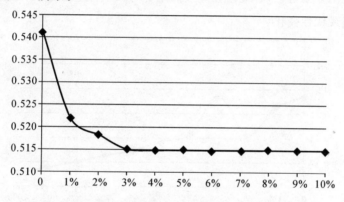

图 6.7　固定资产总值变化对地区孕妇死亡率差异的影响

(1)初期固定资产总值增长带来的差异缩小是显著的,当其增量增长 1% 时,地区孕妇死亡率的差异将缩小 0.017。

(2)当固定资产总值增长率处于 1%～3% 时,单位固定资产增量带来的差异变化率变小,固定资产增量每提高 1 个百分点,差异缩小约 0.003。在 3% 以上,随着固定资产增量的提升,地区孕妇死亡率的差异值基本维持在一个相对稳定的水平,固定资产总值对地区孕妇死亡率的差异影响作用不大。超过这一水平后,继续增加地区固定资产总值,并不能带来地区间孕妇死亡率差异的减少。

综合来看,地区间固定资产总值的差异与地区妇幼保健水平差异存在相关性。产出指标达到同等标准下(如孕妇死亡率维持在某一水平),地区需要增加的固定资产数量不同。在曲线上表现为:当各省(自治区、直辖市)固定资产总值同时增加一个较小比重时,增加的固定资产总值能较大范围地作用于大部分地区孕妇保健水平提升,表明其差异缩小程度较为明显。而随着比重的提升,差异缩小的贡献程度来自于孕妇保健设施设备较为薄弱的地区,在曲线上即表现为单位固定资产增量所带来的差异缩小量下降。

6.3.3.2 固定资产总值变化对地区住院人数差异的影响

由图 6.8 可知,各地区住院人数差异并没有随着固定资产总值的增加而呈现线性变化。

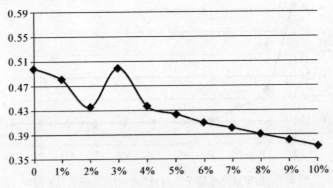

图 6.8 固定资产总值变化对地区住院人数差异的影响

(1)当固定资产总值增长水平处于 2%以下时,地区住院人数差异随着固定资产总值增加而逐渐减小。

(2)当固定资产总值增长水平处于 2%～3%时,地区住院人数差异随固定资产总值增加而增加,并在 3%处达到地区差异的最大值 0.4995。

(3)随后,地区住院人数的差异随固定资产总值的增长逐渐呈现下降趋势,增长水平在 3%～4%的差异变化率为,固定资产总值每提高 1 个百分点,地区住院人数差异下降约 0.063。

(4)增长水平处于 4%～10%的差异变化率为,固定资产总值每提高
1 个百分点,地区住院人数差异下降 0.011,并且表现出较为稳定的下降
趋势。

综合来看,地区住院人数差异波动出现在固定资产总值增长水平较
低的阶段,同时也是由较高差异变化率向较低差异变化率转变的节点,表
明现阶段固定资产总值增长对大多数地区住院人数差异的影响效果显
著,增长的固定资产总值能够提升大部分地区整体住院人数。从差异变
化的曲线来看,固定资产总值增长对住院人数差异缩小的原因在于,各地
区相对提升的住院人数不一样。当增长率水平处于 2%～3%时,地区住
院人数差异上升,在各地区效率水平一定的情况下,差异上升与各地区对
固定资产总值需求临界值相关,固定资产总值的增加部分能更快被住院
人数较高地区所利用,从而引起地区间住院人数差异增大。显然,此种趋
势并不会长期存在,一旦突破各地区固定资产总值的需求临界点,地区之
间住院人数的差异便会随着固定资产总值的增长而逐渐降低或保持
平稳。

6.3.3.3 固定资产总值变化对地区诊疗人次差异的影响

由图 6.9 可知,固定资产总值变化总体上能够较为有效地缩小地区
诊疗人次的差异,且差异缩小的程度随地区固定资产总值增幅的不同而
不同。

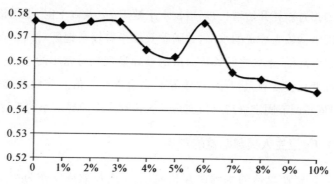

图 6.9　固定资产总值变化对地区诊疗人次差异的影响

(1)当固定资产增长水平处于 3％及以下水平时,地区诊疗人次差异基本保持不变,GE 指数在 0.576 左右波动。

(2)当固定资产增长水平处于 3％～5％时,地区诊疗人次差异明显下降,差异变化率为固定资产总值每提高 1 个百分点,地区诊疗人次差异下降 0.0071。

(3)当固定资产增长水平处于 5％～6％时,地区诊疗人次差异开始上升,并在固定资产增长水平为 6％时达到最高,为 0.5766,地区诊疗人次差异值回到最初状态。

(4)当固定资产增长水平处于 6％及以上水平时,地区诊疗人次差异逐渐下降,其差异变化幅度在 7％～10％逐渐趋于稳定,维持在固定资产总值每提高 1 个百分点,地区诊疗人次差异下降 0.0028。

综合分析,地区诊疗人次差异极值出现在固定资产总值增长偏中的水平,低水平固定资产总值增长量并不能立即缩小地区诊疗人次差异。这意味着地区诊疗人次差异的变化对固定资产增长水平要求较高,增长的固定资产总值并不能快速转化为地区诊疗人次的提升。当固定资产总值增长水平处于 3％～5％时,效率指数相对较低的地区提升幅度超过效率指数相对较高的地区,诊疗人次的差异开始明显缩小;当固定资产总值增长水平处于 5％～6％时,增加的固定资产总值对地区诊疗人次的影响程度上升,效率指数较高地区的诊疗人次增长幅度相对较高,地区之间诊疗人次的相对差异开始增长;当增长水平处于 7％及以上时,地区诊疗人次差异程度维持较为稳定的水平,并随着效率指数较高地区对固定资产总值的依赖程度降低,地区之间诊疗人次的差异呈现相对缩小的态势。从指标地区差异变化程度看,诊疗人次差异对固定资产总值变化敏感,波动起伏大,表明依靠调节固定资产总值实现地区诊疗人次差异缩小的难度较大。

6.3.4 卫生人员数配置的影响

与固定资产总值的基础属性相同,卫生人员数通常作为衡量地区医疗卫生服务水平的重要指标之一。在医疗卫生人员人均配置水平较低的地区,加大医疗卫生人员教育培训的力度能够有效缓解医疗卫生人力资本需求的矛盾,但其结果并不一定能达到医疗卫生人员配置地区均等化的目标。因此,本书提出卫生人员数的产出效率的概念,将卫生人员数差异的概念转向医疗卫生服务力差异的概念上,避免地区卫生人员越多越好的误区,同时还能把地区卫生人员数的均等化转化为医疗卫生人力资本产出的均等化,解决如何评价人力资本最优配置的问题。

6.3.4.1 卫生人员数变化对地区孕妇死亡率差异的影响

由图 6.10 可知,地区孕妇死亡率差异与卫生人员数增量呈现完全的正相关。与固定资产总值对地区孕妇死亡率差异的影响不同,卫生人员数的增长与地区孕妇死亡率差异的水平并没有呈现起伏变化。

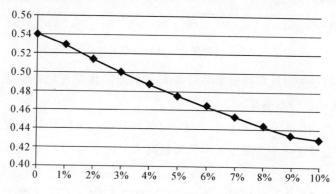

图 6.10 卫生人员数变化对地区孕妇死亡率差异的影响

测算结果显示,地区卫生人员数每提升 1 个百分点,地区孕妇死亡率的差异程度下降约 0.013,这种变化一直保持到卫生人员数增长率在 9% 以内,当超过这一水平时,卫生人员数的增长对地区孕妇死亡率差异缩小的贡献开始减弱,大约是每提升 1 个百分点,地区孕妇死亡率的差异程度下降 0.005。因此,地区卫生人员数的增长对地区产出效果的要求没有之前指标那么苛刻,其差异程度也会随之无限缩小,反映在 GE 指数上可能是较小但不会等于零的数值①。若以 GE 指数无限接近于零为目的,则有可能会出现增加财政负担反而造成医疗资源分配不均等问题。

6.3.4.2 卫生人员数变化对地区住院人数差异的影响

由图 6.11 可知,卫生人员数的变化对地区住院人数影响幅度较大。

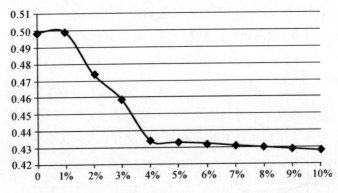

图 6.11   卫生人员数变化对地区住院人数差异的影响

(1)当卫生人员数增长水平提高 1％时,地区住院人数差异受卫生人员数增长的影响不明显。

(2)当卫生人员数增长水平处于 1％～4％时,地区住院人数差异显著下降,差异变化率为卫生人员数每提高 1 个百分点,地区住院人数差异下降约 0.022。

(3)当卫生人员数增长水平处于 4％及以上,地区住院人数的差异下降程度较之前变小,差异变化率为卫生人员数每提高 1 个百分点,地区住院人数差异下降 0.001。

综合来看,较低增长水平的卫生人员数对地区住院人数差异作用明显,卫生人员数提升 4％时的差异贡献占卫生人员数提升 10％所产生的总差异的 91.67％;而随着卫生人员数的继续提升,地区住院人数的差异逐渐平稳下降,表明提升地区卫生人员数存在缩小地区住院人次差异的可能。

---

①   GE 指数所测算的数值是地区间的相对差异的反映,指标数值的大小变化能反映地区差异程度的变化,但数据本身的大小并没有现实的经济意义支持。

6.3.4.3 卫生人员数变化对地区诊疗人次差异的影响

由图 6.12 可知,卫生人员数的变化对地区诊疗人次差异缩小具有显著作用。

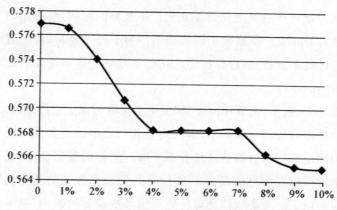

图 6.12 卫生人员数变化对地区诊疗人数差异的影响

(1)当卫生人员数增长水平处于 1% 以下时,地区诊疗人次差异变化呈现下降趋势,但变化不太明显。

(2)当卫生人员数增长水平处于 1%~4% 时,地区诊疗人次差异变化较为明显,差异变化率为卫生人员数每提升 1 个百分点,地区诊疗人次差异缩小 0.003。

(3)当卫生人员数增长水平处于 4%~7% 时,地区诊疗人次并未随着卫生人员数的提升而降低,而是保持一个相对稳定的水平。

(4)当卫生人员数增长水平处于 7% 及以上时,地区诊疗人次差异继续随卫生人员数的提升而逐渐下降,且其下降的幅度越来越小。

综合来看,地区诊疗人次的差异对卫生人员数的提升呈现多阶段变化。4% 以下的卫生人员数增长水平对地区诊疗人次差异作用明显,而 4%~7% 的卫生人员数增长水平对地区诊疗人次作用几乎为零,意味着此增长区间下各地区诊疗人次基本维持不变,医疗人力资本积累效用并未开始显现;随着卫生人员数继续提升,地区间的医疗人力资本积累效用开始释放,医疗卫生服务产出全面增加,诊疗人次也相继提升,并逐渐向医疗人力资本效率利用水平较高的地区转移,地区诊疗人次差异表现为逐渐缩小的态势。

6.3.4.4　卫生人员数(固定资产总值)对地区婴儿死亡率差异的影响

测算固定资产总值变化对婴儿死亡率差异的影响,呈现出与卫生人员数变化对婴儿死亡率影响相同的结果。为了便于分析,将二者结合起来测算地区效率指数,综合分析婴儿死亡率差异变化不受物力资本与人力资本影响的原因。

如图 6.13 所示,测算中间变量(卫生人员数与固定资产总值)对医疗卫生最终产出效果的结果显示,地区间婴儿死亡率的差异并未随着卫生人员数与固定资产总值的数量增长而下降。测算的数据显示,当医院卫生人员数或固定资产总值提高 1% 时,婴儿死亡率数据的变化量级别在 10^{-5} 数量级以下。考虑软件处理可能产生系统误差的影响,基本上可以认为地区间婴儿死亡率的差异保持不变,中间产出指标增长水平并未对地区间婴儿死亡率的差异造成影响。

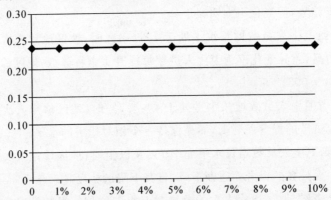

图 6.13　固定资产总值(卫生人员数)对地区间婴儿死亡率差异的影响

导致这种结果的原因有以下两点:①地区间婴儿死亡率的 GE 指数在测算的所有指标变量中的取值最小,仅为 0.2382,表明地区之间的差异较小,实现差异缩小需要投入的成本巨大;②测算中间变量与产出变量的效率指数时,以上海、西藏、青海和海南四个省(自治区、直辖市)的效率值最高,西藏、青海和海南的卫生人员数与固定资产总值在全国排名相对靠后,在婴儿死亡率相对较低的水平内,这些地区的单位卫生人员数与固定资产总值的效益要显著高于其他地区,因此对应的增量难以将其他地区的相对效率值提升到生产前沿面上,导致变化的数量对差异的影响效果变小。

第二阶段卫生投入变化对产出差异影响情况如表 6.5 所示。

表 6.5 全国第二阶段卫生投入变化对产出差异影响情况

GE 指数 增长率	固定资产总值				卫生人员数			
	孕妇死亡率	婴儿死亡率	住院人数	诊疗人次	孕妇死亡率	婴儿死亡率	住院人数	诊疗人次
0	0.5413	0.2382	0.4990	0.5770	0.5413	0.2382	0.4990	0.5770
1%	0.5218	0.2382	0.4809	0.5749	0.5290	0.2382	0.4990	0.5766
2%	0.5183	0.2382	0.4352	0.5765	0.5140	0.2382	0.4738	0.5740
3%	0.5150	0.2382	0.4995	0.5766	0.5002	0.2382	0.4589	0.5706
4%	0.5149	0.2382	0.4363	0.5654	0.4875	0.2382	0.4341	0.5682
5%	0.5149	0.2382	0.4237	0.5623	0.4754	0.2382	0.4331	0.5652
6%	0.5149	0.2382	0.4091	0.5766	0.4641	0.2382	0.4320	0.5682
7%	0.5149	0.2382	0.4009	0.5563	0.4536	0.2382	0.4310	0.5682
8%	0.5149	0.2382	0.3906	0.5535	0.4435	0.2382	0.4300	0.5682
9%	0.5149	0.2382	0.3808	0.5507	0.4339	0.2382	0.4289	0.5682
10%	0.5149	0.2382	0.3715	0.5478	0.4294	0.2382	0.4279	0.5682

注:本表数据基于 Matlab 6.5 软件测算得到。

6.3.5 对地区差异不同影响的指标分类

总体来看,各指标变化对地区差异的影响表现出以下特征。

(1)增长水平存在最优值。这类指标包括财政医疗卫生支出与固定资产总值、财政医疗卫生支出与卫生人员数、固定资产总值与住院人数、固定资产总值与诊疗人次。当这类指标的增长量达到某一临界水平时,对地区差异缩小的贡献最大;当超过这一水平时,其作用反而减少。对应的政策方向是,应将增量水平控制在这一临界值水平左右,以便能够最大限度地提升医疗资源配置的效益。

(2)较低的增长水平能够有效地刺激差异的缩小。这类指标包括人均医疗卫生支出与卫生人员数、固定资产总值与孕妇死亡率。当这类指标在原有基础上增加 1% 时,对应产出指标差异曲线变化幅度最大,而之后的差异水平随指标增长的变化率降低,当指标增长量提高到一定程度时,地区差异程度基本维持在较为稳定的水平。对应的政策方向是,在医疗资源有限的条件下,可以适当调节这方面的投入,通过更科学的分配机制达到资源配置效益最大化的目的。

(3)增长水平与差异缩小正相关。这类指标包括人均医疗卫生支出与固定资产总值、人均医疗卫生支出与卫生人员数、固定资产总值与孕妇死亡率、卫生人员数与孕妇死亡率、卫生人员数与诊疗人次、卫生人员数与住院人数。这类指标的差异缩小程度与投入之间表现出极大的正相关性,其差异的变化程度也较为稳定,这在一定程度上可以反映出这类投入对对应产出具有极高的转化效率。对应的政策方向是,当这类产出存在较大的市场需求时,可以适当在投入上进行倾斜,这样能够保证最大限度地满足市场需求,实现地区的供需均衡。

6.4 以海南为例的具体应用

运用 GE 指数测量的全国医疗卫生服务差异值是各省(自治区、直辖市)所对应的各个医疗卫生服务指标的差异值之和。由于逆 DEA 所测算的是在相同技术水平下决策单元的最优产出,在保持原有效率水平下,投入增加所带来的产出差异的变化同样会作用于地区内部的差异。因此,在分析地方性投入变化对各地区差异的影响时,可以各地区之间差异的缩小程度作为评价各指标投入调节对地区差异的贡献程度,且为了保证所测得结果更具有实际可操作性,可选取全国各省(自治区、直辖市)中最高的综合技术效率水平作为参考对象。本书以海南为例做进一步的分析。

6.4.1 财政医疗卫生支出调节对海南的影响

相对于全国水平而言,海南整体差异的变化程度与全国水平的差异曲线变动情况大体相似。海南与其他省(自治区、直辖市)之间的固定资产总值与卫生人员数的差异随着财政医疗卫生支出水平的提高呈现出不同的变化,如图 6.14 所示。

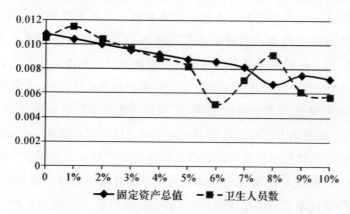

图 6.14 财政医疗卫生支出调节对海南的影响

当财政医疗卫生支出增长水平处于 6% 以下时,固定资产总值差异变化受财政医疗卫生支出影响呈现下降趋势,财政医疗卫生支出每提高1 个百分点,海南与全国其他地区之间的固定资产总值差异缩小约0.00037;当财政医疗卫生支出增长水平达到 8% 时,海南与其他地区差异达到最小,为 0.00674;而之后随着财政医疗卫生水平增长,其固定资产总值差异保持在增长水平 6% 以前的下降速率。反观卫生人员数,当地方性财政医疗卫生支出增长水平在 1%～5% 时,政府财政投入带来的地区间差异缩小量较低;当地方性财政医疗卫生支出水平超过 5% 时,财政医疗卫生支出增量带来的差异缩小量变大,到 6% 时出现这一水平下的差异最低值;而随着地区财政投入的增长,差异并没有呈现继续下降的趋势,反而开始增大,只有当地方性财政医疗卫生支出的增长超过 8%时,海南与全国其他地区的差异才开始相对缩小。

地方之间的差异不同于全国总水平的差异,地方性财政投入受到地方自身财力的制约,因此地区间差异存在博弈的空间。特别是在财政医疗卫生投入相对薄弱的地区,虽然较低增量水平可能带来差异的缩小,但也可能压缩固定资产总值以外的其他指标均衡的空间,这一点可以在卫生人员数上得到反映。较为保守的做法是以医疗资源全面均衡为目标,尽可能地提高财政医疗卫生支出的增长水平。地方性财政支出在调节海南与全国其他地区在卫生人员数上的差异效果没有固定资产总值明显,固定资产总值出现地区差异最小值的临界点处于财政增长水平 8% 左右,在此之前,财政增量所带来的差异缩小量较低。与固定资产总值的差异走势不同,当海南财政医疗卫生支出增速超过 8% 时,卫生人员数与其他地区的差异表现出下降的态势,在增长水平为 9% 时逐渐变得平缓。综合看来,海南地方性财政医疗卫生支出对地区差异的影响表明,财政医疗卫生支出的较低增长水平能够降低海南与其他地区之间固定资产总值与卫生人员数的差异,但这种低增长水平所带来的差异缩小量并不稳定,一旦支出增长率有较大增长空间时,两个产出指标与其他地区的差异会呈现两种不同方向的变化,使得政府对于医疗卫生的财政政策变得模糊。

6.4.2　人均医疗卫生支出调节对海南的影响

如图 6.15 所示,海南与全国其他地区之间的固定资产总值与卫生人员数的差异随着人均医疗卫生支出水平的提高大体上呈现下降的趋势。固定资产总值的差异随人均医疗卫生支出增长变化较为平缓,当其增长水平处于 1%～4% 时,海南与其他地区的固定资产差异保持不变,低水平的人均医疗卫生支出的增长不足以降低地区之间的差异。增长的人均医疗卫生支出转移到其他医疗资源配置上,表现为在这一增长水平区间内海南与其他地区的卫生人员数差异下降明显。当人均医疗卫生支出增长水平超过 4% 时,海南固定资产差异随着人均医疗卫生支出的增长而逐渐缩小,其差异变化率也维持在较为稳定的水平。可见,较高水平的人均医疗卫生支出有助于地区之间固定资产总值差异的缩小。

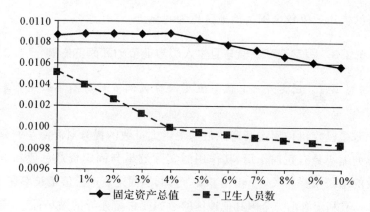

图 6.15 人均医疗卫生支出调节对海南的影响

与人均医疗卫生支出对海南与其他地区固定资产总值的影响差异相比,人均医疗卫生支出对卫生人员数的差异缩小程度在低水平增长率上的效果要高于在高水平增长率上的效果。当人均医疗卫生支出增长水平处于1%～4%时,人均医疗卫生支出单位增量所带来的差异缩小量的效益最大。当人均医疗卫生支出增长水平超过4%时,人均医疗卫生支出单位增量所带来的差异缩小量减少,但整体上海南与其他地区的差异仍保持随增长率提升而下降的趋势。

综合分析海南人均医疗卫生支出对地区差异的影响表明,人均医疗卫生支出的较高增长水平对于降低海南与其他地区之间固定资产总值与卫生人员数的差异作用显著。虽然固定资产总值、卫生人员数的差异与人均医疗卫生支出增长呈现同方向变化,但在4%的分界点上两者出现方向相反的变化,前者差异变化率上升而后者差异变化率下降。从两条曲线的走势可以看出,人均医疗卫生支出低水平增长的作用效果在卫生人员数指标上更为显著,其原因与人均医疗卫生支出所具备的消费属性和医疗卫生机构支出结构相关。

相对于全国水平而言,海南整体差异的变化程度与全国水平的差异曲线变动情况大体相似,不同之处在于海南人均医疗卫生支出对卫生人员数差异变化幅度较全国水平更为平缓,意味着人均医疗卫生支出对于海南的作用效果较全国其他地区更为明显。

6.4.3 固定资产总值与卫生人员数调节对海南的影响

6.4.3.1 固定资产总值与卫生人员数调节对海南孕妇死亡率差异的影响

海南医疗机构固定资产总值与卫生人员数的提升对海南孕妇死亡率差异的缩小具有正向作用,其作用的实际效果与固定资产总值和卫生人员数的增长水平相关[①]。由图 6.16 可知,当固定资产总值增长率在 1%～2%时,有利于海南与全国其他地区的孕妇死亡率差异的缩小;而随着固定资产总值的不断提升,海南孕妇死亡率的差异程度基本保持不变。固定资产总值对海南孕妇死亡率的差异的贡献在较低增长水平时已经基本实现,表明海南与其他地区在孕妇死亡率上的差异和固定资产投入有一定关系,但并非主要影响因子。地区孕妇死亡率的差异主要来源于其他投入。

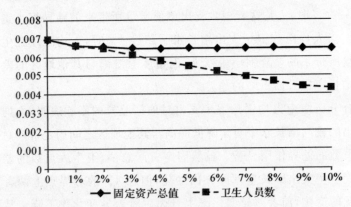

图 6.16 固定资产总值与卫生人员数调节对海南孕妇死亡率差异的影响

在卫生人员数影响方面,海南孕妇死亡率的差异随地区卫生人员数

---

① 由于固定资产总值与卫生人员数属于中间指标,其作为投入指标具有独立性,不存在相互影响的关系,为更好地分辨两者对于产出变量的作用,这里将两者作用的差异曲线集中在同一个图中进行分析。

的增长呈现递减变化。当卫生人员数的增长水平处于 $1\%\sim9\%$ 时,其差异变化率基本维持在一个较为稳定的数值;当卫生人员数的增长率超过 9% 时,差异变化率逐渐降低,差异曲线也逐渐趋于平稳,表明卫生人员数增长在高水平时对海南孕妇死亡率差异的影响程度开始下降。

与全国水平相比,两条差异曲线的变化趋势基本保持一致,不同之处在于初期增量的刺激过程中海南孕妇死亡率差异变化程度较为平缓,表明海南在孕妇死亡率差异上对固定资产总值的敏感程度低于全国平均水平。若以实现地区妇幼保健均等化为目标,则海南需要增加妇幼保健的人力资本支出,以提升服务水平缩小地区差异。

6.4.3.2 固定资产总值与卫生人员数调节对海南婴儿死亡率差异的影响

在测量中间变量与产出变量之间的影响关系时,海南婴儿死亡率的差异变化同样出现类似于全国水平下维持基本不变的状况。如图 6.17 所示,婴儿死亡率的差异值维持在 10^{-5} 数量级下,不受固定资产总值与卫生人员数增长的影响,其原因在于测算中间变量与产出变量的投入产出效率时,海南省的效率指数接近于 1,中间变量的变化量受到效率指数的影响,对于婴儿死亡率差异的缩小空间作用几乎为零。

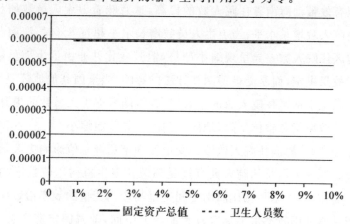

图 6.17 固定资产总值与卫生人员数调节对海南婴儿死亡率差异的影响

6.4.3.3　固定资产总值与卫生人员数调节对海南住院人数差异的影响

如图 6.18 所示,当固定资产总值增长水平处于 2% 及以下时,固定资产总值增量对于海南与全国其他地区住院人数差异变化明显,约为固定资产总值每提 1 高个百分点,海南与全国其他地区住院人数差异缩小0.0004;当固定资产总值增长水平处于 2%~4% 时,海南与全国其他地区之间的差异存在扩大趋势,从全国其他地区固定资产总值对住院人数影响中可以看出,差异增大的原因是全国其他地区在此增长区间的固定资产总值对住院人数影响较大,相对而言海南与全国其他地区差异增大;当固定资产总值增长水平处于 4% 及以上时,固定资产总值对住院人数的影响仍在继续,约为固定资产总值每提高 1 个百分点,海南与全国其他地区住院人数差异缩小 0.0003。与固定资产总值的影响相比,海南住院人数差异大小与卫生人员数增长水平呈现不相一致的变化。当卫生人员数增长水平处于 3% 及以下时,增长的卫生人员数有助于海南与全国其他地区住院人数差异的缩小,此增长水平区间下差异变化率为卫生人员数每提高 1 个百分点,海南住院人数差异减少 0.0016;之后随着卫生人员数的增长,海南与全国其他地区住院人次的差异逐渐增大,在增长水平处于 8% 时达到最高,为 0.0106,在此增长水平区间内,增长的卫生人员数未能有效带动海南省住院人数的提高,这意味着卫生人员数增长水平超过住院人数增长水平;当卫生人员数增长水平超过 8% 时,海南与全国其他地区住院人数差异呈现缩小趋势,但其变化并非由卫生人员数的实际作用效果决定,而是受模型测算方法的影响,当全国其他地区卫生人员数能够满足本地区住院人数的有效需求时,随着卫生人员数的提升,模型所测算的效率指数整体下降,地区之间的差异开始缩小。

综合来看,海南住院人数差异受地区固定资产总值影响更大,影响周期更长。这一方面与住院人数直接受到医疗卫生机构床位数影响有关;另一方面,较全国水平相比海南中间变量与产出变量的效率指数偏低,固定资产总值利用效率水平具有较大的提升空间,随着固定资产总值的提升能够更大程度地激活潜在的住院需求人数。与此同时,海南对于提升

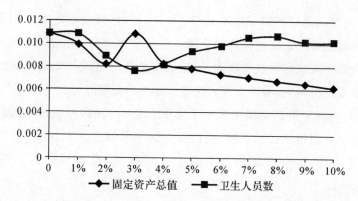

图 6.18　固定资产总值与卫生人员数调节对海南住院人数差异的影响

卫生人员数的政策选择应该更加谨慎,严格把握好住院人数差异与有效需求之间的关系。

6.4.3.4　固定资产总值与卫生人员数调节对海南诊疗人次差异的影响

如图 6.19 所示,固定资产总值的提升整体上有助于海南诊疗人次差异的缩小,具体表现为以下几种情形。

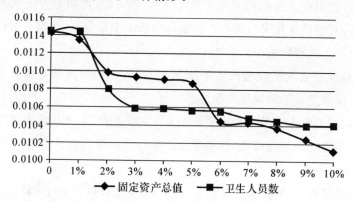

图 6.19　固定资产总值与卫生人员数调节对海南诊疗人次差异的影响

(1)当固定资产总值增长水平处于 2% 以下时,海南诊疗人次的差异变化率为固定资产总值每提高 1 个百分点,海南诊疗人次差异减少 0.0002。

(2)当固定资产增长水平处于 2％～5％时,海南诊疗人次差异变化幅度随固定资产总值的提高而下降。但从全国差异变化看,该增长水平区间内诊疗人次差异波动较大,固定资产总值对全国其他地区诊疗人次的影响要比海南大,海南诊疗人次差异缩小的幅度降低。

(3)当固定资产总值增长水平处于 5％～6％时,海南诊疗人次差异随固定资产总值增长而下降,其差异变化率与增长水平处于 2％以下区间相似,即固定资产总值每提高 1 个百分点,海南诊疗人次差异下降 0.0002。

(4)当固定资产总值增长水平处于 7％及以上时,海南诊疗人次差异继续保持下降趋势,其差异变化率也逐渐缩小。

与固定资产总值相比,卫生人员数对海南诊疗人次差异的作用呈现出前高后低的特征,具体可以归纳为以下几种情况。

(1)当卫生人员数增长水平处于 1％以下时,海南诊疗人次的差异基本保持不变。

(2)当卫生人员数增长水平处于 1％～3％时,海南诊疗人次差异降幅明显,其差异变化率为卫生人员数每增长 1 个百分点,海南与全国其他地区诊疗人次差异减少 0.0004。

(3)当卫生人员数增长水平处于 3％～6％时,海南与全国其他地区诊疗人次的差异下降幅度不明显。

(4)当卫生人员数增长水平处于 6％及以上时,海南诊疗人次差异随卫生人员数增加继续降低,其差异变化率较前一增长水平有所上升,维持在 0.0002 左右。

综合来看,当增长水平处于 6％以下,卫生人员数对于海南诊疗人次差异贡献程度要高于固定资产总值,而随着增长水平不断提升,固定资产总值对于海南诊疗人次差异的贡献程度超过卫生人员数。在现阶段,提升卫生人员数能够更快地缩小海南与全国其他地区的差距,而从长期角度分析,持续增加固定资产投入才能保证缩小海南与全国其他地区诊疗人次差异。

6.4.4　地区投入调整对海南的影响

6.4.4.1　中间变量差异与地区财政支出和个人支出水平相关

在海南,相同水平下的政府支出与个人支出对于中间指标的差异变化率不同,具体表现为:政府性财政卫生支出在低增长水平下对固定资产总值均等化的效果要优于卫生人员数均等化,在高增长水平下对卫生人员数均等化的效果要优于固定资产总值均等化;人均医疗卫生支出在低增长水平下对卫生人员数均等化的效果要优于固定资产总值均等化,在高增长水平下对固定资产总值均等化的效果要优于卫生人员数均等化。从实际效果看,财政性医疗卫生支出作用偏向于固定资产总值差异的缩小,人均医疗卫生支出作用偏向于卫生人员数差异的缩小。

6.4.4.2　地区差异缩小本质上是提升地区投入产出效率的结果

比较地区差异与全国差异曲线可以看出,当地区投入产出效率较低时,其对应投入变化所带来的差异缩小量较小,对应差异曲线的前半段较为平缓;而当地区投入产出效率较高时,该地区所对应的差异会较快地收敛到一个稳定的水平,并且由于某类指标收敛较快,会间接提升其他对应产出差异达到稳定的收敛速度。因此,地区差异缩小或实现均等化的必要条件是实现地区整体投入产出效率的提升。

6.4.4.3　地区差异变化率反映地区投入的需求程度①

地区差异变化率是指单位差异的缩减幅度与单位投入变化幅度之比,它表明投入增长量对地区差异缩小的贡献程度。从差异曲线的变化趋势看,大部分会经历一个从低水平增长产生较高差异变化到高水平增长产生较低差异变化的过程。而当差异变化率维持不变时,表明投入变化仍能够带来产出指标差异的缩小,但其变化程度不随投入的变化而变化,而是保持在一个相对稳定的水平。

---

① 地区产出指标的差异敏感性与投入指标有关,在选择婴儿死亡率作为产出变量时,并未考虑到现阶段中间变量对其作用较小甚至几乎为零的状况,而对于地区其他产出指标差异,则表现出不同投入变量的差异变化不同的特征。

6.5 逆 DEA 模型测算结果及政策含义

6.5.1 测算结果

医疗卫生投入实际上是一个阶段性的过程,其显著特征表现在当期投入不能直接在当期产生收益。因此,在考虑投入阶段性的问题时,需要对投入产出过程进行分离。本书将医疗资源投入的测算过程分为两个阶段:第一阶段表现为财政医疗卫生支出、人均卫生支出作为医疗资源的直接投入,产出为固定资产总值和卫生人员数;第二阶段表现为随着基本医疗服务投入水平提高,增加的固定资产总值和卫生人员数所带来的婴儿死亡率、孕妇死亡率、住院人数和诊疗人次的变化。根据这两个阶段对中国地区之间进行医疗资源配置的效率评价,分析各阶段投入指标变化如何影响海南医疗卫生服务差异,得到如下结论。

(1)财政医疗卫生支出增长水平控制在 6%～8%时,能够最大化地缩小地区在固定资产总值与卫生人员数上的差异。

(2)人均医疗卫生支出水平提升越高,越有助于地区固定资产总值与卫生人员数差异的缩小,并且提升水平最好要高于 4%。

(3)现阶段固定资产总值与卫生人员数的提高对于缩小地区间婴儿死亡率差异的作用很小,几乎为零。

(4)固定资产总值和卫生人员数提升水平越高,对于产出指标差异缩小贡献程度越大,在财力和人力资本配置有限的条件下,全国固定资产总值增长水平控制在 5%时能够极大化实现各产出指标均等化,全国卫生人员数的增长水平控制在 4%时最有利于全国各产出指标差异的缩小。同时,不同的产出指标在实现最大化缩小差异过程中,对固定资产总值与卫生人员数增长水平区间的要求不同,中间指标对于实现各产出指标差异最优缩减的增长区间不一致。

（5）海南医疗卫生产出效率的改进以全国最优技术效率地区为参考标准，海南要突破原有模式实现跨越发展，需要彻底改变海南医疗资源配置结构和管理体系效率掣肘，这样才能够从根本上解决海南医疗卫生投入产出效率偏低的状态，助力海南缩短与全国其他地区基本医疗服务之间的差异。

6.5.2 政策含义

根据本章研究的结论，要实现基本医疗服务均等化，在医疗资源配置的政策安排上需要注意以下几点。

6.5.2.1 兼顾利益主体与资源配置效率的结构性改革

医疗卫生体制改革实质上是通过改进医疗资源的配置效率，实现社会公共财富的再分配，在这个过程中，既要注重社会公平与正义，又要协调各个利益主体间的逐利博弈和理性之间的平衡张力。本书分析表明，实现基本医疗服务均等化的重点不能只看医疗资源投入的力度和规模，更要依据各地区医疗资源的配置效率进行医疗资源的差异化配置，以实现医疗资源的最佳利用，缩小地区间基本医疗服务的差距。为此，转方式、调结构势在必行，要破解阻碍资源优化配置的结构性、体制性矛盾，改变过去简单投入、低效率产出的路子，更加注重提高医疗资源的配置效率。推动结构性改革必然会引起深刻的利益调整，必须要处理好兼顾利益主体与提高资源配置效率的关系。

6.5.2.2 针对地区差异的医疗卫生服务能力提升

本章研究结论表明，不同地区的支出结构对于地区医疗卫生服务差异缩小程度的影响不同，其主要取决于地区医疗卫生服务水平的发展阶段。医疗卫生服务水平较低的地区，对于政府性支出的依赖程度较高，单位调节所带来的差异贡献值较为明显；在医疗卫生服务水平较高的地区，医疗资源配置更契合市场需求，其对于个人性支出或社会性支出依赖程度更高。因此，要缩小地区间的医疗卫生服务水平差异，提高医疗卫生整体服务能力，应根据各地区现有的医疗服务水平以及医疗资源配置效率情况,有针对性地采取有效措施。第一,重视资源的基础性配置作用,根据个人性支出、社会性支出和政府性支出的不同作用效果,依据医疗服务需求因地制宜制定不同的医疗资源配置方案;第二,改变政府性资源投入配置模式,变投入导向型资源配置方式为产出导向型资源配置方式,以医疗服务需求为导向加强医疗资源供给侧结构性改革;第三,建立资源配置结构性改革成效评价体系,定期评估资源配置方案和改革成效,根据情况变化及时进行调整和完善。

6.5.2.3 建设全民参与的医疗卫生信息化平台

作为准公共产品的医疗卫生服务,完全依托市场调节不能保障基本医疗服务均等化的实现,若以计划手段调节地区医疗卫生服务水平差异,医疗产业的资源结构性与流动性又难以保证,资源配置效率容易受人为的主观性限制。这些年来,政府在治理医药价格过高的过程中将监督力度放在医药企业、医疗机构和医生合谋上,依靠突击检查、法令条文等监管措施在短期内确实能够稳定医疗卫生服务市场环境,但治标不治本,反而会衍生出各利益主体与政府之间的矛盾。因此,在发挥市场机制作用的同时,政府的责任是加强监管力度,提高医疗信息透明度,最大限度消除信息不对称带来的负面影响,规范医疗服务市场行为。为使这一举措取得实效,建设全民参与的医疗卫生信息化平台就显得尤为重要。其不仅有利于引导和规制医疗行业中存在的隐性垄断现象,还能将整个医疗服务市场置于全民监督之下。

6.6 本章小结

本章对中国医疗资源的优化配置进行实证研究,主要回答了"要使地区基本医疗服务差异缩小一定幅度,应如何改变医疗资源的投入"这个基本问题。基于前几章的研究结论,本章构建了逆 DEA 模型,测算要缩小现阶段技术效率水平下中国各省(自治区、直辖市)的医疗卫生服务差异,需要调整的投入变量(中间变量)的幅度。同时,以海南为例进行了具体分析。本章建立不同指标的变化程度与差异变化率之间的关系,得到改进医疗卫生投入产出结构的最优标准,为优化医疗资源投入、实现医疗资源的差异化配置提供可资借鉴的参考数据,以达到逐步实现基本医疗服务均等化的目标。

7 医疗资源优化配置的国际经验

尽管各国的国情不同,医疗卫生制度的特点各异,但根本目的都是为全体公民提供公平、可及、有效的医疗卫生服务。为实现这个目标,每一个国家无论其政治制度和经济发展水平如何,都把医疗资源的优化配置作为提高医疗卫生服务水平的重要手段,即明确采取什么样的制度设计和通过什么方式来合理配置有限的医疗资源。本章对英国、美国、德国、金砖国家、亚洲部分发达国家和地区的医疗卫生制度进行了分析,总结出这些国家和地区为促进基本医疗服务均等化所采取的优化医疗资源配置的主要措施和实践规律,为经济转轨时期中国医疗卫生体制改革和医疗资源的合理配置提供可资借鉴的经验和启示。

7.1 英 国

7.1.1 政府主导型医疗服务体系

英国是典型的政府主导型医疗卫生制度的代表,政府对全国的医疗资源进行集中分配。英国公立医院占到了全国医疗服务机构数量的95%以上,也是世界上最早实行医疗保障制度的国家之一。在医疗资源的配置上,英国既重视公平也兼顾效率。英国医疗卫生制度主要有三大特点,即国家干预、科学的组织管理结构和实行全民医疗保险制度。

(1)国家干预。英国医疗卫生政策深受凯恩斯主义"国家干预"思想的影响,认为单纯依靠市场自动调节难以实现人人享有基本医疗服务的目标,政府应该发挥主导作用。在英国,政府既是医疗服务的提供者,又是购买者。医务人员属于国家工作人员,国民健康卫生服务也是通过国家计划安排的形式予以落实和保障。公立医院的人员工资、基础建设、运行费用等都由政府投入。中央政府或联邦政府根据每个地区的人口结构和其他因素,对各个地区的医院和社区提供医疗保健服务,按人均标准制定预算并拨款给州政府或地方政府,再由州政府或地方政府按医院人头、床位或者医疗服务的提供量进行资金分配。国家对医疗服务市场的干预,不仅为医疗卫生体制改革提供了稳定的资金支持,还可以更加集中地对全国范围内的医疗资源进行分配,从而扩大医疗服务的覆盖范围,更好地实现社会公平。

(2)科学的组织管理结构。英国在西方首创了政府机构负责筹集卫生资金又直接提供服务的国家卫生服务制度(National Health Service,NHS),其核心是推行全民免费的医疗制度。NHS分为三层管理等级,即社区基础医疗系统、地区医院、教学医院,分别对应初级和二级、三级医疗服务机构。医疗服务体系呈现金字塔结构,全科开业医师承担了绝大部分的初级卫生保健服务,位于塔底;三级医疗服务机构位于塔顶。NHS实行中央集中管理制度,执行全国统一的服务标准,覆盖了全体居民,甚至包括在英国居住满半年以上的外国人。在该制度中,医疗服务是基于病人的需要,而不是支付能力,患者无论贫富、种族、性别、职业、收入,一律由国家公共财政支付医疗保健费用。在制度模式上实行城乡一体化,农村和城市实行同一医疗保障制度,没有任何差别。NHS构建了权责明确、精简高效的监管体系,提高了医疗体系运行效率。

(3)实行全民医疗保险制度。英国的全民医疗保险制度在一定程度上受到了新古典学派创始人马歇尔的影响,马歇尔认为国家应提供免费的医疗服务,人们享受医疗服务的权利也是无差别的,不附加任何条件,并且国家所提供的医疗服务必须是最好的服务,而不应是最低标准的服务。英国在 1948 年的《国家健康服务法》中就已明确提出中央政府实行卫生规划,使医生在全国各地区均匀分布①。政府是全民医疗保险的主体,全民医疗保险的预算按全国各地的人口数量进行分配,每个地区的居民都平等地享受到国家医疗保障,体现了国家对医疗资源均等分配的重视。同时,这种以国家税收作为主要来源的全民医疗保险制度也大大降低了患者的经济负担。

7.1.2 改革卫生服务体系的管理方式

英国政府先后对医疗卫生服务制度进行了五次改革,推动 NHS 制度不断趋于完善。2011 年,英国推动新医改,其主要内容有:①撤销 151 家初级卫生保健信托机构,由全科医生和新组建的全科医生联盟负责为患者安排就诊医疗;②撤销英格兰地区的 10 家卫生战略管理局,建立新的 NHS 委员会代行其职责;③引入竞争机制,鼓励私营医疗机构、志愿者组织进入 NHS 体系提供医疗服务,提高医疗体系运行效率②。

在引入市场竞争机制的同时,英国政府也建立了医院的行为规范,成立了法定的政府监管机构和非政府监管机构,并通过一系列行政管理制度和财务规范使约束和激励机制达到平衡状态③。在法定的政府监管机构中,卫生部是最高决策和管理部门,负责统筹规划英国的整体医疗发展蓝图及医疗服务战略的制订和管理。非政府监管机构没有正式的法定权力,但拥有一定的非正式权力。例如,如果皇家医疗学会收回医疗培训认证,NHS 机构将无法招募初级医师。通过改革,英国建立起了权责明确、精简高效的服务和监管体系,提高了医疗机构的运行效率。

---

① 高连克,杨淑琴:《英国医疗保障制度变迁及其启示》,《北方论丛》2005 年第 4 期。
② 姜鑫,罗佳:《基本医疗服务均等化的国际经验借鉴与启示》,《价格理论与实践》2012 年第 4 期。
③ 王晓明,姚永浮:《英国的公立医院管理制度改革及启示》,《医院领导决策参考》2005 年 8 月。

7.1.3 改革医院管理制度

在政府对医疗资源实行完全计划管理的情况下，医疗机构缺乏激励机制，医务人员只领取政府支付的固定工资，职工的报酬与劳动量无关，这直接导致医疗服务效率低下，医务人员积极性差，造成医疗资源的严重浪费。为此，英国对医院管理制度进行了改革，政府由"办医院"转变为"管医院"，组建医院托拉斯，赋予医院在人事聘用、财务管理和日常行政管理方面更多的自主权。

首先，成立医院董事会作为最高管理机构，负责制定医院的总体经营战略，监督并保证医院正常运行和财务安全。董事会主席仍然由国家卫生大臣直接任命。其次，改革医院财务管理制度。医院原始固定资产总额为医院托拉斯所有，公立医院对国家负有债务，债务额为公立医院原始固定资产总额。医院每年将欠款还给卫生局，卫生局再利用这些资金来为当地居民购买医疗服务。最后，地区卫生局和持有基金的全科医生会选择与提供质优价廉服务的医院签订购买合同，使同一地区的不同医院之间展开竞争，控制医疗费用的不合理增长。

7.1.4 减轻国家医疗负担

英国国家卫生服务费用逐年增加且增长速度较快。1949 年为 4.37 亿英镑，1984 年增加至 169.85 英镑，2003 年已达到 500 亿英镑。免费医疗刺激了医疗需求，造成了医疗服务的过度利用和浪费，国民保健费用支出不断增加，使政府背上沉重的财政负担。

为此，英国开始拓宽卫生筹资渠道，减轻政府医疗负担。一方面，控制卫生总费用，由政府预算决定总支出，政府对机器设备、新型技术开发和传播的投资进行严格控制和管理；另一方面，引入竞争机制，开展私人筹资计划（Private Finance Initiatives，PFI），积极鼓励私人资本和商业医疗机构进入医疗服务领域和市场。这样，既解决了公共财力与实际资金需求之间存在的巨大缺口,又通过引进私人投资打破公立医院完全由公共投入的单一模式,并且激发了医院经营的动力,促使医院想方设法地降低运营成本,提高服务效率。此外,英国政府还注重通过利用外资或引进国外先进技术,以弥补英国整体医疗资源的不足,缓解医疗服务供求之间的矛盾。

7.1.5　差异化配置医疗资源

为了更好地利用有限的医疗资源,英国政府将医院服务向社区卫生服务转移。社区卫生资源的配置根据区域内卫生服务的饱和度进行严格控制,其核心的卫生资源分配公式称为 Crossman 公式或 RAWP 公式,主要参数是各区的人口数、年龄、性别、婚姻状况、出生率和死亡率,这些参数都是卫生资源配置的重要依据。同时,实行医疗保健资源向社会弱势人群倾斜,给予老人、残疾人、精神病患者、妇女儿童以优先服务,这是在资源有限情况下政府医疗保健政策的倾斜和差异化。人们把这一政策称为"灰姑娘"服务。

英国社区卫生服务的重要特点在于医患关系的连续性和责任性,这也是英国卫生经验对国际卫生保健的重大贡献。英国的分级诊疗体系中,社区首诊制是其基础,也是整个医疗体系的"守门人"。1948 年 NHS 建立时规定,年满 16 周岁的英国公民和旅居英国的外国人都有资格选择一个全科医师,患者看病时先找自己的全科医生,需要住院或全科医生不能处理的由全科医生介绍给专科医院,患者出院后,由全科医生负责继续康复治疗。如果患者在新驻地暂居,可选择当地的全科医生;若只是短时间外出,可自费就医,回家后在当地卫生局或其他 NHS 机构报销,这就是"经费跟着患者走"。英国现有 90% 的门急诊由全科医生首诊,其中 90% 以上的病例并没有进行转诊,而是由全科医师完成治疗。

7.2 美 国

7.2.1 市场主导型医疗服务体系

美国的医疗卫生制度建立在完全市场化的基础之上,主要由民营医疗管理集团、私人医院等医疗服务组织构成,政府医疗机构很少,美国医疗资源的配置主要以市场调节的方式来平衡。此外,美国是联邦制国家,各州政府有相对独立的立法、执法和司法体系,在卫生发展和管理方面有权建立自己的服务体系,联邦政府只提供政策指导并对部分项目提供经费支持。依靠市场的调节,医疗资源的利用率得到提高,但在公平性上却存在问题。

(1)高度的市场化竞争。美国是发达的市场经济国家中唯一没有实行全民健康保险的国家,医疗服务需求和供给主要依靠市场机制的调节。政府对医疗保障的介入相当有限,真正在医疗保险中承担重要角色的是商业医疗保险,大多数美国人的医疗保险是通过商业保险公司得到的,即便是政府的医疗保险也有一部分是通过商业保险公司运作的。而对于市场机制不能起作用的老人和穷人两大群体,则以法律形式规定建立老年保险和穷人保险,通过政府税收为其提供健康保障。开放的医疗卫生市场,促使医疗服务机构为了在激烈的市场竞争之中获得立足之地,并占有更多的市场份额,不仅在价格和服务上开展竞争,而且也不断地提高医疗技术水平,从而推动了美国医学科技的迅速发展。

(2)筹资方式和保险品种的多样性。美国的医疗卫生资金不仅有财政补贴,也有大量的社会资源,医疗保险制度是美国筹集医疗保险基金的主要方式。筹资方式的不同也带来了保险品种的多样性。美国的医疗卫生体制由不同的私人保险计划和政府"双 M"计划①构成,每一个计划都有自己的规则和工作程序②。美国私人保险计划为迎合医疗市场的各种选择需求,创立了名目繁多的保险种类。美国经济生活中的基本原则就是选择自由,消费者十分重视选择自由,医疗保险形式上的多样性使得参保人有充分的选择空间。美国绝大部分人在私人保险公司里投保,私人保险公司的规模也比较大,一般是营利性质的,但也有非营利性质的,如蓝十字公司、蓝盾公司等。私人保险公司的形式不同,其收费方式也不一样。不同的付费方式能较好地适应不同人群的不同需求。

(3)医疗服务缺乏公平性。美国医疗服务不公平性主要体现在:①医疗保险覆盖面不足。虽然"双 M"计划为 65 岁及以上的老年人以及低收入者提供近乎免费的医疗照顾计划和医疗补助计划,然而,这种主要依靠市场机制调节,以雇主投保为基础的医疗保险体系在覆盖面上有很大的缺陷。据统计,美国没有任何医疗保险的人在 1997 年达 4340 万人左右,约占人口的 16.1%;而贫困人群中的 31.6%和儿童中的 30%左右没有医疗保险③。到 2010 年,美国仍有大约 4260 万人(超过了 16%的人口)没有保险④。②医疗费用分布和医疗服务的不公平。美国医疗费用昂贵,是世界上卫生保健开支最大的国家,且医疗开支结构极不合理。在 2003 年,20%的美国人花掉了 80%的治疗费用,其中 1%的人的开销占了总额的 22%,还有一半美国人没有发生任何医疗费用支出⑤。现有的

---

① "双 M"计划,是指 1965 年美国国会通过的老年医疗照顾(Medicare)计划和低收入医疗补助(Medicaid)计划,简称"双 M"计划。医疗照顾计划规定,凡年满 65 岁及以上的老人,80%的医疗费用由联邦政府筹资承担;医疗补助计划由联邦政府和州政府联合筹资,旨在为有资格得到政府帮助的穷人提供医疗津贴。

② Starr P. *Remedy and Reaction*: *The Peculiar American Struggle over Health Care Reform*. New Haven: Yale University Press, 2011, 10.

③ Docteur E, Suppanz H, Woo J. The US Health System: An Assessment and Prospective Directions for Reform. *Ssrn Electronic Journal*, 2003(1).

④ Peter Camel, 方铁, 张伯君:《美国医疗体制现状及面临的问题》,《中国卫生产业》2010 年第 12 期。

⑤ 薛新东:《美国医疗保障体制改革评析》,《甘肃联合大学学报(社会科学版)》2008 年第 1 期。

体制是较少的人享受了绝大多数的医疗资源,而大多数人却只拥有极少的医疗资源,有的甚至没有任何医疗保障。③不同性别和种族的人在享受医疗服务上的不公平。Scheinder 等(2002)的研究结果发现,种族和性别因素对接受的医疗服务有显著影响,与白人相比,黑人通常享受较少的医疗服务①。

7.2.2　实行费用管理计划

医疗资源有没有得到有效配置,主要是由医疗服务的效率决定的,即由投入的资源和产出的结果之间的关系所决定。如果患者认为费用不优惠,医疗资源就没有得到有效的配置。美国先是从控制医疗费用上来进行医疗资源的优化配置,其管理和监督主要有三种方式,即机构和服务管理、效用管理以及费率和收益管理,同时针对这三种管理方式提出了三种费用管理计划。

首先是设备需求证明计划。这就是从提供方资源控制角度,要求医院在证明有"社会需求"并获得费用额度的批准后,才能扩建医疗机构、增加医疗设备,以减少不必要的医疗投资;同时还严格控制市场准入标准,只有在新的需求产生时才允许新的行医者进入医疗服务市场。其次是专业评估组织计划。从卫生资源合理利用的角度去评估和监督参加医疗援助计划的患者所接受的医疗服务,决定这些服务的必要性,以减少不必要的机构来削减国家的医疗卫生开支。第三是预期支付制度。这是一种价格调控措施,它首先将患者按诊断结果进行分类,规定每一类患者所需的治疗费用率,然后按照预先设定的付费标准对医院进行补偿。

7.2.3　提高医疗资源利用率

美国主要通过对医疗机构进行改革、实行多样化的医学教育体制以

---

①　Schneider E C,Zaslavsky A M,Epstein A M. Racial Disparities in the Quality of Care for Enrollees in Medical Managed Care. *Journal of American Medical Association*,2002(287).

及对医疗服务活动进行控制,来提高医疗资源的利用效率。

(1)医疗机构的改革。引导美国医疗发展的是医院,医院机构评审联合委员会(JCAHO)以医院协会、医师协会、内科学会等为主体,为提升医院质量采取了一系列措施,如对训练专科医师的实习医院实行认定制度,给予医院完备的诊疗设备等。20 世纪 80 年代以来,以医院为中心的医疗逐渐被门诊手术中心取代,医院以收治患者为目标逐渐向提供健康咨询、提高生活质量为目标转变,医患关系也有了一定的改善。另外,政府成立医生—医院组织(PHO),负责保险谈判、议价和签约。维护健康组织(HMO)则是把医疗服务与经费筹集整合在一起,采用较全面的措施控制成本,减少不必要的费用。

(2)医师质量控制。美国通过职业教育和严格的资格认定制度来控制医师质量。在医师职业教育方面,以医师协会为中心,利用医科大学等资源,定期举办各种讨论会、讲座、病历讨论会等。在医师资格认定方面,发放 CME(继续医学教育)资格证,并利用医学资讯网进行协作,为提高职业教育的受训积极性而采取各种办法。至于医师职业教育内容的开发、质量的评价等,则由职业医学教育认定委员会(ACCME)担任。这些具有法人资格的中介机构负责对医科大学的认定、招生选拔、医师考试等的许可和认证。同时,医学教育、毕业后实习、职业教育的管理,均委托医科大学协会、学会、医师协会承担。医学教育体制的多样性和严格的资格认定制度是美国医疗人力资源配置的特色和优点。

(3)对医疗服务活动的控制。政府成立健康维护组织(HMO)和优先提供者组织(PPO),使医疗服务多了一个管理者。健康维护组织通过建立激励机制,刺激医疗机构重组,使昂贵的住院治疗和低廉的门诊治疗融为一体,限制医疗机构和医生滥用医疗资源,节约管理成本。优先提供者组织则限制了医疗保险受益者的选择,硬性规定受益者在指定医疗机构接受医疗服务,通常情况下费用较低或服务质量好的医生或医院是主要被选对象。另外,医疗机构还需要接受效用评估,以减少不必要的治疗。

7.2.4 提升医疗服务保障水平

(1)政府对市场型医疗保险的介入。针对美国居高不下的医疗费用，政府开始对高度的市场化竞争进行了管理，即所谓的"管理竞争"。管理竞争就是在联邦政府的管理下，利用市场竞争的压力压低医疗费用和保险价格。各州政府都必须建立一个或几个购买医疗保险的集团，每一个美国公民都必须参加由政府建立和管理的某个集团，而这些集团则为其会员向保险公司购买医疗保险，负责同医院和医生谈判，确定医疗收费标准。在集团规定的竞争规则下，各保险公司会在保险内容和价格上相互竞争，各医疗服务单位也会在服务价格和质量上进行调整。

(2)扩大医疗保险的覆盖面。2009 年奥巴马上任后重启医改，目标之一是扩大医疗保险覆盖面，其中最重要的就是扩大社会医疗保险和救助的覆盖面[1]。美国新的医改法案决定放宽医疗补助的资格，原先的医疗帮困救助制度只针对享受社会福利的年长者，现在则将所有收入低于联邦贫困水平 33％的非年长者也纳入其中。对于无保人群，通过建立交易市场，让他们在付得起的范围内选择保险项目；对无力为雇员参保的小企业减税，对中低收入的个人和家庭提供税收抵免和费用分摊协助，向个人和家庭提供美国医疗历史上最大的税收削减。

(3)支持农村医疗卫生服务建设。虽然美国自 1946 年起就在为城乡之间的医疗资源均等化做出努力，出台了《希尔—伯顿法案》，对政府在农村的医疗卫生投入做出了规定，但美国的医疗服务具有层级性，医疗服务明显缺乏公平性。自 20 世纪 70 年代以来，美国为解决农村医务人员短缺现象做出了许多努力。例如，政府直接开展了国家卫生服务合作项目，参加该项目的医生可由政府提供到医学院学习的学费及住院医生培训费用，但必须同意到政府指定的卫生人力资源短缺地区去行医一定时间。国家卫生服务合作项目实施以来，已经安置了 1.5 万名医生，花费了 20

---

[1]　Goldhill D. How American Health Care Killed My Father. *Atlantic*,2009(9).

多亿美元。在 20 世纪 80 年代后期,新进入卫生人力资源短缺地区行医的初级卫生保健医生中,大约有 25% 是国家卫生服务合作项目的参加者①。

7.3　德　国

7.3.1　政府市场复合型医疗服务体系

德国的医疗卫生制度比较完善,形成了政府与市场结合型的医疗卫生管理体系。联邦政府和州政府均拥有卫生立法权,联邦卫生部负责制定宏观政策或政策框架,各州负责具体实施。医疗资源配置以市场为导向,资金由社会统筹,服务由市场调节,政府主要起规范作用。德国是世界上第一个建立社会医疗保险的国家,其医疗保险覆盖广,具有高福利性,几乎所有国民都被纳入到医疗保险体系中。

(1)医疗卫生服务系统自主管理。德国卫生体系的特点是,在法定框架下授予社团主义机构一定的管理权限。该管理机构由等额的疾病基金组织代表、医生代表和医院代表组成。在门诊部门,代表疾病基金组织的社团主义机构与代表执业医师利益的区域性法定医疗保险医师协会进行协商。在医院部门,代表疾病基金组织的社团主义机构有责任与每一家列入国家医疗区域规划的医院分别签立合同。疾病基金组织通过自治的方式处理内部事务,管理机构由雇主代表和成员代表组成,国家赋予他们很大的自由裁量权,仅仅保留对机构的监督权②。

(2)医疗保险覆盖面广,保障范围宽。现行的社会医疗保险体制以法

---

① 张奎力,明廷权:《美国的农村医疗卫生体制》,《中国初级卫生保健》2008 年第 8 期。

② 托马斯·格林格尔,罗尔夫·施姆克:《德国医疗保险体系的渐进式制度变迁——渐行渐远的"俾斯麦模式"》,苏健译,《江海学刊》2013 年第 5 期。

定医疗保险为主、私人医疗保险为辅。法定健康保险覆盖了 85% 的公民，私人健康保险覆盖了约 10% 的公民，其中个体经营者和国家公务员是其最大的购买群体，剩余的极少数部分人群，如军人、警察等特殊群体由专设的保险体系进行保障[①]。无工作的参保人配偶及其子女可免费获得医疗保障，保险覆盖率几乎达到了 100%。在保障范围上，德国政府规定了最低福利包，福利包涵盖了预防保健、住院和门诊护理、医师服务、精神卫生保健、牙齿护理、处方药物、艾滋病治疗、康复和病假补偿等[②]。法定医疗保险几乎支付了全部的治疗费用。

（3）医疗服务公平性高。德国医疗服务的公平性，一方面体现在无论参保人缴纳的保险费用多少，不分贫富贵贱均能享受基本同质的医疗服务。医疗保险资金的统筹采取的是现收现付制，缴纳的保险费金额由投保人的经济收入所决定，而与其年龄、性别及健康状况无关，收入高者多缴，少者少缴，无收入者不缴，但投保人享受的医疗服务并无不同。社会财富在患病的参保者与不患病的参保者之间的再分配，体现了互助共济的精神。另一方面体现在医疗服务体系布局均衡，各种医疗机构地域布局合理，医疗资源在城乡、地区之间的配置差异不大，参保人无论居住在乡村还是城市，均可就近就医，这就使服务可及性得到了保障。

然而，随着德国经济社会结构的变化，德国医疗卫生体系也面临严峻挑战。医疗费用快速增长，保费收入入不敷出，内部竞争不足，运行效率低下等矛盾日趋尖锐。为解决这些问题，德国政府采取了一系列的改革措施。

7.3.2　扩大门诊治疗

增加供给方的多样化服务是德国医疗改革需要解决的问题，主要通

---

① Busse R, Klazinga N. *Descriptions of Health Systems: Germany and the Netherlands*. The Commonwealth Fund, 2008, 7—12.

② Thomson S, Osborn R, Squires D, et al. *International Profiles of Health Care Systems*. The Commonwealth Fund, 2010, 28—31.

过改变现有医疗资源的服务方式来实现。在德国的医疗卫生体系中,门诊服务主要由家庭医生负责提供,充当"守门人"角色,其中,家庭医生不仅限于全科医生,还包括部分专科医生以及全科医生与专科医生联合置业的小型综合诊所①。过去,即使私人门诊无法为患者提供必要的医疗服务,一般也不允许住院医师为门诊病人进行治疗。从 1993 年开始,二者的分工逐渐淡化,允许医院开展日间门诊手术,不过这些手术的种类由国家日间手术目录规定。2000 年的卫生改革引入了所谓的"住院治疗的替代措施",进一步扩大了门诊手术的种类,供需双方通过协议来具体实施。自 2004 年以来,德国允许医院开放门诊服务,为患者提供专业化的门诊专科服务,患者有权利在门诊和住院之间进行医疗选择。

7.3.3　缩小东西部医疗资源配置差距

由于历史原因,德国东西部医疗卫生制度存在很大差异。1990 年后联邦政府采取一系列的措施来提高东部地区的医疗卫生水平,以缩小东西部的医疗服务水平差异。

在加大资金投入方面,联邦政府于 1990 年通过一个主要面向医院和疗养院的十亿欧元的紧急援助计划,以支持原东德地区基层医疗机构的升级。在 1995 年的《团结公约》和 2005 年的《团结公约》二期,联邦政府都对东部地区进行大量投入,以更新东部地区的医疗卫生设备。并对东部地区实施免费护理,规定统一后的五年内,新联邦各州的护理由当地的诊所免费提供。

在降低东部地区药物成本方面,各州药品按统一价格销售,每种药品都有自己的标准价,如果被分派到高于标准价格的药品,将按药品价格的55%收费,但这一规定会导致新联邦各州与原来各州之间同种药品的价

---

① 　Busse R,Riesberg A. *Health Care Systems in Transition*：*Germany*. Copenhagen：WHO Regional Office for Europe on Behalf of the European Observatory on Health Systems and Polices,2004,70.

格差,给西部的药品供应商造成一定负担。为解决这一问题,德国政府采了"三年数十亿美元的计划",包括一部分药物成本以及药品价格降低方面的损失由政府承担,目的在于使医药产业吸收剩余的价格差,这有助于使更多的药品费用流向东部,而西部制药公司的部分损失将由政府帮助弥补。

7.3.4 控制医疗费用

德国的医疗体系也存在卫生费用逐年过快增长、卫生资源过度浪费等问题。德国是世界上医疗费用支出最高的国家之一,据世界银行2009年的数据表明,德国的医疗卫生支出占国内生产总值的11.72%,人均支出达到了3635.10美元。

针对这一问题,德国对医疗服务供需双方采取了管制、定量配给、制定支出上限等措施。以医师的控制为例,1977年设定单次门诊医疗费用上限和实行医师总额预付制,1993年实施医生处方药预算。对医院的控制方面,1984—1986年实行总额预算制度,实施药品参考价格制度。在需方控制措施上,1989年以后将部分牙科服务、医疗救护设备、普通感冒以及部分药品均排除在医保福利包范围外[①];鼓励小病就医的个人先付费,再与保险公司结算,来提高被保险人在就医方面的成本意识,并且控制患者可以报销的药品范围与价格上限。20世纪90年代以后,德国医改从管制配给转变为强调竞争激励的作用,更加强调加强市场竞争、有效发挥政府干预,形成一种管理型竞争模式。改革措施包括:患者方面,实行费用分担机制,增加处方药的自付比例,加大参保人个人责任;医保方面,允许投保人拥有自由选择疾病基金的权利,加强保险基金的相互竞争;医疗机构方面,实行以疾病为导向的总报酬模式和与医生绩效挂钩的最低费用总额模式。

---

① Braun B, Kuhn H, Reiners H. *Das Marchen Von der Kostenexplosion-Populare Irrtumer zur Gesundheitspolitik*. Frankfurt A. M: Fischer,1998,149—156.

7.4　金砖国家

金砖国家大都是发展中国家和新兴市场国家,虽然各国的情况不同,但是建立、发展和改革医疗卫生制度的目的都是一致的,即有效地发挥医疗资源的作用,保障人民的身体健康。本节选取俄罗斯、印度和巴西三个具有代表性的金砖国家的医疗卫生制度进行分析和研究,以期为同样处在经济转型时期的中国医疗卫生体制改革提供借鉴和参考。

7.4.1　俄罗斯

7.4.1.1　俄罗斯医疗卫生制度的特点

俄罗斯实行的是联邦民主制,卫生服务由政府主导。医疗服务体系以公立医疗机构为主,私立医院仅占全国医院总数的 1.89%①。联邦政府推行分权管理,让公立医院享有更多的自治权力。无论是中央行政部门,还是下级各个机构,都遵循改变中央集权、给地方和下级部门更多权力的做法,这种做法延伸到各级医疗机构就是让医院、诊所享有更多的自治权力。

医疗卫生改革与经济体制改革同时推进。俄罗斯将公立医院改革和医疗保险改革放到经济转型的大环境中,使医疗服务与经济社会协调发展。重视初级卫生服务体系的建设,裁撤臃肿的医疗机构,通过初级卫生保健机构的联合,建立地方医疗组织,实行集团化管理;注重培养基层医生和提供基层医疗服务,提倡用较低的成本解决大多数卫生问题;拓展卫生资金筹资渠道,引入强制医疗保险筹资模式,以免费提供服务为原则,为"全面覆盖"奠定财政基础;加强医疗质量与医疗安全管理,由注重医疗

---

① Federal State Statistics Service. *Healthcare in Russia*, 2009. Moscow: Federal State Statistics Service, 2010.

服务的数量向注重质量转变。

7.4.1.2 俄罗斯医疗资源配置的主要措施

苏联解体后,俄罗斯对中央集权的政治体制和经济制度进行了全面改革。在医疗卫生领域,改革主要围绕医疗机构的重组、医疗资金的筹集与分配等方面进行,改革的首要特点是分权,减少中央对医疗资源的垄断,给予联邦和各地卫生部门更大的决定权。

(1)推进公立医院改革。从1991年开始,俄罗斯联邦的卫生体制从以服务提供为主的模式向更具有竞争性的、以医疗保险为基础的卫生体制转变。但改革后的医疗服务体系变化不大,公立医院获得自主权仍然不够,不仅旧的问题未能得到解决,新的问题也开始出现,俄罗斯居民对优质医疗服务的可及性不断下降。普京上台以来,俄罗斯开始重点在以下几个方面对公立医院进行改革。

①集合管理职权。2004年,俄罗斯政府启动了旨在减少政府部门数量的改革,卫生部和社会发展部被合并成为卫生保健和社会发展部,使俄罗斯的卫生保健问题有了更加广泛的部门参与,其协调性大大增加[①]。②实施医药分开。医院的医生只有给患者开具处方的权利,不能卖药,这种方式减少了医生收取药品回扣的现象,也在一定程度上避免了药品使用上的诱导需求。③增加投入。根据国家优先计划,2006年联邦预算中卫生经费为1310亿卢布,比2005年增长83%;2006年至2007年,从联邦和地区预算中按人头增加208.9卢布,主要用于增加初级公立医院卫生保健人员的工资[②]。

(2)采取差异化医疗保障资金筹集方式。俄罗斯对国内居民实施全民性的医疗卫生保障制度,但在国家的医疗保险筹资方面则实行差异性对待,对于维持医疗卫生保障的资金按不同类型的居民采用差异化责任

---

① 郑晶心:《俄罗斯政府改革撤销卫生部》,《国外药讯》2004年第8期。

② Tompson W. *Healthcare Reform in Russia: Problems and Prospects*. Economics Department Working Paper,2007,25(1):666—674.

方式进行筹资。根据《俄罗斯联邦公民医疗保险法》,医疗保障基金由企业和组织等投保单位缴纳的强制性医疗保险费、国家预算拨款以及从事个体劳动和私人经济活动的公民缴纳的强制医疗保险费三部分组成。将居民分为一般性人群、弱势群体、特殊群体三种类型,根据不同的居民类别进行差异性医疗保障资金筹资。弱势群体包括儿童、多子女母亲,退休、离职的老人,无业者;特殊群体包括老战士、国家奖励获得者、丧失劳动能力者、切尔诺贝利事故的受害者以及需要特别治疗的患者。对于这一部分群体,在强制性医疗保险计划实施中,采取特殊优待豁免强制性缴纳保险费的义务,并通过国家各级财政预算的方式进行补偿。

(3)优化城乡医疗服务体系结构。俄罗斯政府一直致力于城乡医疗服务体系结构优化和布局调整,重点是农村地区。通过对乡镇级卫生机构的评价和考核,对医疗服务水平较差的乡镇级医疗机构给予资金和政策支持。同时将农村地区规模较小(平均床位在 30 张以下)、条件相对落后的医院以及联合诊所进行整合,使农村地区的医疗资源配置得到相应的提升。从宏观数据上看,自 1995 年到 2009 年,俄罗斯的医院数从 1.2万家减至 6500 家,而医院床位数从 185 万减至 137 万张,但每千人的医师数则由原来的 4.44 人增至 5.01 人[①]。

同时,联邦政府采取多种措施保障偏远地区的基本医疗需求。首先,通过在这些人口密度低的贫困地区建立远程医疗咨询中心,开展远程医疗服务;其次,创新出诊式医疗服务,通过名为"健康"的国家项目,建造能够跨地区移动的流动诊所车,克服偏远地区就医难的问题;第三,出台"乡村医生"国家发展纲要,规定凡志愿投身乡镇及偏远地区且年龄在 35 岁以下的年轻医生,一次性发放 100 万卢布作为建房及购房补助,以改善乡村及偏远地区医疗人力资源短缺的状况,提高医疗服务能力。

---

① 高新强,赵明钢:《俄罗斯联邦医疗卫生体制概况与启示》,《现代医院管理》2014 年第 4 期。

7.4.2 印 度

7.4.2.1 印度医疗卫生制度的特点

自 1949 年宪法明确规定"所有国民都享受免费医疗"以来,印度构建了具有该国特色的医疗卫生服务体系。在经济发展水平不高的条件下,印度保证了绝大多数人享受近乎免费的公共医疗卫生保障,促进了印度社会的发展和稳定。

(1)全民免费医疗制度。印度实施的是全民免费医疗制度,并以此建立起一套以政府为主导的医疗卫生服务体系。虽然政府医院数量远没有私立医院多,但所有的政府医院对人们都是免费的,只要不是大病,患者都可以免费得到医生的诊疗以及基本的常用药;对急诊病人采取先看病后缴费的政策[①]。如果患者生活在规定的贫困线以下,还可以通过"全国健康优惠基金"得到全免费的治疗。印度公立医院尽管存在资金短缺、条件较差以及效率不高等问题,但由于低收入人群对医疗条件要求不高,政府医院大体能满足弱势群体的基本医疗需求。

(2)鼓励私营医疗服务供给。印度的民营医疗服务体系十分发达,其民营医疗机构无论是在机构数量上还是在医生人数上都远远超过了公立医疗机构。由于印度公立医院的服务质量差,民营医院受到群众的欢迎,即便是低收入人群也愿意到民营医疗机构就诊。目前,印度有 10% 的计划免疫服务、27% 的产前检查、37% 的住院分娩、69% 的门诊服务和 40% 的住院治疗都是由民营医院来完成的[②]。大部分民营医院都是营利性机构,非营利性机构只有很少一部分。民营医院的医疗服务费用较高,比公立医院高出 4 倍,而且由于多数民营医院没有纳入保险公司的保险范围内,老百姓在民营医院看病都要支付现金。政府对私人执业医生的管理

---

① 任冲:《印度的医疗保障体系》,《当代世界》2006 年第 7 期。
② Costa A D,Diwan V. Where is the Public Health Sector? Public and Private Sector Healthcare Provision in Madhya Pradesh. *Health Policy*,2007(2).

和限制很少,但政府保留对私营医院的监督,从收费标准、盈利比例到专项资金的使用都有明确规定。

(3)公共医疗支出水平较低。印度是全球公共医疗卫生支出水平最低的国家之一。2007 年,世界卫生组织《世界卫生统计》显示,按公共医疗卫生支出占国内生产总值的比重衡量,印度在 191 个国家中位列第184 位。2006 年以前,印度政府的医疗卫生总支出处于停滞状态,公共支出对于国内生产总值的弹性为 0.94,低于同期低收入国家的平均水平。与此对应的是,印度家庭自付费用支出高企。2007 年,印度私人医疗卫生支出几乎占医疗卫生总支出的 74%,其中家庭医疗卫生自付费用支出几乎占 90%。印度公共支出的不足严重影响了医疗卫生基础设施水平,印度的医生、护士和助产士人数还不到世界卫生组织基准水平的1/4,农村地区的患者常常求助于资质较差的医疗从业人员[1]。

7.4.2.2 印度医疗资源配置的措施

为了在医疗资源不足的条件下更好地实现城乡医疗资源的公平配置,印度政府采取了多方面措施。

(1)建立农村三级医疗网络体系。作为一个农村人口占全国人口绝大多数的发展中国家,农村人口医疗卫生保障是印度优化医疗资源配置的一大难题。为解决这一难题,印度政府长期致力于农村三级医疗网络体系的建设工作,这一体系包括保健站(sub-center)、初级保健中心(primary health center)和社区保健中心(community health center)三部分,为农村人口提供免费的医疗卫生保障服务[2]。免费项目包括挂号费、检查费、住院费、治疗费、急诊抢救的一切费用,甚至还有住院病人的伙食费,但不包括药费。尽管农村三级医疗网络体系在实际运行中存在许多不足之处,但这套医疗卫生网络体系覆盖了农村各层次人员的不同需求,

---

① 葛文达・拉奥琦,米塔・乔杜里:《印度的医疗卫生融资改革》,王宇译,《金融发展研究》2013 年第 8 期。
② 张奎力:《印度农村医疗卫生体制》,《社会主义研究》2008 年第 2 期。

减轻了贫困人群的医疗负担,促进了医疗资源配置的公平。

(2)提高医疗保障的公平性。印度宪法规定的全民免费医疗不是无条件的,一些重大疾病仍然需要患者自行支付医疗费用,同时对于药物的费用不予以补贴。为了实现真正的全民免费医疗,2005年起印度政府实施"全民农村健康计划",充分保证了贫困地区儿童、妇女和穷人能够获得高质量高效率的医疗保健服务[①]。对于重大疾病的输血及手术费用,患者仅需负担费用的5%;对于贫困地区的弱势群体采取差异化的医疗保障,通过国家健康优惠基金进行全额补贴。差异化的医疗保障制度结合农村三级医疗网络体系的配套措施,从重大疾病医疗服务和基础卫生两方面对弱势群体进行医疗保障,努力缩小国内医疗资源配置存在的差异。

(3)鼓励医疗卫生体系市场化。20世纪80年代以后,印度的医疗体系伴随经济的自由化和私有化开始走向多样化,印度政府鼓励医疗卫生体系市场化,鼓励私人资本经营医疗机构,推动私人组织在医疗保障体系中的运行。印度的私立医疗机构发展迅速,就医条件比公立医院好,且拥有很多高水平的医务人员和先进的医疗设备及管理方式,有助于高中等收入的农民获得高质量的医疗服务。印度政府鼓励私立医院担负一定的社会责任,为贫穷患者适度减免医疗费用,相应地,政府在私立医院用地等问题上大开"绿灯",但是那些不讲医德、只顾私利的医院则会受到处罚[②]。印度整个医疗行业支出约为国内生产总值的5.4%,其中有将近80%都出自私营的健康及医疗行业。印度医疗机构公私并存的机制,既满足了不同经济水平的人群对医疗服务的差别性选择,又在一定程度上促进了医疗资源的有效配置。

---

① Sanjay K. Much Health Care in Rural India Comes from Unqualified Practitioners. *BMJ*,2004(328).

② 任彦:《公平配置资源,贫富各有所依——印度百姓看病不难》,《人民日报》2006年2月27日第7版。

7.4.3 巴 西

巴西宪法规定,健康是公民的权力,国家要为公民提供广泛而平等的医疗保健服务①。为了实现这个目标,巴西建立起以政府为主导和以市场为补充的基本医疗卫生体系和医疗保障制度,使全国人口都能享有基本的医疗服务,巴西居民的健康状况接近中等发达国家水平。

7.4.3.1 巴西医疗卫生制度的特点

巴西卫生体制最明显的特点是在全国范围内建立了"统一医疗体系"(Unified Health System,UHS),实行以全民免费医疗为主、个人医疗保险为辅的医疗卫生体制,每一个巴西公民,不论种族、地区、宗教信仰和社会经济状况,都有权利得到政府各级医疗机构的免费治疗,"统一医疗体系"中的公立医疗机构覆盖巴西 75% 的居民。此外,巴西卫生保健系统还有第二个子系统,即"补充医疗系统",它包括一些自费的私立医疗机构和私立健康保险公司,覆盖巴西 25%~30% 的人口②。购买个人健康保险的人既可以到公立医院看病,也可以到保险公司指定的私人诊所、私人医院看病。全国公民不论贫富都享有医疗保障的权力,医疗保险覆盖面广,待遇水平较高,处于发展中国家的前列。"分区分级"是"统一医疗体系"实行的治疗原则。居民看病必须先到所在社区卫生服务机构,如病情严重,则由转诊办公室联系并安排到上一级医院,病情好转后,上一级医院也可以转诊到社区卫生服务机构继续进行康复治疗,由此合理配置人力和医疗设备,节约开支,避免患者到大医院过度就诊。

7.4.3.2 巴西医疗资源配置的主要措施

巴西地域辽阔,贫富差距较大,医疗资源在地区和城乡之间的分布极

---

① Claudia J. *Flawed but Fair:Brazil's Health System Reaches out to the Poor*. Geneva:WHO,2008,86(4):248—249.

② Fleury S, Belmartino S, Baris E. *Reshaping Health Care in Latin America:A Comparative Analysis of Health Care Reform in Argentina,Brazil,and Mexico*. Canada:The International Development Research Centre,2000(2):79—131.

不平衡。巴西政府主要从解决巴西乡村和偏远地区缺医少药的问题出发,制定并实行了一系列的医疗改善计划,取得了明显的成效。

(1)"家庭健康计划"(PSF)。"家庭健康计划"是巴西联邦政府在"全民统一医疗体系"的基础上,针对农村及偏远地区落后的医疗卫生条件提出的改善计划。PSF 是从 1994 年开始实施,重点关注家庭和社区,解决妇幼保健、疾病控制等问题的初级保健制度,具体执行该计划的是家庭健康小组。健康小组包括医生、护士、牙医或相关卫生工作者,成员之间必须保持经常的交流与合作,必须通过社区代理人与社区密切联系,了解社区的社会特征与社会机制,并上门提供服务。PSF 得到政府的大力支持,其运行与管理资金的 80% 左右依靠联邦政府提供。"家庭健康计划"被认为是巴西卫生改革原则的最突出的体现,它一改过去强调疾病的做法,大胆采用了社区参与的健康改进策略,不仅直接向居民提供免费的初级保健服务,而且纠正高层次卫生服务的不合理利用。该计划实施以来,巴西农村居民在医疗服务方面的可及性明显提高,绝大多数农民都能享受到最基本的医疗卫生服务。

(2)"内地化计划"(PDR)。巴西联邦政府针对农村及偏远地区医疗人员不足与药物配置缺乏等情况,推行"内地化计划"。"内地化计划"的主要内容是为了提高农村及偏远地区的医疗卫生服务,政府部门鼓励城镇中的全科医生投身到农村及偏远地区的医疗工作中去。到偏远地区工作的医生若开办私人诊所,可得到政府较多的挂号费补助,每诊次补助 5 美元,如在发达地区开业,每诊次补助 4 美元;联邦政府为每一位参与"内地化计划"的全科医生提供相当于城镇发达地区公立医院两倍的工资福利;另外,医生在农村及偏远地区开设私人诊所,还可获得政府提供的其他相应补助。

(3)"更多医生计划"。官方数据显示,巴西人口与医生的平均比例为1000∶1.8,而在北部和东北部地区,甚至超过 1000∶1[①]。为解决医疗不

[①]　参见《巴西总统批准"更多医生"计划》,《中国青年报》2013 年 10 月 24 日 31 版。

平等问题,2013 年罗塞夫总统直接领导推行了"更多医生计划",该计划是巴西联邦政府在"内地化计划"的基础上,进一步加大对乡村和偏远地区的医院和医生投入力度,大力推动医疗卫生人才培养和教育改革的又一举措。其主要内容是:招揽本地及国外医疗卫生工作者投身于巴西农村及偏远地区的医疗工作,2013 年计划招聘 10000 名医生;同时,巴西政府还计划在此后 4 年内扩招 11500 名医学院的学生,并通过修订医学院等教学和研究机构的课程设置,使国内在读医学院学生到农村及偏远地区公立医院实习,从而化解农村及偏远地区医疗资源配置不公的难题①。

7.5 亚洲发达国家

亚洲国家在自然条件和传统文化上有着许多共同点,而且,由于大部分亚洲国家长期受西方国家的殖民统治,受到西方文化的影响较深,加上各国之间经济发展水平不一致,因此,亚洲尤其是东亚和东南亚的一些国家和地区在发展过程中既表现出相似性的特征,又体现出多元化的诉求,这种共同点和差异性反映在医疗卫生领域也同样十分明显。本节以日本、新加坡这两个与中国在地域特征和文化发展上相近的国家作为代表,来探究亚洲发达国家和地区在医疗卫生发展方面取得的成就和经验,这些成就和经验对中国具有十分重要的启示作用。

7.5.1 日 本

7.5.1.1 日本医疗卫生制度的特点

日本是世界上医疗卫生制度最完备的国家之一。2000 年的《世界卫生报告》指出,日本按平均期望寿命调整估算的卫生水平为世界第一,卫

---

① 参见《巴西宣布"更多医生"计划》,网址:http://money.163.com/13/0710/09/93DN0A9F00253B0H.html,2013-07-10。

生系统整体成就居世界第一。日本医疗卫生制度的突出特点是建立了比较完善的医疗保障体制,为全体国民提供了服务水平较高、可及性较强的医疗卫生服务。

(1)全民覆盖的医疗保障模式。1961 年,日本建立了全民医保制度,对所有日本公民都实行强制性医疗保险。日本的医疗保险组织有三种形式,即社会医疗保险组织、医疗救助组织和公共医疗保健组织,其中社会医疗保险组织是核心,医疗救助组织主要对贫民提供医疗保健、产妇、职业和死亡的救助,公共医疗保健组织是为某些病种或残疾人提供的医疗保险[①]。日本的社会医疗保险体系主要由雇佣者健康保险和国民健康保险两大部分构成,前者参保者包括政府机关雇员、公共事业和社团管理人员、产业工人等,后者以地方社区为基础,主要包括农民、渔民、建筑工人、退休工人等。截至 2012 年 6 月,日本加入雇佣者健康保险人数比例达到58%,国民健康保险的参保人员数量达到 3876.9 万人,占总人数的31%[②]。加上其他保险类型,国民医疗保险参保率达到了 100%。

(2)较高水平的筹资机制。日本医疗保险制度的资金来源主要由国家、雇主和雇员三方共同承担,各种医疗保险类型的缴费方式和水平各不相同。例如,协会掌管健康保险的法定保险费为被保险者月平均标准工资(含奖金)的 8.2%,其中雇主和雇员各承担一半;国民健康保险由于不存在雇佣关系,参保者的保险费以个人缴纳为主,保险费率由各地方政府自行确定,国家给予较多补贴。各保险类型的补偿方案也基本一致。医疗费用补偿不设起付线,补偿比例通常为 70%,学龄前儿童和老人的保险补偿比例较高。如果个人负担的医疗费过大,超过其负担能力,则可给予一定额度的医疗费补偿。虽然日本的医药费用较高,但日本国民很少因为经济原因该就诊而未就诊、该住院而未住院,"看病难、看病贵"的现

---

① 饶克勤,刘新明:《国际医疗卫生体制改革与中国》,中国协和医科大学出版社 2007 年版,第 244 页。

② 刘绮莉:《日本医疗保险制度的改革论争及评价——以 20 世纪 60 年代为中心》,《经济研究参考》2013 年第 59 期。

象很少存在。这不仅因为日本经济发达,更重要的是日本为全体国民提供了医疗保障,并有较为完善的保障筹资和补偿机制。

7.5.1.2 日本医疗资源配置的措施

随着日本社会经济环境的变化以及人口老龄化步伐加快,医药费不断攀升,医疗保险面临巨大的财政压力,现行医疗卫生制度的可持续性成为越来越关注的问题。为缓和矛盾和压力,日本政府在医疗资源配置方面进行了一系列改革。

(1)实行分级诊疗制度。日本政府重新划分了医疗机构,明确了各医疗机构的功能,将其分为综合医院、专科医院和诊所。大医院一般只提供住院治疗,如果大医院提供门诊服务,个人分担部分将提高。建立不同功能医院的收费标准,把按服务收费改为定额付费。努力发展全科医师服务,控制病床和医师数量。同时,改善对急性病诊治的服务质量,鼓励患者接受后续医疗服务。

(2)改革老年人医保制度。面对"少子老龄化"带来的医疗负担,日本政府开始改革老年人医保制度,并从 2000 年开始实施长期的护理保险制度。护理保险制度将护理保险的对象分为两类,"第 1 号被保险者"是 65岁及以上的老年人,具体而言包括卧床不起或痴呆等处于始终需要护理状态的参保者,"第 2 号被保险者"是指 40 岁至 64 岁并患有特定疾病的参保者。老年人护理保险费用支付制度则将参保者按收入不同分为五个档次,让各级政府和参保者个人共同承担护理费用。参保者享受护理服务时原则上只需支付护理服务总费用的 10%,其余部分由中央、地方各级政府以及被保险人共同承担。

(3)控制医疗费用的增长。日本医疗费用大幅增长主要是因为人口老龄化导致的老年保健费用的增加,因此,在医疗费用控制方面,日本政府首先控制医疗供给,扩充老人保健机构,发挥社区的作用。同时,把按服务收费与单一收费结合起来,根据患者的实际情况和医院的不同等级采取不同的收费制度,鼓励患者从费用高的大医院转到费用较低的小医院进行治疗。对药品给付范围进行调整,规定国民医药费中药费的比例为1/4,从而控制药费的增长。完善医疗报销体系,保险审查机关严格按"诊疗报酬"标准申请和支付医疗费用。

(4)减轻政府财政负担。日本政府鼓励民营资本发展公共事业,推行公立医疗机构民营化,同时,实行公立医疗机构独立行政法人化,对公立医院进行多方面的改革。在财政补助制度方面,由过去收入全额上缴财政,支出按预算补助,改为定额定向津贴;医院会计核算由预算制改为公司化的成本核算制,改革前基建、设备、人力资源不列入运营成本,不从医疗收入列支,改革后全部列入医疗收入解决;职工退休金由之前的政府拨款改为医院支付。在人事制度方面,改革前医院内部机构设置、人员编制、工资支付标准均由政府统一制定,按财政预算支付,改革后医院有权自行制定人事政策和工资制度。通过改革,公立医院获得了更多的自主权来加强内部管理,降低运营成本,从而减轻了政府的财政压力。

7.5.2　新加坡

新加坡的卫生体制从英国沿袭而来,独立以后才逐步形成一个公有制和私有制相结合、体现公平和效率双重目标、富有本国特点的全民医疗保障制度。经过半个世纪的发展,新加坡的医疗卫生体系建设取得了较高的成就,被世界卫生组织评为亚洲最有效的医疗卫生制度。

7.5.2.1　新加坡医疗卫生制度的特点

(1)公私兼营的三级医疗体系。新加坡提供基层医疗、医院治疗和中长期护理三级医疗服务,这些服务由"3P"即私立(private)、公立(public)和民间团体(people)的医疗机构提供。基层医疗包含预防保健及健康教育两大部分,80%由私人诊所提供,20%由政府综合诊所提供。在医院服务方面,新加坡公立医院占主导地位,承担全国80%的大病手术和治疗,民营医院和私人诊所承担80%的门诊工作。中期与长期护理70%由民间团体提供,30%由私人机构提供,政府提供一定比例的资助①。

(2)倡导个人责任的医疗保障制度。与以美国为代表的商业医疗保险模式相比,新加坡政府强调要为人民提供优质、可承受的基本医疗服务。但为防止过分依赖社会福利,新加坡政府要求个人对健康和医疗消费行为负责,不承诺"免费医疗"。个人储蓄模式强制个人通过保健储蓄将一定比例的收入"预存"为诊疗资金,用于支付医药费用的自付部分;重大疾病保险"健保双全计划"亦要求患者承担保费,且支付 1000～1500 新元的扣除额(相当于"起付线")②。新加坡的医疗保障制度体现了人性化理念,并通过制度设计来防范道德风险。

7.5.2.2 新加坡医疗资源配置的改革措施

新加坡是一个城市岛国,城镇化程度非常高,不存在医疗资源城乡配置差异的问题。但由于资源匮乏,人口老龄化严重,新加坡在医疗资源配置上仍在探索新的制度安排,使医疗资源在全国的分配达到公平、公正和高效的目标。

(1)改革公立医院体制。1984 年前,新加坡政府采取英国医院管理模式,由政府直接管理医院,导致医院工作效率低,服务质量差,难以适应医疗市场的需要。针对这种状况,新加坡政府从 1985 年起对医院和医疗体制进行了改革。改革使原来属卫生部直接管理的公立医院重组为自主经营的提供医疗服务的公司,实现了所有权和经营权的分离,从而提高了医疗质量和工作效率。同时,政府还对公立医院的内部管理进行了创新,例如,实行了四级阶梯式病床制度,将医院病房分为 A、B1、B2、C 四个等级,每级病房床位所占比例不一样,政府对不同级别的病房给予不同补贴,其中 C 级病房补贴 80%,而对于 A 级病房政府不予补贴。这种制度不仅保证了穷人能够得到相同的医疗服务,维护了基本医疗资源配置的公平性,同时也满足了富人更高层次的就医需求。

---

① 戴月明:《新加坡医疗体系优势及其对上海的启示》,《科学发展》2013 年第 7 期。
② 解伟:《可资借鉴的新加坡医疗保障制度》,《健康报》2012 年 6 月 25 日第 6 版。

(2)改革医疗费用支付制度。20 世纪 80 年代前,新加坡医疗服务主要由公营机构提供,市民可享有免费医疗服务,或只需支付象征性的费用。新加坡在 80 年代进行了重大改革,使支付医疗费用重担由政府转移到个人、雇主及政府医院共同承担,其主要特征包括:①普遍性。通过政府津贴(门诊 50%,住院 80%),使居民基本能够负担得起。②有偿性。居民享受津贴但也要支付一定费用,以遏制过度消费。③对称性。患者如需要更舒适的医疗服务,个人就必须支付更多[1]。在医疗融资安排上,个人承担的比重最大,以使个人审慎使用医疗服务,避免支付过高的费用。政府通过推行各种措施,提醒公众要保持健康,但也要避免不必要地使用医疗服务[2]。世界银行和世界卫生组织专家均正面评价了这套创新性医疗费用支付方式,认为其投入较少却实现了高效率的医疗服务[3]。

(3)卫生筹资向弱势群体倾斜。尽管新加坡政府强化个人对健康的责任,但对医疗服务的公平性十分重视,为保障低收入人群利益还建立了政府医疗救助与津贴制度。保健基金是由政府财政拨款设立的一种福利性医疗救济基金,主要是为那些不能支付医疗费用的穷人提供托底的安全网,穷人无力支付医疗费时,可以向保健基金委员会申请补助。政府还对基本医疗进行补贴,其中基本护理合作计划就是由新加坡卫生部主办的一项医疗津贴计划,主要是为老年人以及穷人治疗某些疾病提供政府津贴。此外,新加坡政府为严重伤残需要长期照顾的老年人制定了乐龄健保计划,这些措施体现了政府确保人人都能获得良好的基本医疗服务的目标。

---

① 李斌,任荣明:《新加坡医疗体制及公立医院改革的深层逻辑》,《医学与哲学》2012 年第 1 期。
② 荆林波,贾俐贞:《新加坡医疗保障制度的基本情况与经验》,《中国党政干部论坛》2012年第 3 期。
③ Evans D B, Tandon A, Christopher J L, et al. *The Comparative Efficiency of National Health Systems in Producing Health: An Analysis of 191 Countries.* Geneva: WHO, 2001,29.

7.6　共同经验及基本启示

从西方发达国家、金砖国家以及亚洲发达国家的医疗卫生体制改革可以看出,优化医疗资源配置应主要以强化政府责任为前提,同时要正确处理好政府干预与市场调节的关系,充分发挥市场在资源配置中的决定性作用,完善医疗保险制度,加强基层医疗卫生服务建设,以及注重医疗资源分配的公平性等。

在中国经济转型过程中,医疗资源的配置也面临着许多问题,如资源配置顶层设计模糊、配置方式不合理、资源总量分布不均和结构配置失衡、公平性不足等。实现医疗资源的优化配置,不仅要考虑本国的国情和现实需求,也需要借鉴国外的先进做法和经验,遵循资源配置的客观规律,结合医疗行业的特点,不断进行改革和完善。

7.6.1　注重公平性

卫生资源配置公平性是实现人群健康公平的基础条件之一,逐渐成为各国卫生服务体系改革中最重要的环节,也是政府干预卫生服务市场的最主要目标之一[①]。从各国的实践来看,医疗资源的分布不仅取决于经济发展水平,更取决于国家的政策导向和社会价值取向。英国专门成立了医疗资源配置工作组,在全国范围内实行卫生规划,研究如何根据人群的健康需要公平分配医疗资源;德国的医疗服务体系布局均衡,地区、城乡差异不大,各类人群均能享受基本同质的医疗服务;日本的筹资补偿机制较为完善,尽管医疗费用较高,但日本国民很少因为经济原因而不能得到公平可及的医疗服务;巴西建立了"统一医疗体系",全国 2/3 以上的居民在公立医院看病,可以得到国家免费医疗;印度虽然经济欠发达,但

---

① 胡善联:《卫生经济学》,复旦大学出版社 2003 年版,第 61—63 页。

公平原则在医疗服务提供上得到很好的体现,政府既扶持公立医院稳定运转,又鼓励私立医院健康发展,走出了一条全民免费医疗的成功之路。中国的医疗资源配置改革,同样需要注重公平,尤其是要解决低收入、偏远地区等弱势群体的医疗服务可及性问题。

7.6.2　强化政府责任

单纯依靠市场的自动调节功能,难以解决医疗资源的结构平衡问题,医疗行业具有公益性的特点,因此必须强化政府的责任。美国作为医疗资源配置高度市场化的国家,也仍然坚持政府对医疗费用的管理;英国更是十分注重政府对医疗卫生服务市场的干预,在实行市场竞争的同时成立政府监管机构来负责英国整体医疗发展战略的制定和管理;俄罗斯建立起了以公立医疗机构为主导的医疗服务体系;巴西在全国范围内建立了"统一医疗体系",实行以政府为主导和以市场为补充的医疗卫生保障制度。

改革开放前,中国医疗资源的分配实行完全的计划管理;改革开放后,医疗卫生体制逐步走向市场化。但在市场化的过程中,政府的职责被弱化,造成医疗资源利用低下、医疗费用过高、医疗服务不均、医患矛盾升级等问题。因此,必须发挥政府的导向作用,做好医疗资源宏观配置的监督和管理工作。

7.6.3　充分发挥市场在医疗资源配置中的作用

从经济学角度讲,无论哪种产品或服务市场,都是由需求和供给这两个主体构成的。医疗服务领域也一样,尽管服务产品和医疗资源有其特殊性,但同样必须遵循市场经济的一般规律。由于市场机制较为有效地解决了激励和信息汇总机制问题,因此,市场机制在资源配置方面总体上具有较高的效率。从医疗资源配置的国际经验来看,各国都十分重视发挥市场在医疗资源配置中的作用。例如,在十分强调政府干预的英国,也积极引入市场机制,鼓励私人资本和商业医疗机构进入医疗服务市场,开展私人筹资计划帮助政府筹集大量资金,激发了医院的经营动力;印度鼓励医疗卫生体系的市场化,私立医院成为门诊的主要场所,在医疗资源短缺的条件下仍然实现了大多数人可获得近乎免费的医疗保障目标;美国的医疗卫生制度是完全市场化的代表,有着营利性质和非营利性质的私人保险公司,医疗保险的品种和筹资方式也实现了多样化,既减轻了政府的医疗负担,又更好地适应了不同人群的需求;德国的医疗资源配置也是以市场为导向,资金由社会统筹,服务由市场调节,形成了国际上较为完善的医疗卫生管理体系。

中国在发展社会主义市场经济的过程中,同样要发挥市场在医疗资源配置中的决定性作用,这种决定性作用主要体现在微观层面:①在医疗服务市场要形成多元化的竞争主体,鼓励不同所有制和不同组织形式的医疗机构竞争;②引入价格机制,促进资源流动;③推进医保支付制度的改革。门诊按人头付费,住院按病种付费,对医院进行预算精细化管理,探索总额预付,完善差别支付机制,支付比例进一步向基层医疗卫生机构倾斜,引导群众首诊到基层。

7.6.4 完善医疗保险制度

医疗保险制度一方面要体现医疗卫生行业的公益性,另一方面要与本国的经济发展水平相适应。发达国家如英国、德国基本上实现了全民医保,医疗服务根据病情的需要而不是支付能力,实行城乡一体的医疗保险制度。发展中国家大多数也实行了全民医保,其中印度、巴西等国还实施全民免费医疗。美国、新加坡的医疗保障制度则强调个人责任,主张利用市场机制来解决大多数居民的医疗保障问题。尽管这些国家的医疗保险制度各有其特点,但在对偏远地区、老人、低收入人群等弱势群体或特殊群体的保障政策上却是基本一致的,即国家对这些人群在医疗保障上给予优惠和补贴,以保证全体居民公平享受基本医疗服务。

相比之下,当前中国的医疗保险制度则呈现出碎片化的特征。借鉴国际社会医疗保险制度改革的经验,中国应该整合现有的多元化医保制度,最终实现医保制度一体化,达到真正意义上的全民医保。

7.6.5 加强基层医疗卫生服务建设

加强基层医疗卫生服务体系的建设是为城乡居民提供便捷、可及的基本医疗服务的关键,也是提高医疗服务覆盖率的必然选择。无论是发达国家还是发展中国家,都极为重视基层医疗服务建设。在完善社区医疗卫生服务方面,英国建立了分级诊疗模式,社区首诊制发挥了医疗体系"守门人"的作用;巴西的"家庭健康计划"采用社区参与的健康改进策略,在解决居民的初级保健问题上成效显著。在完善农村医疗卫生服务方面,美国为解决农村医务人员短缺问题,以免除学杂费的形式鼓励医学生毕业后到偏远地区工作;俄罗斯则将条件落后、规模较小的医疗诊所进行整合,并开展远程医疗服务和流动诊所车服务,出台"乡村医生"政策鼓励年轻医生到偏远地方行医;印度则实行农村三级医疗制度,为农村地区提供免费的医疗保障服务。

中国是农业大国,农村人口多,对医疗卫生服务的需求量很大,基层医疗卫生作为距离群众最近的基本公共服务,在为农村和社区居民提供安全、可及的基本医疗服务中发挥着不可替代的作用。但长期以来,基层医疗卫生机构的服务能力一直是卫生发展中的短板,因此,加强基层医疗卫生建设成为优化医疗卫生服务的核心。在这方面,中国需要借鉴国外的成功经验,结合本国的实际情况,不断完善农村和社区基层医疗卫生服务体系建设。

7.7　本章小结

本章考察了英国、美国、德国、金砖国家(俄罗斯、印度、巴西)、亚洲发达国家(日本、新加坡)的医疗卫生体制和特点,并对这些国家和地区为提高医疗卫生服务、促进全民健康所采取的措施和做法作了分析和归纳,结合中国医疗卫生事业的发展现状，提出中国应该在注重公平性、强化政府责任、发挥市场作用、完善医疗保险制度、加强基层医疗卫生服务建设等方面做出更多的努力。

8 优化医疗资源配置的结构性改革

要实现基本医疗服务均等化,关键在于医疗资源配置的优化。从现实情况看,这涉及一系列的变革,是一场结构性的调整和改革。为此,本书从四个方面提出相应的政策建议:①深化公立医院改革;②加快医疗保障制度改革;③创新医疗资源配置方式;④推进政府转型。

8.1 深化公立医院改革

公立医院是中国医疗服务体系的核心,也是落实医改政策的重要载体,基本医疗服务均等化很大程度上需要通过公立医院来实现,当前存在的医疗资源配置不均衡和"看病难、看病贵"等问题也是由于公立医院体制机制不完善造成的。公立医院改革是医改的重中之重,关乎医改的成败和整个医改目标的实现;公立医院又是医改的"难中最难",改革涉及政府部门、公立医院、企业、患者等诸多利益相关者的利益格局调整,改革措施需要平衡各方的诉求。因此,必须始终将公立医院改革放在重要战略位置上,不断推进和深化。

8.1.1 明确公立医院的定位:"四维均衡"

建设什么样的公立医院,是公立医院改革必须首先回答的问题。从公立医院的举办主体、经营目标以及发展战略等方面来分析,公立医院改革应该实现"公益性—积极性—自主性—可持续性"四重目标,即"四维均衡",如图 8.1 所示。

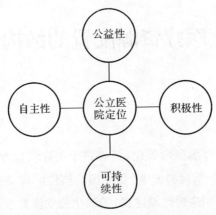

图 8.1 公立医院定位的"四维均衡"

(1)强化公益性。公立医院主要由政府投入来举办,是受政府委托在医疗卫生领域履行基本医疗服务均等化职责的非营利性机构,必须体现政府和社会的意志,其根本属性就是公益性,核心是基本医疗服务均等化,也就是为人民群众提供安全有效的基本医疗服务和公共卫生服务,这也是政府实现再次分配中注重公平的有效手段和途径。改革开放以来,公立医院公益性逐渐淡化,逐利行为日益明显,医疗服务市场问题突出。在新阶段,必须把公益性回归作为公立医院改革的基本目标,破除公立医院逐利机制,始终把社会效益放在第一位,而不能单纯以营利为目的。在公益性回归的前提下,医疗服务水平的提高能更好地满足人民群众对医疗服务的需求,这也是改革的出发点和落脚点。

(2)调动积极性。回归公益性,需要从公立医院的专业性特点出发,调动医务人员参与公立医院改革的积极性和主动性,这是公立医院改革攻坚的重要前提。两个方面的原因导致医务人员积极性受到极大影响:①医务人员的人力资本回报低。医务人员比大多数行业的人才培养周期要长,而且由于医疗卫生服务的不确定性和个体差异较大,对医务人员专业技术和经验积累依赖性较强,因此,医务人员更期望赢得社会对其人力资本价值和专业价值的承认和尊重,更愿意基于专业性来获得应有的合法报酬。②医患关系紧张,导致医务人员社会地位受到影响。一些医疗事件的处理受到社会情绪化的干扰,使得不少医务人员备感沮丧。因此,要调整公立医院收入结构,改革人事管理制度,变"以药养医"为"以技养医",保障医务人员基本的社会尊严和社会地位,以专业性为主要依据改革激励机制,并逐步实现从经济激励向专业激励的转变。

(3)提高自主性。提高公立医院的自主性,激发公立医院的活力,是公立医院公益性回归的重要保障。长期以来,政府宏观监管与医院内部管理边界不清,公立医院自主性缺失,形成医疗资源分配行政化、医疗管理制度行政化、内部治理结构行政化等体制性矛盾,约束了公立医院的健康发展。因此,要以公益性为目标尽快提升公立医院的独立性,使公立医院成为法律意义上的独立法人,对其所有活动,包括人员聘用、服务提供、资产购置、基本投资等,独立承担法律(民事和刑事)责任,真正实现从"行政化"向"法人化"的转型。

(4)保障可持续性。公立医院回归公益性的根本目的就是要保障基本医疗服务均等化的目标。为实现这一目标,必须调动公立医院和医务人员的积极性,提高公立医院的自主权,增加医务人员的合法收入。这是一个要求公立医院健康有序发展的长期过程,不仅要保障这一代人的医疗服务的供给,而且要保障后代人的医疗服务的供给。为此,必须在财力上做出合理的制度安排,探索一条财力可持续的道路,既满足社会不断增长的医疗服务需求,又不至于使医疗服务的成本过快增长,进而超过经济承受能力,影响到公立医院的可持续发展。

8.1.2 改革公立医院的管理体制:"管办分开"

计划经济时期形成了中国在公立医院管理上职责不清、管办不分的状况,卫生行政部门既办医又管医,既是运动员又是裁判员,自己很难管束自己,这就削弱了政府的公信力,影响了一个公平的医疗服务市场的建立。

"管办分开",就是把公立医院监管职能与举办职能分开,卫生行政部门不再承担公立医院具体经营管理者的角色,而是作为全行业监督管理者,履行规划、准入、行业监管等职能,使公立医院微观经营管理与医疗行业宏观管理有序运行。自 2005 年以来,国内多个城市对"管办分开"模式进行了有益的探索。综合各地的改革经验,可以将"管办分开"的实践探索分为两大类:①在卫生行政部门外部分开,成立专门的部门履行"办"的职能,与卫生行政部门"管"的职责分开,即"管办分开又分家";②在卫生行政部门内部分开,即在内部厘清对公立医院的"管"和"办",即"管办分开不分家"①。不管各地采取哪种具体模式,都是基于本地实际情况所做出的现实选择,形成的成功经验对深化公立医院改革起到了非常重要的推动作用。

在"管办分开"的改革过程中应该明确以下几点:①公立医院改革的根本目标是维护公立医院的公益性质,"管办分开"不能离开这个根本目标,任何背离公益性这个根本目标的管理模式都不应作为选项。②"管办分开"的关键在于确定各改革主体的权利与责任,给予公立医院独立法人的资格,明确其举主办单位(出资人)的产权关系,确定各个主体之间的监管关系。要防止出现形式上实现了分开,但实质上仍是"管办合一"的现象。③探索"管办分开"的具体模式,不要将解决思路局限在卫生行政部门是内部分开还是外部分开,可以创新其他方式,比如,可以建立国有独资或国有控股的医疗管理集团,行使出资人权利和职责,实行理事会(董事会)领导下的院长负责制,使公立医院在财务、人事和日常管理上拥有更多的自主权。只要有利于公立医院改革目标的实现,既维护了公益性,又能调动积极性,并使基本医疗服务水平得到不断提升,就可以认为这种"管办分开"模式是一个"占优策略"。

---

① 吴宝林,蒋栋明:《组建医疗集团 探索管办分开》,《中国医疗保健》2011 年第 2 期。

8.1.3　改革公立医院的补偿机制："三改联动"

正如公平和效率是医药卫生体制的基本价值取向,公益性和积极性是公立医院的基本价值取向①。保证公立医院公益性和积极性的均衡,关键在于建立公立医院的长效补偿机制,使公立医院在医疗服务活动中消耗的物化劳动和活劳动得到合理、稳定的补偿,满足其简单再生产和扩大再生产的需要。公立医院补偿机制改革的重点是破除"以药补医"机制,将公立医院补偿由服务收费、药品加成收入和财政补助三个渠道改为服务收费和财政补助两个渠道,取消药品加成后的亏损缺口通过增加财政拨付、调整医疗服务价格以及改革医保支付方式三个途径来解决,实行财政、价格和医保"三改联动"补偿机制,逐步建立维护公立性、调动积极性、保障可持续性的公立医院运行新机制。

(1)完善财政投入政策。政府是举办公立医院的责任主体,落实财政投入责任是保障公立医院公益性的重要途径。要在控制公立医院建设规模的基础上,由政府负责公立医院基本建设和大型设备购置、重点学科发展、符合国家规定的离退休人员费用、政策性亏损以及承担公共卫生任务等方面的专项补助;在投入方式上,不能按床位数为标准"撒胡椒粉"式地平均投入,而应根据公益性分类、服务质量、医疗资源利用率等指标综合考核,尽快建立"养事不养人"的投入新机制;在补偿水平上,要确保医疗卫生财政投入增速不低于财政收入增速,夯实财政长效补偿机制的资金基础。

(2)调整医疗服务收费标准。针对医疗服务定价普遍偏低、医疗服务价格不能反映医疗服务价值的现状,政府应逐步推进医疗服务价格体制改革。①调整医疗服务收费标准,对体现医务人员劳动价值的基本医疗服务项目,如挂号费、诊疗费、护理费、手术费等,应在准确测算其成本的

---

①　赵云等:《我国公立医院改革中公益性与积极性的相互关系》,《现代医院管理》2011年第4期。

基础上合理提高其价格。同时，降低医务人员容易诱导过度医疗的大型医用设备检查项目以及药品、高值医用耗材的价格，使医疗服务价格既体现医务人员劳动价值，保证基本医疗服务消耗得到合理补偿，又能充分发挥医疗服务价格的导向作用，切实减轻患者费用负担。②要完善医疗服务定价机制，实行政府指导价与市场调节价相结合，拉开不同级别医疗机构和不同水平医生之间的医疗服务价格差距，促进患者合理分流，引导医疗资源的合理配置。③加强成本核算和价格监测，对医疗服务价格及成本构成要素进行全面监审，根据经济发展因素的变化和医疗服务的供求关系，建立健全灵活的价格调整机制。

（3）改革医保支付方式。在全民医保的背景下，医保基金支付已成为公立医院补偿的重要来源，医保支付方式改革是建立公立医院补偿长效机制的着力点，是影响医院和医务人员行为的主要因素。改革的核心就是采取各种补偿方式的组合，消除单一支付方式的负面效应，从而使医保支付标准和补偿水平更具有可控性和可预见性。结合当前的医改，应当在对医疗费用实行总量控制的基础上，推行按病种付费、按服务单元付费、总额预付等形式，尤其是要建立医保付费谈判机制，增强医保对医疗费用的控制约束作用。对门诊一般病种，实行按人头付费，建立门诊基本医疗服务包；对慢性病实行年度总额包干；对门诊大病和住院病种主要实行按病种付费，按疾病诊断相关组（DRGs）付费；对精神病、传染病、临终关怀等主要实行按床日付费。增强医保对医疗行为的控制和监管作用，引导公立医院规范行为，提高医疗服务质量和效率。

8.1.4　改革公立医院的运行机制："五环协同"

当前，中国医疗卫生领域出现的一系列矛盾和问题，除了受医疗卫生宏观管理体制影响外，公立医院内部运行机制不完善也是重要原因，而完善内部运行机制的关键在于构建服务于公立医院目标的内部控制制度，其中最重要的任务是要改变当前以营利性为导向的内部控制体系，实现内部控制构成要素运行的有效性。公立医院内部控制要素的内涵有其特殊性,它有五个要素,即内部环境、风险评估机制、内部控制活动、信息与沟通、内部监督,这些构成要素相互协同和联系,形成一个整合的体系并被"嵌入"(building in)到医院的整体构架,融合到医院的管理当中,而不是简单地"附加"(adding on)于其上。

8.1.4.1 优化内部环境

(1)以法人化为方向优化组织架构。着手建立现代医院法人治理结构,实现从"行政化"向"法人化"的转型。

(2)以专业化为重点调整人力资源政策。从推行"多点执业"、"去编制化"、完善绩效考核机制等方面来保障医务人员的社会价值与市场价值,使其成为公立医院改革的重要动力。

(3)以社会责任为导向强化医院文化建设。医院文化建设要体现社会责任,强调以价值观和道德观来约束医务人员的思想和行为,使医院职工产生观念上的认同感和实现医院目标的使命感。

8.1.4.2 建立有效的风险评估机制

(1)建立风险识别机制。通过一定的方法对公立医院的内源性风险和外源性风险进行准确识别,确定相应的风险承受度。

(2)形成常规的风险分析模式。在风险识别的基础上,采用风险直觉、行业标准或数据分析等分析模式来评估风险程度和发生概率,确定重点控制的风险。

(3)建立风险应对预案。制定风险应对策略,将风险控制在可承受范围之内。成立风险管理机构;"三重一大",即重大决策、重要干部任免、重要项目安排和大额度资金使用采用集体决策制度;建立医疗纠纷和赔偿的第三方调节机制;强化财务绩效分析,及时防范财务风险。

8.1.4.3 强化内部控制活动

公立医院内部控制活动包括两个层面:①业务层面控制活动,主要包括医疗、教学和科研等方面的控制活动;②经营管理层面控制活动,包括预算管理控制、收入管理控制、支出管理控制、资产管理控制、项目及投资管理控制、绩效管理控制、合同管理控制等七个方面,不同类型和不同规模的公立医院可以根据各自的控制目标进行调整。评价内部控制活动是否有效,关键在于建立一个科学、可行的内部控制综合评价指标体系,因内部控制中有大量难以进行量化的重要因素,故单纯利用定量的方法不可行,较为理想的评价方法是将定量方法与定性方法相结合。

8.1.4.4　加强信息与沟通系统建设

公立医院应当及时、准确地收集和整理各种内外部信息,并构建信息平台,使信息在医院的内外部及时传递和有效使用,主要包括:①形成信息收集和加工系统,通过各种渠道和方式获取内外部信息,并进行合理筛选、整理和加工,提高信息的有效性;②建立信息传递机制,将相关信息在医院内部各层级之间以及医院与外部环境之间进行有效传递,保障内外部信息传递通畅;③建立符合现代医院发展的信息系统,提高管理精细化水平;④建立反舞弊工作机制,杜绝或减少舞弊行为的发生。

8.1.4.5　完善内部监督

(1)明确内部监督的机构及职责。成立专门的内部监督机构,也可以授权内部审计机构或其他机构承担内部控制监管职能,明确岗位职责。

(2)规范内部控制评价。公立医院内部控制评价除了针对经营管理层面控制活动外,尤其要重视诊疗服务流程、医疗服务收费、人均医疗费用以及医德医风等方面的考核和评价,不留盲区和死角。

(3)充分利用评价信息进行整改。及时将评价信息逐级汇总和分析,制定整改计划和措施并有效实施,尽可能降低风险和损失。

8.2　加快医疗保障制度改革

要促进基本医疗服务均等化,客观上需要与之相适应的医疗保险制度。过去几年,中国政府加大了社会政策调整力度,财政投入得到加强,基本公共服务基本实现全覆盖,保障水平不断提高。尽管绝大多数国民有了基本的医疗保障,但医疗保障体系中原有的"碎片化"特征仍未消除,并带来一系列的弊端,包括医疗保障体系内部若干制度安排的不协调①。这些问题的存在,不仅不利于满足消费者寻求基本医疗服务时的预期需求,而且对整个社会医疗保障事业的发展带来了消极的影响。因此,中国医疗保障体系亟待进一步转型。

8.2.1 实施全民参保计划

长期以来形成的多种医疗保障制度并存的格局已不能适应中国经济社会的发展和人民群众的医疗保障需求。在"人人享有健康"这一医疗卫生事业发展目标的前提下,必须对现有的医疗保障制度进行整合,将分散化、碎片化的基本医疗保障体系改造为集中化、一体化的全民基本医疗保险制度,并以全民基本医疗保险为核心来构建多层次的医疗保障体系,满足全体国民不同层次的需求,进而整体上提高全体国民的健康水平和生活质量,实现"人人享有基本医疗保障"的目标。基于这样的改革目标,全民医疗保险制度建设应体现以下特点。

(1)公平性。全民医疗保险制度的公平性体现在以下三个方面:①覆盖范围应包括全体居民,坚持全民保障和城乡统筹原则,所有居民不分城乡、贫富都应当获得公平、可及的基本医疗保障;②在政府资源有限的情况下,应当将资源更多地分配给困难群体,增强其保障能力;③实现不同群体间的公平。目前,有些特殊群体享受了特殊的医疗保障与医疗服务,他们的医疗保障更多地依靠公共资源,而不是自己付费。这种官本位体制下的过度保障,严重损害了医疗保障制度的公平性。对这一问题,需要在制度层面予以解决。

(2)制度一元化。即形成全国统一的制度安排,逐步提高统筹层次。由此消除因户籍等因素带来的身份差异,实行风险分担、社会共济②。

(3)多层次保障。医疗保障制度包含基本保障和补充保障两个层面,

---

① 顾昕:《走向全民健康保险:论中国医疗保障制度的转型》,《中国行政管理》2012年第8期。

② 郑功成:《中国社会保障30年》,人民出版社2008年版,第142页。

根据人群结构多样化的特点,通过设置不同保障水平的险种,使各类群体根据自身能力和偏好选择相应的保障待遇。同时,针对大额医疗费用负担人群或有高端需求人群,建立健全补充医疗保险、大病医疗救助、商业医疗保险等形式,形成多层次的医疗保障体系。

(4)筹资渠道多样性。全民医疗保险制度在筹资上应当明确公民、雇主和政府等多方的责任,实行全民参保、责任分担、个人缴费的制度设计。对于就业人口,由个人和雇主共同缴费;对非就业人口,通过家庭缴费和政府补助,分别履行不同主体的责任。

8.2.2 发展路径:"三步走"战略

中国医疗保障制度改革的总体思路为:从现行的"三元制"过渡到"二元制",再发展到"一元制",即将城镇居民医疗保险与农村新型合作医疗保险制度并轨,统一为居民医疗保险;待条件成熟时,再与城镇职工基本医疗保险并轨,最后形成统一的全民基本医疗保险制度。

第一步,打破城乡界限,将城镇居民基本医疗保险与新型农村合作医疗保险进行整合。由于两种制度均为个人与政府分担缴费责任,在筹资水平、财政补助和保障方式上的共性制度设计,容易实现由城乡二元医疗保障制度模式向城乡一体化医疗保障制度转变,从而建立城乡统筹的非就业居民医疗保险制度,基本上把非就业人口纳入统一的医疗保险制度范围。

第二步,打破职业界限,整合和优化城镇职工基本医疗保险制度。包括彻底取消行政事业单位遗留的公费医疗,把符合条件的中小企业职工和灵活就业人员纳入覆盖范围;尤其是尽快把农民工纳入城镇职工基本医疗保险,建立起涵盖所有从业人口的基本医疗保险制度。同时,提高职工基本医疗保险的统筹和管理层次,探索推进省级统筹区域医疗保险基金的统筹和统一管理。

第三步,打破身份界限,融合居民基本医疗保险与城镇职工基本医疗保险,建立以家庭为参保缴费单位的全民基本医疗保险制度。全体公民不分城乡、职业,按家庭人口统一缴纳参保费用,根据家庭经济承受能力选择相应的保障待遇层次。在这一制度的整合过程中,需要明确家庭、雇主、政府三者之间的责任,尽可能做到同一筹资标准下保障水平的一致性。

8.2.3　制度优化:多层次医疗保障体系

完善的医疗保障体系建设是全方位、多层次的。为适应国民不同的医疗保险需求,应大力推动多层次医疗保障体系的构建,并促进其协调、良性发展,即在统一的制度框架下,形成以全民基本医疗保险为中心,以补充医疗保险、大病医疗保险、商业医疗保险及慈善救助等多种医疗保障形式为补充的多层次医疗保障体系。从几个主要医疗保障形式的发展进程看,首先是实现基本医疗保险的全覆盖,使所有人都能享受到最基本的医保;在此基础上,加快发展大病医疗保险,"十三五"时期构建起全覆盖、可持续、保大病的大病保险体系,切实解决"因病致贫""因病返贫"的问题;再者,加快构建医疗救助体系,包括长期护理保险在内,"十三五"时期这些建设要有起步,使老年人能够享受到人性化的长期护理。从医疗保障体系建设的目标看,要做好如下制度安排。

(1)鼓励发展企业补充医疗保险。用人单位在参加基本医疗保险的基础上自主参加补充医疗保险,政府通过税收优惠等政策规范和引导。补充医疗保险的发展将有助于直接减轻参保人员的医药费用负担,间接地减轻基本医疗保险的压力,它是基本医疗保险的有力补充,也是多层次医疗保障体系的重要组成部分。

(2)全面实施居民大病医疗保险。在基本医疗保障实现制度的全覆盖后,仍有部分贫困居民可能无力缴费参保,或者参保后无力负担个人自付费用。居民大病医疗保险就是在基本医疗保障的基础上,对大病患者发生的家庭灾难性医疗支出①给予进一步保障的一项制度安排,它能够

---

①　世界卫生组织提出的"家庭灾难性医疗支出"概念是指,当一个家庭中用于医疗的支出占家庭可支配收入的比重等于或超过40％时,就可以认为这个家庭可能发生家庭灾难性医疗支出。在中国,家庭灾难性医疗支出的标准是不超过当地统计部门公布的上一年度人均可支配收入。

减轻人民群众大病医疗费用分担,防止"因病致贫"和"因病返贫"。大病保险筹资来源于城乡基本医疗保险基金,不额外增加参保人负担;支付比例应不低于 50%,并随着筹资、管理和保障水平的不断提高,逐步提高大病报销比例,最大限度地减轻个人医疗费用负担。

(3)大力发展商业医疗保险。国际上医疗保障体制改革的一个大趋势,就是在构建全民医保基本制度架构下,政府通过直接补贴、税务优惠等多种方式推进民间健康保险业的发展,使之成为公共医疗保障体系的重要补充,同时也以促进竞争的方式鼓励公共医疗保障机构改善绩效[①]。中国的商业健康保险行业还处于发展的初级阶段,保险品种少,保费收入低,专业化管理程度还不高,需要加大政策引导,加快商业医疗保险发展,积极探索商业保险机构参与医疗服务体系建设的各种模式。

除此之外,还要尽快完善医疗救助、疾病医疗救助、慈善救助等医疗救助制度,到 2020 年,为每个社会成员构筑起三道医疗风险保护层,即城乡居民基本医疗保险、大病保险、医疗救助,在 13 亿多人口的大国建立起全覆盖、多层次、可持续的医疗保险体系,彻底解决"因病致贫、因病返贫"的问题。

8.3 创新医疗资源配置方式

《国家基本公共服务体系"十二五"规划》明确提出,要"加快建立政府主导、社会参与、公办民办并举的基本公共服务供给模式。在坚持政府负责的前提下,充分发挥市场机制作用,鼓励社会力量参与,推动基本公共服务提供主体和提供方式多元化"。强调医疗卫生的公益性,并不表明排斥市场的作用。恰恰相反,要提高资源配置的效率,必须在市场的基础上创新资源配置方式。

---

① Scott C D. *Public and Private Roles in Health Care Systems: Experiences from Seven OECD Countries*. Buckingham, UK: Open University Press, 2001, 146.

8.3.1　建立"自下而上"的需求反映机制

医疗服务的社会需求,可以从两个环节得到反映:①从宏观统计角度,观察城乡居民支出结构变化,这是一种间接的方式;②从微观角度,通过畅通的机制,直接反映社会公共需求变化的基本趋势,这是直接方式。创新公共服务供给方式,在需求反映环节最为重要的就是建立自下而上的、直接的需求反映机制。

为此,需要依托市场,以社区和社会组织为基础,建立反映医疗需求的"自下而上"的机制,以逐步改变"自上而下"的需求反映机制,完善使用者需求表达的有效途径。

8.3.2　以医疗券为重点推进医疗服务购买

医疗服务生产出来后,如何有效地分配到真正需要的居民手中,在很大程度上决定了医疗服务的最终效果。从现实情况看,我国基本医疗服务结构上的问题比总量上的问题要严重得多,其中一个重要原因就是缺乏有效的提供方式,医疗服务难以有效地配置给急需的人,甚至存在相当严重的"逆分配""逆福利"现象。

从各国经验看,通过发放医疗券给服务对象,由其自主选择公立医院或民营医院提供的医疗卫生服务,形成医疗服务的市场竞争局面,可有效增加供给,降低成本和价格,改善服务质量。

目前,需要总结各地医疗券实践经验,在全国普遍推行,通过医疗券的形式加大政府对企业、NGO 生产医疗服务的采购力度,以此保证专款专用,保障政府给的钱花在需要服务的人身上,以提高公共服务的针对性,提高公共服务的供给效率;推进服务机构的准入、评估、监督机制建设,并且强化服务的全程监管,促进服务机构良性竞争。

8.3.3　放开医疗市场准入,推进医疗市场投资的多元化

建立多元医疗卫生市场是在向建立医疗卫生多极治理体系迈进,变

单一的资源配置主体为多元主体。政府、企业、行业和个人共同构成医疗卫生市场治理体系,政府不再以市场管理者自居,各主体各司其职共同构成行业有机整体。

(1)建立平等规范、公开透明的医疗市场准入机制。放宽医疗领域的投资准入标准,最大限度减少对社会资本在医疗卫生领域经营服务资质资格的限制;在制定负面清单的基础上,依法放开各类资本平等进入负面清单之外的服务行业和领域。

(2)全面清理制约医疗市场开放的行政法规。按照"非禁即准"的原则制定医疗领域的负面清单,全面清理与法律法规相抵触、制约各类市场主体进入医疗领域的规定和程序;清理各种歧视性政策规定,在投资核准、股权比例、融资服务、财税政策等方面,同等对待各类市场主体。

(3)形成医疗机构多元化。倡导医疗体系多元化格局的建立,增加医疗卫生市场服务能力,分流积压病人,缓解公立医院压力。开展医疗移动互联应用平台建设,延长人力资源的利用时间,开展灵活的定制化的线上诊疗服务,通过移动医疗平台提供专业的疾病解决方案。加快基层医疗机构特别是社区医疗机构的建设,实现感冒咳嗽等小病进社区就近治疗,大病进医院的分层级的疾病治疗体系。鼓励专业化私人医疗机构发展,鼓励私人机构开展家庭医生服务业务,弥补居民在疾病预防、健康管理等方面的空白。

8.3.4 完善医疗市场的治理体系

社会公众之所以对基本公共服务供给有相当大的不满,一个重要原因是缺乏公共服务质量的反馈机制,难以对基本公共服务的生产、提供者进行有效的问责。

(1)形成多元化的评价体系。建立以结果为导向的、以社会为主体的、符合公共需求的公共服务评价体系,充分发挥政府、研究部门和媒体的优势,加强对政府提供公共服务效果的评价,强化政府对生产公共服务的社会(市场)主体的评估。

（2）构建信息服务平台。构建信息化服务平台旨在将医药企业、保险机构、流通企业、医疗机构和患者信息统一在公共平台上，提升信息劣势方获取信息的能力，保证交易双方在市场上的公平地位，消除市场信息不对称，避免信息流通不畅产生的垄断和逆向选择。通过应用计算机和网络技术，基于地理信息系统和数据库管理系统管理好医疗卫生需求发布、医疗卫生技术共享、医疗研发项目筹资和应急指挥救援等可能由于信息闭塞导致的市场失灵的情况，更好地实现地区医疗卫生资源合理调配。同时，搭建基于信息平台的多维度、多层次市场监测体系，实施多源、动态远程监控，针对医疗资源垄断和价格合谋等影响市场经营秩序的行为，提供快速、科学、有效的技术解决途径。

8.4　推进政府转型

中国医疗卫生体制改革要取得预期效果，关键在于改变经济建设型的政府模式，将政府的主要职能放在有效提供公共产品和公共服务上。近年来，政府对基本医疗服务的投入不断加大，财政支出中医疗卫生的支出占比逐年上升，但在政府转型不到位的情况下，地区、城乡、人群之间的医疗资源配置差异依然存在，基本医疗服务的可及性和公平性难以得到根本提升。要改变这种现状，必须深化政府改革，把公共服务作为政府的核心职能。在医疗卫生领域，政府应当把更多的财力和精力投入到基本医疗服务供给方面，特别是向落后地区和弱势群体提供基本的医疗产品和医疗服务，更好地发挥政府的作用，为医疗卫生体制改革提供良好的制度保障。

8.4.1　走向公共服务型政府

所谓公共服务型政府，就是政府要为全社会提供基本而有保障的公共产品和有效的公共服务，以满足广大社会成员日益增长的公共需求和公共利益诉求,在此基础上形成政府治理的制度安排。

(1)厘清政府职能内容。在市场经济体制初步确立的大背景下,厘清政府职能内容,主要是厘清政府和市场、企事业单位、社会组织在市场经济条件下的职能、定位以及相互关系,政府要从自身利益的束缚中解脱出来,坚持"有限政府"的理念,该政府做的事,政府要责无旁贷,不该政府做的事,政府要舍得放开手。政府公共服务职能的重心应转为统筹规划、制定政策、资金扶持、组织协调等方面,从而实现从"政府本位"向"公民本位"转变,从公共服务的直接提供者向规划组织者转变,最终达到增强公共服务供给能力以及提升公共服务供给公平性的目的。

(2)完善公共服务职能。一是加强顶层设计。制定实施公共服务体系建设规划,明确基本公共服务的供给规模与各细化项目的配置标准。例如,对基本医疗与公共卫生等基本公共服务,制定全国性最低标准,明确差距控制的约束性指标,逐步达到均等化;加快推进城乡基本公共服务的制度衔接和制度统一,促进基本公共服务资源的合理配置。二是加快公共服务体系建设。要以发展社会事业和关注民生为重点,优化公共资源配置,建立健全公平正义、水平适度、可持续发展的公共服务体系,完善公共教育、医疗卫生、社会保障等社会性公共服务,不断提高政府公共服务的总量和质量,使公共服务与经济增长协调发展,努力推进基本公共服务均等化。

(3)构建以政府为主导的社会参与机制。一个有效的公共服务体制除了需要政府部门发挥主导作用外,还需要政府进一步深化改革,引导社会各方力量积极参与到公共服务事业中来,以达到全面提升公共服务效率的目的。首先,在坚持政府主导地位不动摇的基础上,结合各地的实际情况以及政府、市场、社会的比较优势,对政府、市场、社会在公共服务供给方面的责任分工进行进一步细化;其次,建立政府与社会力量优势互补的合作关系。政府通过购买服务、减免税费、转移财政支付等多种方式,将部分公共服务职能放手交给与民众更为贴近的各类社会力量,激发社会活力,降低公共服务成本,使公共服务的供给与人民群众公共服务需求在数量、质量和结构上相适应,最大限度地满足广大居民不断增长的公共服务需求。

8.4.2 改革公共财政体制

公共财政是与市场经济相适应的一种财政模式,是政府为了满足社会公共需要,提供公共产品和服务的一种经济分配活动。为适应全社会日益增长的基本公共服务需求,公共财政体制要求从经济建设型财政向公共服务型财政转变。一方面要调整各级政府的收入划分和支出责任,为政府履行社会管理者的职能提供财力支持;另一方面要把扩大基本公共服务支出作为优化财政支出结构的重点,明确增大基本公共服务支出的目标,从财力上制约和规范政府职能的范围,促进政府职能的转变。

8.4.2.1 健全中央和地方财力与事权相匹配的财政体制

(1)合理界定中央与地方的事权和支出责任。清晰的层级政府事权划分,是实现公共财政分配均等化的前提。当前,中央和地方政府事权和支出责任划分不清晰、不规范,某些应由中央负责的事务交给了地方承担,而一些适宜地方负责的事务中央却承担了责任,这种不合理的格局使中央和地方两者的积极性都受到了影响。要突破这种现实困境,需要从以下几个方面入手:①理顺中央和地方的收入划分。深化税收制度改革,将具有较强再分配作用、收入周期性波动较大、税基分布不均衡的税种划为中央税,或者在分成比例上中央多一些,将具有区域性特征、明显受益性的税种划为地方税,或地方分成比例占多数,这样既有利于促进中央和地方有效履行职责,又调动了两者的积极性。②明确中央和地方事权。将关系全国政令统一、促进区域协调、提高公共服务能力和水平的重大事务统一到中央;对于具有跨区域性质的公共产品或服务,如医疗服务、社会保障等,作为中央和地方共同事权,共同负担;将明显地域性强、外部性弱的公共事务交归地方负责。③调整中央和地方的支出责任。在理顺收入、明晰事权的基础上,改变当前不合理的支出责任现状,明确中央和地方各自负责事权的支出责任以及共同事权的支出责任比例。

（2）优化转移支付结构。转移支付是实现中央和地方财力与事权相匹配的重要保障。在转移支付的目标选择上,要根据经济社会发展阶段以及支付对象的不同而选择不同的政策目标。转移支付分为纵向转移支付和横向转移支付,从现实情况看,当前应以纵向平衡为主并与均等化相结合,为此,要增加一般转移支付,缩减专项转移支付规模。同时,应该认识到,仅靠纵向转移支付和本地区财力,欠发达地区仍然难以达到公共产品和服务均等化的目标,还需要以横向转移支付为补充,使不同经济发展水平地区和不同收入阶层在享受基本公共产品方面达到大致均等。

（3）推进省以下财政体制改革。重点是省级和县级财政体制改革。首先是理顺省以下财政收入和政府支出责任划分,将更适合上一级政府承担的事权和支出责任上移,在医疗卫生、社会保障等基本公共服务领域,省一级政府应履行更多责任,提高支出保障程度,逐步推进省内各地区之间基本公共服务均等化。其次是加快完善县级基本财力保障机制,明确中央和省级的县级财力保障责任,合理界定县级政府的事权与财力,制定县级基本财力保障范围和标准,努力培植财源,提高县级财政的自身保障能力,并通过完善县级财力保障的激励机制和监督约束机制,构建县级财政良性运行的制度保障,增强县级财政提供基本公共产品和服务的能力。

8.4.2.2 以扩大基本公共服务支出为重点优化财政支出结构

根据 OECD 的统计标准,OECD 国家公共社会性支出占广义政府支出的比重平均为 61.8%,占 GDP 的比重平均为 24.4%,而中国公共社会性支出占广义政府支出的比重和占 GDP 的比重都远远低于 OECD 国家的平均水平,均不到其一半[①]。在卫生总费用中,中国政府卫生支出的比例是 30%,而在 OECD 国家,卫生费用大部分由政府负担,几乎都在 70% 以上。基本医疗服务均等化的实现是推进基本公共服务均等化的重要保障,因此必须进一步完善政府医疗卫生投入机制,不断加大支持力度。

（1）建立分工明确、分担合理、事权与财权相匹配的政府基本医疗卫

---

① 王列军:《社会性支出:民主支出的替代性衡量方法》,《调查研究报告》2012 年第 85 号。

生投入机制,各级政府应逐步增加卫生事业投入,提高政府卫生支出占卫生总费用的比重,特别是中央和省级财政应承担更多的基本医疗卫生投入责任。

(2)明确基本医疗服务财政投入约束性指标,确保政府基本医疗服务投入增长幅度高于经常性财政支出的增长幅度,使政府基本医疗服务投入占经常性财政支出的比重逐步提高。

(3)政府卫生投入的方向应由主要投向供给方转向兼顾供需双方,既要投向提供医疗服务的医疗卫生机构,又要更多投向让群众直接受益的公共卫生、医疗保障等领域,投向农村、落后地区、困难群体的基本医疗服务,缩小基本医疗服务在城乡、地区和不同社会群体间的差距。

8.4.3 加强区域卫生规划

受多方面复杂因素影响,中国医疗卫生体系布局不合理问题还相当突出:医疗资源总量不足,医疗卫生服务资源向大城市、东部发达地区聚集,中西部地区以及广大农村则明显薄弱,基层医疗服务体系建设比较滞后,而城市公立医院则迅速扩张,等等。这些问题不仅直接导致了基本医疗服务的非均等化,而且也加剧了医疗卫生费用的快速上涨。医疗卫生事业的发展有其遵循的内在规律,要实现医疗卫生体系的合理布局,必须加强以政府为主导的区域卫生规划,同时注重发挥市场机制作用,实现医疗卫生服务公平与效率的统一。

(1)要科学规划医疗资源的总量、结构和布局。充分考虑经济社会发展水平和医疗资源配置现状,从地理、功能和需求上对医疗卫生机构、大型医疗设备、人力资源等医疗资源进行整合,对主要承担基本医疗任务、体现公益性质、在医疗服务体系中发挥重要作用的医疗卫生机构,政府要加大支持力度,对功能重叠、布局不合理的医疗卫生机构进行规范调整,对需要引入市场竞争机制的专科医院、特需医疗服务引导社会力量参与;鼓励并推动互补性强的医疗机构开展合作,探索通过混合所有制等多种形式对公立医疗机构进行改造,大力扶持区域医疗中心的发展;新增医疗资源必须按照区域卫生规划的要求严格审批;引导医疗资源向经济落后的中西部地区、农村及社区转移,实现各地医疗资源的共享,增强医疗卫生服务体系的综合服务能力。

(2)要坚持分级分类管理,优化医疗资源配置。区域卫生规划就是要从宏观上加强医疗卫生工作的管理,有效解决医疗机构布局不合理、各级医院功能不明确等问题,扭转病人逆向选择就医,提高区域医疗资源的综合利用。对区域内不同类型、不同级别的医疗卫生机构及其所属的医疗资源进行合理的层级规划,设定与其功能相适应的配置标准;在此基础上,制定规范的分级诊疗制度,初级卫生保健由基层医疗机构提供,一般负责常见病、多发病的诊断和治疗,大型医院以诊治疑难重症、科学研究、教学培训为主,各级医疗机构发挥各自不同的功能,为人民群众提供不同层级的医疗卫生服务。此外,医疗卫生机构的"评级定等"工作以及区域医疗联合体的探索,均要从优化医疗资源配置的角度,面向社区和基层,体现区域卫生规划的思想。

(3)要根据疾病谱的变化适时调整规划。随着经济社会的发展和医疗卫生的进步,中国的疾病谱正在发生变化,慢性病死亡已经占到总死亡构成的 85% 以上,其中城市中因肿瘤导致死亡者已经占到死亡总数的 25% 左右[1],慢性病已经成为中国居民健康的头号威胁。国际上如美国、德国等国家对慢性疾病的防治均制定有详细的战略规划,但中国尚未根据疾病谱变化对慢性病的综合防治做出相应的宏观政策调整,慢性病防治工作重城市轻农村,防治经费特别是预防性投入不足,专业技术队伍结构不合理等问题亟待改善。因此,区域卫生规划要根据疾病谱的变化及时作出相应的调整,更加突出立足基层的疾病预防和健康促进,进一步加强康复、护理等服务,完善服务模式[2]。

---

① 孙燕:《中国肿瘤防治进入新的时代》,《科技导报》2014 年第 26 期。

② 葛延风:《强化区域卫生规划意义重大》,网址:http://www.jianke.com/xwpd/1456255.html,2015-04-02。

8.4.4　强化政府的公共服务监管职能

(1)强化政府监管职能。形成包括完善的法律环境、专业化的行业监管机构、多种行业自律组织、多级消费者权益保护组织、多渠道的传媒和公众监督在内的现代监管体系。在由政府部门提供公共服务的领域加强政府内监管，改变政府部门自己制定政策、自己执行政策、自我进行评估的情况。此外，还应建立完善的监管组织体系，规范透明的监管程序，组建专业化和有责任心的监管队伍，建立以现代信息技术为支撑的高效监管服务平台。

(2)健全医疗卫生法律法规、制度和标准。为建立有序的医疗服务市场秩序，在市场监管体系建成后，需要健全的医疗卫生法律法规来支撑市场监管工作的开展；同时，资本逐利性导致市场可能存在以压缩服务成本来扩大医疗机构利润的行为，从而降低了医疗卫生服务水平。因此，在制定法律法规后需要对医疗卫生行业标准进行逐一规划，统一划分社会资本办医疗机构的社会责任，从制度上保障医疗消费服务水平，引导市场走上公共利益最大化、可持续性经营的道路。

8.5　本章小结

本章阐述了实现医疗资源的优化配置需要一场结构性的调整和改革，这是推进基本医疗服务均等化的必要条件。从经济转型升级面临的日益突出的结构性、体制性矛盾出发，本章从四个方面提出相应的政策建议，进而为推进基本医疗服务均等化创造有利条件。

9 研究结论与展望

9.1 研究结论

本书在综合分析中国现阶段医疗卫生服务发展情况的基础上,对中国医疗资源配置情况作了分析,得出以下几点结论。

(1)公共资源配置与基本公共服务均等化有着直接的关系。本书构建的"投入—产出—结果"三阶段框架表明,从资源投入系统到最终服务产出,一环扣一环,前环决定后环。比如,资金资源的总量和结构决定了中间产出的总量和结构,而后者又决定了最终服务的总量和结构。

(2)医疗资源差异化配置对基本医疗服务均等化有决定性的作用。本书在对基本医疗服务均等化的挑战进行分析的基础上,重点分析了中国医疗资源配置的公平性问题。运用广义熵指数方法,本书对中国医疗资源配置总量(财力、物力、人力)进行了考察,同时,对中国医疗资源地区配置、城乡配置、人群配置的公平性进行了研究;在此基础上,本书用链式网络 DEA 方法定量分析了中国医疗卫生投入产出的效率。结果表明,依靠改进医疗卫生投入配置并不必然会促进基本医疗服务的均等化,注重投入产出效率的均等化比单方面强调医疗卫生投入和产出更有意义。

(3)实现基本医疗服务均等化的政策目标,需要从问题出发,对医疗资源进行差异化配置。本书通过构建逆 DEA 模型,分析了要使基本医疗服务差距缩小 1 个百分点,需要财政投入、人均医疗卫生支出、固定资产、卫生人员等资源配置调整的幅度,同时把海南作为一个案例进行了具体分析。在假设约束条件下:①财政医疗卫生支出增长水平控制在 6% 到 8% 时,能够最大化地缩小地区在固定资产总值与卫生人员数上的差异;②人均医疗卫生支出水平提升越高,越有助于地区固定资产总值与卫生人员数差异的缩小,并且提升水平最好要高于 4%;③全国固定资产总值增长水平控制在 5% 时能够极大化实现各产出指标均等化,全国卫生人员数的增长水平控制在 4% 时能够最有利于全国各产出指标差异的缩小。

(4)以差异化为导向优化医疗资源配置,需要推进结构性改革。本书考察了发达国家和地区医疗卫生服务体系以及医疗资源配置的经验,提出中国要通过优化医疗资源配置来实现基本医疗服务均等化的目标,从中国的实践情况出发,结构性改革重点有四个方面:①深化公立医院改革;②加快医疗保障制度改革;③创新医疗资源配置方式;④推进政府转型。

9.2　研究的不足之处和研究展望

(1)数据准备还不充分。由于所搜集的数据年份较短,数据更新的难度较大,可能造成测算结果与实际需求出现偏差;同时,指标选取存在改进的空间,比如,选取婴儿死亡率指标测算中间变量对地区产出的差异,所测算的结果对研究如何调节地区医疗卫生投入的实际意义还需要进一步评估。

(2)投入产出模型中对于是否可能存在投入"拥挤"现象,即持续的增加投入反而变相降低地区资源利用效率,并未做详细说明和解释。

(3)实现基本医疗服务均等化存在公平与效率的权衡问题,而 DEA

的效率测度是由决策单元的最优生产前沿面所确定的,生产前沿面伴随决策单元集,如各省(自治区、直辖市)的形成而产生,它只与决策单元所在的组织属性有关,决策单元的有效性只能表示各地区均等化与最优化的差异,不代表决策单元的福利最大化。医疗卫生投入产出效率只是医疗服务水平的参考指标,而不是决定医疗服务水平的因素,医疗卫生投入的均等化不能保证医疗水平的总体提高。

　　这些研究不足构成了本书继续深入研究的基本方向。笔者将在本书研究基础上,进一步深入研究医疗资源差异化配置与基本医疗服务均等化中具有重大现实意义的相关问题。

参考文献

[1] 阿玛蒂亚·森. 以自由看待发展[M]. 任赜, 于真, 译. 北京: 中国人民大学出版社, 2002.

[2] 阿耶·L. 希尔曼. 公共财政与公共政策——政府的责任与局限[M]. 王国华, 译. 北京: 中国社会科学出版社, 2006.

[3] 巴西宣布"更多医生"计划[EB/OL]. 网易财经, 2013-07-10.

[4] 巴西总统批准"更多医生"计划[N]. 中国青年报, 2013-10-24(A31).

[5] 庇古. 福利经济学(上)[M]. 朱泱等, 译. 北京: 商务印书馆, 2006.

[6] 蔡仁华. 中国医疗保障改革实用全书[M]. 北京: 中国人事出版社, 1998.

[7] 曹笑辉, 孙淑云. 实现"全民医保"的瓶颈与基础条件——论新型农村合作医疗与城镇居民基本医疗保险的制度对接[J]. 中共山西省委党校学报, 2008, 31(1).

[8] 柴培培, 赵郁馨. 天津市卫生筹资的垂直公平和水平公平研究[J]. 中国卫生经济, 2012, 9(31).

[9] 常修泽. 人本体制论[M]. 北京: 中国经济出版社, 2008.

[10] 常修泽. 逐步实现基本公共服务均等化[N]. 人民日报, 2007-01-31(009).

[11] 陈爱雪, 纪玉山, 等. 医疗体制改革应防止过度市场化[J]. 经济纵横, 2013(8).

[12] 陈昌盛, 蔡跃洲. 中国政府公共服务: 体制变迁与地区综合评估[M].

北京:中国社会科学出版社,2007.

[13]陈浩,丁江涛.卫生投入结构、健康发展与经济增长[J].公共管理学报,2010,7(2).

[14]陈家应,范越.对医疗市场和医疗服务提供市场化问题的思考[J].中国医院管理,2005,12(25).

[15]陈健生.公共卫生发展的财政制度安排[J].财政问题研究,2004,10(251).

[16]陈骑兵,马铁丰.随机逆 DEA 模型的输出估计研究[J].数学的实践与认识,2012(1).

[17]陈云良,何聪聪.医疗服务市场失范的经济法规制[J].中南大学学报(社会科学版),2012,3(18).

[18]迟福林,方栓喜,匡贤明,等.加快推进基本公共服务均等化(12 条建议)[J].经济研究参考,2008(3).

[19]迟福林.第二次转型——处在十字路口的发展方式转变[M].北京:中国经济出版社,2010.

[20]迟福林.二次转型与改革战略[M].海口:学习出版社,海南出版社,2012.

[21]崔斌,李卫平.健康性别不平等与政府卫生预算的社会性别分析[J].人口与发展,2009,1(15).

[22]代英姿,王兆刚.中国医疗资源的配置:失衡与调整[J].东北财经大学学报,2014,1(91).

[23]戴月明.新加坡医疗体系优势及其对上海的启示[J].科学发展,2013(7).

[24]邓微.加大改革力度　促进城乡基本医保服务均等化[J].中国医疗保险,2014(5).

[25]丁伟洁,宋慧.东西部两城市居民卫生服务利用及影响因素对比研究[J].现代预防医学,2014,10(40).

[26]丁艳香.社会分层视野下的农村公共医疗资源配置问题研究[J].劳动保障世界,2010(4).

[27]杜春华.医疗服务的市场化趋势与分配公平性的对立统一[J].学习月刊,2011(1).

[28]恩格尔哈特.生命伦理学的基础[M].范瑞平,译.长沙:湖南科技出版社,1996.

[29]冯毅,张瑾.重庆市直辖以来卫生资源配置公平性研究[J].医学与哲学(人文社会医学版),2007,7(28).

[30]冯占春,侯泽蓉,等.我国城乡卫生投入公平性的影响因素及其对策[J].中华医院管理杂志,2006,10(22).

[31]高建民,裴瑶琳,等.不同收入人群的卫生公平性研究:来自陕西眉县的证据[J].中国卫生经济,2012,3(31).

[32]高连克,杨淑琴.英国医疗保障制度变迁及其启示[J].北方论丛,2005,7(4).

[33]高满良,赵云.新中国成立以来我国公立医院改革的制度选择[J].法制与社会,2013,1(上).

[34]高梦滔,高广颖,刘可.从需求角度分析新型农村合作医疗制度运行的效果——云南省3个试点县的实证研究[J].中国卫生经济,2005,5(24).

[35]高培勇.中国财政政策报告2007/2008:财政与民生[M].北京:中国财政经济出版社,2008.

[36]高新强,赵明钢.俄罗斯联邦医疗卫生体制概况与启示[J].现代医院管理,2014(4).

[37]葛文达·拉奥琦,米塔·乔杜里.印度的医疗卫生融资改革[J].王宇,译.金融发展研究,2013(8).

[38]葛延风,贡森,等.中国医改:问题·根源·出路[M].北京:中国发展出版社,2007.

[39]葛延风.强化区域卫生规划意义重大[EB/OL].国家卫计委网站,2015-03-31.

[40]龚幼龙,陈家应,Henry Lucas,等.企、事业职工家庭卫生服务公平

性研究[J].中国卫生资源,2001,4(4).

[41]古义.辽宁省城乡社会保障制度的差异性研究[J].经济研究参考,
    2005(91).

[42]顾昕,高梦滔,姚洋.诊断与处方:直面中国医疗体制改革[M].北京:
    社会科学文献出版社,2006.

[43]顾昕.全民医保制度建设之难题[J].中国医院院长,2011(3).

[44]顾昕.医疗卫生资源的合理配置:矫正政府与市场双失灵[J].国家行
    政学院学报,2006(3).

[45]顾昕.鱼与熊掌不可兼得?——医疗服务的市场化与社会公益性[J].
    公共管理高层论坛,2006(12).

[46]顾昕.走向全民健康保险:论中国医疗保障制度的转型[J].中国行政
    管理,2012,8(326).

[47]郭琳,胡红濮.新型农村合作医疗对农民卫生服务利用的影响研究[J].
    卫生软科学,2013,12(27).

[48]国务院发展研究中心课题组.对中国医疗卫生体制改革的评价与建议
    [J].卫生政策,2005(9).

[49]国务院体改办赴巴西农村医疗卫生体制改革培训团.巴西农村医疗卫生
    体制改革考察[J].国际医药卫生导报,2003(7).

[50]韩俊,罗丹.中国农村卫生调查[M].上海:上海远东出版社,2007.

[51]韩雪梅,贾登勋.甘肃省卫生资源配置公平性的实证分析[J].兰州大学学
    报(社会科学版),2013,6(41).

[52]何怀宏.公平的正义——解读罗尔斯正义论[M].济南:山东人民出版
    社,2002.

[53]侯岩.区域卫生规划与市场竞争[J].中国卫生经济,2001(8).

[54]胡大洋.基本医疗保障应关注实际补偿比[N].中国医药报,2014-03-10
    (006).

[55]胡代光,高鸿业.现代西方经济学辞典[M].北京:中国社会科学出版
    社,1996.

[56]胡琳琳.我国与收入相关的健康不平等实证研究[J].卫生经济研究,2005(12).

[57]胡善联.基本医疗卫生服务的界定和研究[J].卫生经济研究,1996(2).

[58]胡善联.卫生经济学[M].上海:复旦大学出版社,2003.

[59]黄小平,唐力翔.我国病床资源配置的区域公平性研究[J].中国卫生政策研究,2010,8(3).

[60]姜鑫,罗佳.基本医疗服务均等化的国际经验借鉴与启示[J].价格理论与实践,2012(4).

[61]解垩.中国卫生筹资的再分配效应[J].人口与发展,2010,16(4).

[62]解伟.可资借鉴的新加坡医疗保障制度[N].健康报,2012-06-25(006).

[63]荆林波,贾俐贞.新加坡医疗保障制度的基本情况与经验[J].中国党政干部论坛,2012(3).

[64]李斌,任荣明.新加坡医疗体制及公立医院改革的深层逻辑[J].医学与哲学,2012,33(1A).

[65]李丹阳.公平与效率的互补关系探析[J].学术研究,2007(1).

[66]李赖志,任净.统筹城乡医疗保障的可行性分析[J].大连海事大学学报,2010,12(6).

[67]李林贵,张俊华.对宁夏开展人人享有基本医疗卫生服务的探索和思考[J].中国初级卫生保健,2010,1(24).

[68]李玲.财政分权对中国医疗卫生影响几何[N].上海商报,2008-12-26.

[69]李秋芳.优化卫生资源配置的分析与思考[J].卫生经济研究,2005(6).

[70]李特尔.福利经济学评述[M].陈彪如,译.北京:商务印书馆,1965.

[71]李文贵.对医疗卫生领域中卫生服务公平性的思考[J].现代医药卫生,2007(10).

[72]李晓燕.经济发达地区城乡卫生资源配置均等化研究——基于广东省的实证分析[J].社会保障研究,2014,1(19).

[73]李亚青.社会医疗保险的真实保障水平研究——兼论"保障水平幻

觉"[J].人口与经济,2012(5).

[74]李珍.重构医疗保险体系,提高医保覆盖率及保障水平[J].卫生经济研究,2013(6).

[75]梁鸿,褚亮.试论政府在医疗卫生市场中的作用[J].复旦学报(社会科学版),2005(6).

[76]林晨.中部地区农民参加农村新型合作医疗的影响因素分析——山西省寿阳县的调查[J].农业经济问题,2007(1).

[77]林闽钢.中国农村合作医疗制度的公共政策分析[J].江海学刊,2002(3).

[78]刘宝,胡善联.收入相关健康不平等实证研究[J].经济研究,2003(1).

[79]刘宝,蒋烽,等.人群健康的地区差距[J].中国卫生资源,2006,9(1).

[80]刘广彬.我国居民的健康不平等状况及其发展趋势——基于 CHNS 2006 年的健康自评数据[J].卫生经济研究,2009(4).

[81]刘国恩,蔡仁华,熊先军,等.中国城市医疗保险体制改革:论成本分担的公平性[J].经济学(季刊),2003,2(2).

[82]刘海兰,何胜红,等.论城乡一体化医疗保险制度建设的困难与建议[J].中国卫生事业管理,2013(1).

[83]刘海英,张纯洪.中国城乡卫生经济系统投入产出动态效率的对比研究[J].农业经济问题,2010(2).

[84]刘金伟.城乡卫生资源配置的倒三角模式及其成因[J].调研世界,2006(3).

[85]刘敬伟,王小万.湖南省卫生资源配置的公平性研究[J].中国卫生经济,2004,1(23).

[86]刘军民.过度市场化与高度分权化:中国医疗卫生改革的双重误区[J].开放导报,2005(10).

[87]刘苓玲.中国农村养老保障制度变迁、路径依赖与趋势[J].科学·经济·社会,2009,4(27).

[88]刘绮莉.日本医疗保险制度的改革论争及评价——以 20 世纪 60 年代为中心[J].经济研究参考,2013,59.

[89]刘琼莲.论基本公共卫生服务均等化及其判断标准[J].学习论坛,
   2009,9(25).

[90]陆海霞.我国农村基层卫生资源配置失衡的理性思考[J].中国卫生
   经济,2009(2).

[91]路冠军.均等化取向下的农村公共卫生服务体系构建[J].农村经济,
   2007(11).

[92]吕卓鸿.政府承担公共医疗卫生的理论基础和范畴界定[J].中国卫
   生事业管理,2005(2).

[93]罗鸣令,储德银.基本公共医疗卫生服务均等化的约束条件与公共财
   政支出[J].当代经济管理,2009,8(31).

[94]马安宁,郑文贵,王培承,等.国民基本卫生服务包研究概述[J].卫生
   经济研究,2008(4).

[95]马振江.城乡卫生资源分配不公的原因、影响及政策[J].中国卫生经
   济,1997(5).

[96]毛正中.论市场机制在医疗卫生领域发挥作用的障碍[J].中华医院
   管理杂志,1994,10(11).

[97]孟庆平,汪崇金.实现医疗资源配置均等化之财政政策探讨[J].现代
   财经,2011,5(31).

[98]宁德斌.医疗服务公益性的政府责任机制[J].公共管理与政策评论,
   2013,2(2).

[99]诺思.经济史中的结构与变迁[M].陈郁,罗华平,等,译.上海:上海
   三联书店,上海人民出版社,1991.

[100]盘宇章.财政分权对公共医疗供给影响的经验研究[J].卫生经济研
   究,2010(2).

[101]彭煜.基于扩展有效的逆 DEA 模型[J].系统工程学报,2007(1).

[102]齐良书,李子奈.与收入相关的健康和医疗服务利用流动性[J].经
   济研究,2011(9).

[103]钱信忠.中国卫生事业发展与决策[M].北京:中国医药科技出版

社,1992.

[104]乔俊峰.公共卫生服务均等化与政府责任:基于我国分权化改革的思考[J].中国卫生经济,2009,7(28).

[105]饶克勤,刘新明.国际医疗卫生体制改革与中国[M].北京:中国协和医科大学出版社,2007(1).

[106]任冲.印度的医疗保障体系[J].当代世界,2006(7).

[107]任彦.公平配置资源,贫富各有所依——印度百姓看病不难[N].人民日报,2006-02-27(07).

[108]宋瑞霖,陈昌雄.对我国医疗卫生体制改革的思考[J].中国医院,2006(1).

[109]宋新明,胡守,忠徐佳.我国卫生资源配置中政府责任的思考[J].劳动保障世界,2010(8).

[110]孙开,崔晓冬.基本医疗卫生服务均等化与财政投入研究[J].地方财政研究,2011,5.

[111]孙群.完善城镇居民医疗保险制度的对策思考[N].光明日报,2008-12-31(10).

[112]孙晓明.发达国家和地区医疗体制与保险制度[M].上海:上海科学技术出版社,2012(9).

[113]孙逊,张寓景,汤明新,等.基本卫生服务均等化界定、评价及衡量方法[J].卫生软科学,2009,4(23).

[114]孙燕.中国肿瘤防治进入新的时代[J].科技导报,2014,32(26).

[115]孙燕铭.当前卫生资源配置状况及政府责任的思考[J].华东经济管理,2006(6).

[116]孙胤羚,徐凌忠.威海市城乡不同职业类别居民卫生服务公平性研究[J].中国卫生事业管理,2007,9(23).

[117]孙月平.应用福利经济学[M].北京:经济管理出版社,2004.

[118]汤兆云.论我国社会养老保险制度的整合[J].社会保障研究,2014(3).

[119]唐钧.基本医疗服务不能市场化的理由[J].社会观察,2008(3).

[120]托马斯·格林格尔,罗尔夫·施姆克.德国医疗保险体系的渐进式制度变迁——渐行渐远的"俾斯麦模式"[J].苏健,译.江海学刊,2013(5).

[121]汪志强.论我国基本医疗卫生服务中存在的问题与对策[J].中南民族大学学报(人文社会科学版),2010,4(30).

[122]王红漫.进一步完善和加强我国农村公共卫生系统[J].中国卫生资,2005,1(8).

[123]王虹,唐晓东.简析市场机制对医疗服务价格的调控作用[J].中国卫生经济,2006,10(25).

[124]王华新.鄂州市城乡医疗保障一体化调查[J].中国财政,2009(7).

[125]王健,孟庆跃.卫生经济学[M].北京:人民卫生出版社,2007.

[126]王俊华.城乡基本医疗保险制度衔接模式比较研究[J].苏州大学学报(哲学社会科学版),2009,11(6).

[127]王列军.社会性支出:民主支出的替代性衡量方法[R].调查研究报告,2012,85.

[128]王绍光,何焕荣,乐园.政策导向、汲取能力与卫生公平[J].中国社会科学,2005(6).

[129]王小万,李蕾,刘丽杭.卫生服务购买的基本理论与模式[J].中国卫生经济,2006,6(25).

[130]王晓杰,张健.略论医疗保险政策的公平性选择[J].学术交流,2006(7).

[131]王晓明,姚永浮.英国的公立医院管理制度改革及启示[J].医院领导决策参考,2005(8).

[132]王秀峰.公立医院规模扩张成因及控制策略[J].卫生经济研究,2014,6(326).

[133]王延中,冯立果.中国医疗卫生改革何处去——"甩包袱"式市场化改革的资源集聚效应与改进[J].中国工业经济,2007(8).

[134]王延中,张时飞.统筹城乡社会保障制度发展的建议[J].中国经贸导刊,2008(1).

[135]王增文.中国社会保障财政支出最优规模研究:基于财政的可持续性视角[J].农业技术经济,2010(1).

[136]威廉·贝弗里奇.贝弗里奇报告——社会保险和相关服务[M].华迎放,等,译.北京:中国劳动社会保障出版社,2004.

[137]吴宝林,蒋栋明.组建医疗集团　探索管办分开[J].中国医疗保健,2011(2).

[138]夏新斌.科学发展观与城乡卫生资源统筹发展——建国 60 年我国卫生事业发展战略反思[J].卫生经济研究,2009(10).

[139]谢标.武汉市城乡基本公共服务均等化研究——以公共卫生和基本医疗为例[J].长江论坛,2009(5).

[140]徐程,尹庆双,刘国恩.健康经济学研究新进展[J].经济学动态,2012(9).

[141]徐丽.新型农村合作医疗筹资机制可持续性研究[J].安徽农业科学,2005,11(33).

[142]徐丽红,于濛.创市场机制,提医疗绩效[N].中国财经报,2006-03-04(003).

[143]徐融飞,徐凌忠.我国不同省份居民卫生服务利用的区域分类研究[J].中国卫生经济,2012,12(31).

[144]徐涛,杨印生,程晓青,等.决策单元的变更对共协调性的影响[J].应用数学,2000(3).

[145]徐伟.江苏省卫生资源配置区域差异研究[J].江苏社会科学,2010(4).

[146]薛新东.美国医疗保障体制改革评析[J].甘肃联合大学学报(社会科学版),2008,1(24).

[147]薛鑫堂,何孝文,蔡伟.新型农村合作医疗和城镇居民基本医疗保险整合的可行性分析——基于财政政策趋同视角[J].财政监督,2012(8).

[148]杨红燕,胡宏伟.政府财政与全民医保:基于国际比较的中国考察[J].中央财经大学学报,2008(10).

[149]杨敬宇,张维.关于基本医疗卫生服务均等化的思考[J].医学与哲

学(人文社会医学版),2010(6).

[150]杨林,成前,等.不同类型卫生投入对城乡医疗卫生资源配置差距的动态影响研究:基于状态空间模型的再考察[J].中国卫生经济,2014,7(33).

[151]杨永梅.我国基本医疗卫生服务均等化研究[J].哈尔滨商业大学学报(社会科学版),2009,2(106).

[152]姚洋.转轨中国:审视社会公正和平等[M].北京:中国人民大学出版社,2004.

[153]应晓华,李国红,胡善联,等.家庭卫生筹资公平性研究[J].中华医院管理杂志,2004,8(20).

[154]于保荣.发挥市场机制,切实推进医疗服务体制改革[J].卫生经济研究,2014(10).

[155]于风华.公共财政框架下基本公共卫生服务均等化探讨[J].中国卫生资源,2009,12(3).

[156]于树一.公共服务均等化的理论基础探析[J].财政研究,2007(7).

[157]袁长海,毛金详,王在恩.基本医疗需要的界定和健康保险支付式[J].医学与社会,1996(4).

[158]约翰·罗尔斯.正义论[M].何怀宏,等,译.北京:中国社会科学出版社,1997.

[159]约翰·伊特韦尔,等.新帕尔格雷夫经济学大辞典[M].北京:经济科学出版社,1996.

[160]约翰·库里斯,皮特·威斯特.卫生经济学概论[M].北京医学院卫生经济学研究会,译.北京:中国展望出版社,1983.

[161]詹建富.医师驻偏乡　部落看病不再是一种奢侈[N].联合报,2011-09-06.

[162]张朝阳.我国乡镇卫生院发展现状及其影响因素分析[J].中华医院管理杂志,2005,6(21).

[163]张恒龙,陈宪.构建和谐社会与实现公共服务均等化[J].地方财政

研究,2007(1).

[164]张红丽.黑龙江省农村地区基本医疗服务调查研究[J].中国卫生经济,2004,1(23).

[165]张静靖,毛正中,等.成都市下岗失业人员与在岗人员健康公平性比较[J].中国卫生事业管理,2003(1).

[166]张奎力,明廷权.美国的农村医疗卫生体制[J].中国初级卫生保健,2008,8(22).

[167]张奎力.印度农村医疗卫生体制[J].社会主义研究,2008(2).

[168]张丽芳,张艳春.东中西部城市卫生筹资累进性比较:基于社区卫生综合改革典型城市居民健康询问调查[J].中国卫生经济,2013,9(32).

[169]张丽琴,王勤,等.医疗卫生服务的差异分析与均等化对策[J].社会主义研究,2007(6).

[170]张楠,孙晓杰,等.基于泰尔指数的我国卫生资源配置公平性分析[J].中国卫生事业管理,2014(2).

[171]张双竹,钱宇,等.我国医疗卫生资源配置的区域差距测度[J].健康研究,2014,6(3).

[172]张晓燕,陈园.基于基本医疗服务服务量的县级医院财政补偿方式探讨[J].中国医院管理,2012,7(32).

[173]张永梅,李放.城乡基本医疗卫生服务均等化的综合评价——基于两次国家卫生服务调查数据[J].贵州社会科学,2010,5(245).

[174]张玉玲.从和谐视角看公共服务均等化——访贾康[N].光明日报,2006-11-23(009).

[175]章也微.城乡统筹发展的公共卫生筹资机制研究[J].农村经济,2005(3).

[176]赵红征,曾庆义,任彦孔,等.对划分基本医疗卫生服务范围的思考[J].2011,10(292).

[177]赵敏.医疗保障制度改革的伦理原则探析[J].中国医学伦理学,2003,2(16).

[178]赵郁馨.卫生筹资累进性分析案例研究[J].中国卫生经济,2004,7(23).

[179]赵云,徐义海,廖满媚,等.我国公立医院改革中公益性与积极性的相互关系[J].现代医院管理,2011,9(4).

[180]郑功成.城乡医保整合重在加快进程[J].中国医疗保险,2014(3).

[181]郑功成.中国社会保障30年[M].北京:人民出版社,2008.

[182]郑晶心.俄罗斯政府改革撤销卫生部[J].国外药讯,2004(8).

[183]周丽琴,汪丽萍.江西农村医疗卫生发展情况分析[J].中国国情国力,2012(10).

[184]周寿祺.实现基本医疗卫生服务均等化的条件、问题和建议[J].中国卫生政策研究,2010,7(3).

[185]周寅.财政投入对公共医疗卫生服务影响的探讨[J].求实,2006(17).

[186]朱恒鹏.医保不能再被动:不是钱投入不够,是花得没效率[J].健康管理,2014(9).

[187]朱玲.我国西部农村卫生资源严重贫乏 亟待引起关注[J].瞭望,2000(8).

[188]Arrow K J. Uncertainty and the Welfare Economics of Medical Care[J]. American Economic Review,1963,5(53).

[189]Bandura A. Self-Efficacy toward a Unifying Theory of Behavior Change[J]. Psychological Review,1977,84(2).

[190]Braun B,Kuhn H,Reiners H. Das Marchen Von der Kostenexplosion-Populare Irrtumer zur Gesundheitspolitik[M]. Frankfurt A. M: Fischer,1998(2).

[191]Buchanan J M. An Economic Theory of Clubs[J]. Economics,1965,3(32).

[192]Busse R,Klazinga N. Descriptions of Health Systems:Germany and the Netherlands[R]. The Commonwealth Fund,2008.

[193]Busse R, Riesberg A. Health Care Systems in Transition:Germany[R]. Copenhagen:WHO Regional Office for Europe on

Behalf of the European Observatory on Health Systems and Polices,2004.

[194]Cappelen, A W, Norheim O F. Responsibility, Fairness and Rationing in Health Care [J]. Health Policy,2006,76.

[195]Cebul R D, Rebitzer J B, Taylor L J, et al. Organizational Fragmentation and Care Quality in the U. S. Healthcare System[J]. Journal of Economic Perspectives,2008,4(22).

[196]Chaines A, Cooper W, Rhodes E. Measuring the Efficiency of Decision Making Units [J]. European Journal of Operational Research,1978(2).

[197]Chul A B,Katrin E,Hyojee J. Income-Related Health Inequalities in Korea [J]. Asia-Pacific Journal of Public Health,2010,1(22).

[198]Claudia J. Flawed but Fair：Brazil's Health System Reaches out to the Poor[R]. Geneva：WHO,2008,4(86).

[199]Costa A D,Diwan V. Where is the Public Health Sector? Public and Private Sector Healthcare Provision in Madhya Pradesh[J]. Health Policy,2007,2(84).

[200]Culyer A J, Wagstaff A. Equity and Equality in Health and Healthcare[J]. Journal of Health Economics,1993,4(12).

[201]Daniels N. Justice,Health,and Healthcare[J]. American Journal of Bioethics,2001(2).

[202]Docteur E, Suppanz H, Woo J. The US Health System：An Assessment and Prospective Directions for Reform [J]. Ssrn Electronic Journal,2003,1(11).

[203]Doorslaer E V,Masseria C,Koolman X. Inequalities in Access to Medical Care by Income in Developed Countries[J]. Canadian Medical Association Journal,2006,2(174)

[204]Doorslaer E V,Masseria C. Income-Related Inequalities in the

Use of Medical Care in 21 OECD Countries[J]. Health Policy Studies,2004,1.

[205]Doorslaer E V,Wagstaff A. The Redistributive Effect of Health Care Finance in Twelve OECD Countries[J]. Journal of Health Economics,1999,18.

[206]Dusheiko G. Measuring Income Related Inequality in Health within General Practices [J]. Center for Health Economics, Technical Paper No. 22,2001.

[207]Evans D B, Tandon A,Christopher J L,et al. The Comparative Efficiency of National Health Systems in Producing Health: An Analysis of 191 Countries[R]. Geneva: WHO,2001,No. 29.

[208]Fare R, Grosskopf S. Nerwork DEA [J]. Socio-Economic Planning Sciences,2000.

[209]Federal State Statistics Service. Healthcare in Russia,2009[R]. Moscow: Federal State Statistics Service,2010.

[210]Feldstein M S. The Welfare Loss of Excess Health Insurance[J]. Journal of Political Economy,1973,2(81).

[211]Feng Xueshen, Tang Shenglan, Bloom G. Cooperative Medical Schemes in Contemporary Rural China [J]. Social Science & Medical,1995(8).

[212]Finkelstein E A, Trogdon J G, Cohen J W. Annual Medical Spending Attributable to Obesity: Payer and Service-Specific Estimates[J]. Health Affairs,2009,5(28).

[213]Fleury S,Belmartino S,Baris E. Reshaping Health Care in Latin America: A Comparative Analysis of Health Care Reform in Argentina, Brazil, and Mexico [R]. Canada: The International Development Research Centre,2000(2).

[214]Frank R,Lamiraud K. Choice,Price Competition and Complexity

in Markets for Health Insurance［J］. Journal of Economic Behavior and Organization,2009,71.

［215］Gertler P,Gaag J V D. The Willingness to Pay for Medical Care：Evidence from Two Developing Country［M］. Baltimore：John Hopkins University Press,1990.

［216］Glazer J, Mcguire T G. Gold and Silver Health Plans：Accommodating Demand Heterogeneity in Managed Competition［J］. Journal of Health Economics,2011,5(30).

［217］Goldhill D. How American Health Care Killed My Father［J］. Atlantic,2009(9).

［218］Gottsehalk P,Wolfe B,Haveman R. Healthcare Financing in the US,UK and The Netherlands：Distributional Consequences. In Chiancone A and Messere K(eds.). Changes in Revenue Structures［M］. Detroit：Wayne State University Press,1989.

［219］Grossman M. The Demand for Health：A Theoretical and Empirical Investigation［M］. New York：Columbia University Press,1972.

［220］Hauek A,Smith P C,Goddard M. 采购什么：医疗卫生服务项目优先次序的重置［M］. 北京：中国财政经济出版社,2006.

［221］Henderson G,Jin S,Akin J. Distribution of Medical Insurance in China［J］. Social Science & Medicine,1995(8).

［222］Hota P. National Rural Health Mission［J］. Indian Journal of Pediatrics,2006,73.

［223］Humphreys J S. Rural Health and the Health of Rural Communities［A］. Womer Research Lecture,Bendigo：La Trobe University Publishing,1998.

［224］Humphries K H,Doorslaer E V. Income-Related Health Inequality in Canada［J］. Social Science & Medicine,2000(5).

［225］Hurley J. An Overview of the Normative Economics of the Health Sector［Z］. North-Holland Handbook of Health Economics,2000(1)

［226］John H. Bryant,et al. Ethics,Equity and Renewal of WHO's Health for All Strategy［J］. World Health Forum,1997,2(18).

［227］Jongudomsuk P. Effect of Capitation Payment on Resource Allocation and Financing of Public Hospital in Thailand［J］. Asia Health & Insurance,2003(6).

［228］Kao C. Efficiency Decomposition in Network Data Envelopment Analysis: A Relational Model ［J］. European Journal of Operational Research,2008(1).

［229］Kasl S V,Cobb S. Health Behavior,Illness Behavior,and Sick Role Behavior［J］. Archives of Environmental Health,1966,2(12).

［230］Keppel K G,Pearey J N,Wagener D K. Trends in Racial and Ethnic-Specific Rates for the Health Status Indicators: United States,1990—1998［R］. Health People 2000 Statistical Notes,2002,23.

［231］Kornai J,Eggleston K. Welfare,Choice,and Solidarity in Transition: Reforming the Health Sector in Europe［M］. Cambridge: Cambridge University Press,2001.

［232］Kumar S. Much Health Care in Rural India Comes from Unqualified Practitioners［J］. BMJ,2004,328.

［233］Lairson D R,Hindson P,Hauquitz A. Equity of Health Care in Australia ［J］. Social Science & Medicine,1995(4).

［234］Le G J. Inequalities in Health: Some International Comparisons［J］. European Economic Review,1987,31.

［235］Ma C A,Mcguire T G. Optimal Health Insurance and Provider Payment［J］. American Economic Review,1997,4(87).

［236］Mary K Z,Rodney M C,Burton P. Funding Health Services in the Rural United States: Federal Policies and Local Solutions. In

Nina Glasgow, Lois Wright Morton and Nan E. Johnson (eds.). Critical Issues in Rural Health[M]. Blackwell Publishing, 2004.

[237]McNerney J P, Andes D S, Blackwel C D. Self-Reported Health Behaviors of Osteopathic Physicians[J]. JAOA, 2007, 12(107).

[238]Meng Q, Shi G, Yang H, Gonzalez-Block M, Blas E. Health Policy and Systems Research in China[R]. Geneva: WHO, 2004.

[239]Mueller K J. Rural Health Policy. In Sana Loue and Beth E. Quill (eds.). Handbook of Rural Health[M]. Kluwer Academic Plenum Publishers, 2001.

[240] Newhouse J. Reconsidering the Moral Hazard-Risk Avoidance Tradeoff[J]. Journal of Health Economics, 2006, 25.

[241]Peter Camel, 方铁, 张伯君. 美国医疗体制现状及面临的问题[J]. 中国卫生产业, 2010, 7(12).

[242]Propper C, Upward R. Need, Equity and the NHS: The Distribution of Health Care Expenditure 1974—1987[J]. Fiscal Studies, 1992, 2.

[243]Raman V, Bjorkman J W. Public-Private Partnership in Health Care Services in India: Lessons for Developing Countries[R]. Health Administrator, 2001.

[244]Rice P L. 健康心理学[M]. 胡佩诚, 译. 北京:中国轻工业出版社, 2000.

[245] Roberts J A. The National Health Service in the UK: From Myths to Markets[J]. Health Policy and Planning, 1989, 1(4).

[246]Rotter J B. Generalized Expectancies for Internal versus External Control of Reinforcement [J]. Psychological Monographs, 1966, 80.

[247]Samuelson P A. The Pure Theory of Public Expenditure[J]. Review of Economics and Statistics, 1954, 4(36).

[248]Sanjay K. Much Health Care in Rural India Comes from Unqualified Practitioners[J]. BMJ, 2004(328).

[249]Schneider E C,Zaslavsky A M,Epstein A M. Racial Disparities in the Quality of Care for Enrollees in Medical Managed Care[J]. Journal of American Medical Association,2002,287.

[250]Scott C D. Public and Private Roles in Health Care Systems: Experiences from Seven OECD Countries[M]. Buckingham,UK: Open University Press,2001.

[251]Sexton T R,Lewis H F. Two Stage DEA: An Application to Major League Baseball[J]. Journal of Productivity Analysis,2003(19).

[252]Sibley L M,Weiner J P. An Evaluation of Access to Health Care Services along the Rural-Urban Continuum in Canada[J]. BMC Health Services Research,2011(11).

[253]Starr P. Remedy and Reaction: The Peculiar American Struggle over Health Care Reform[M]. New Haven: Yale University Press,2011.

[254]Strasser R. Rural Health around the World: Challenges and Solutions[J]. Family Practice,2003,4(20).

[255]Sun Sun,Chen Jiaying,Johannesson M,Kind P,Xu Ling,Zhang Yaoguang,Burström K. Regional Differences in Health Status in China: Population Health-Related Quality of Life Results from the National Health Services Survey 2008[J]. Health & Place, 2011,1(17).

[256]Thomas C R. Federal Programs and Rural Health. In Thomas C R(eds.). Rural Health in the United States[M]. New York: Oxford University Press,1999.

[257]Thomson S,Osborn R,Squires D,et al. International Profiles of Health Care Systems[R]. The Common Wealth Fund,2010.

[258]Tiebout C M. A Pure Theory of Local Expenditures[J]. Journal of Political Economy,1956,5(164).

[259]Tobin J. On Limiting the Domain of Inequality[J]. Journal of Law and Economics,1970,13.

[260]Tompson W. Healthcare Reform in Russia: Problems and Prospects[R]. Economics Department Working Paper,2007,25(1).

[261]Tuvia H,Irena P K,Dana B M. Trends in Geographic Disparities in Allocation of Health Care Resources in the US[J]. Health Policy,2004(68).

[262]Wagstaff A,Doorslaer E V,Calonge S. Equity in the Finance of Health Care: Some International Comparisons[J]. Journal of Health Economics,1992,4(11).

[263]Wagstaff A,Doorslaer E V. Horizontal Equity and Reranking in Health Care Finance: A Decomposition Analysis for the Netherlands[J]. Journal of Health Economics,1997,16.

[264]Wei Quanling,Yan Hong,Pang Liyong. Composite Network Data Envelopment Analysis Model [J]. International Journal of Information Technology and Decision Making,2011(10).

[265] Wei Quanling, Zhang Jianzhong, Zhang Xiangsun. An inverse DEA Model for Input/Output Estimate[J]. European Journal of Operational Research,2000,121.

[266]Winslow C E A. The Untilled Filed of Public Health[J]. Mod Med,1920(2).

[267]World Bank. China 2020: Financing Health Care [R]. Washington: The World Bank,1997.

[268] World Bank. World Development Report 1993: Investing in Health[M]. New York: Oxford University Press,1993.

[269]World Health Organization. The World Health Report 2007-A Safer Future: Global Public Health Security in the 21st Century [R]. Geneva: WHO,2007.

[270]Xu Ke Tom. State-Level Variations in Income-Related Inequality in Health and Health Achievement in the US[J]. Social Science & Medicine,2006,63.

[271]Zhang Xiangsun,Cui Jinchuan. A Project Evaluation System in the State Economic Information System of China: An Operations Research Practice in Public Sectors[J]. International Transactions on Operations Research,1999(6).

索　引

后　记

　　本书是在我的博士论文的基础上修改而成的。付梓之际，心中感慨万千，欣喜之余，更多的是对研究未竟的忐忑之情。作为一名医疗机构的管理者，我真切感受到新医改以来我国医疗卫生行业发生的巨大变化。但在这一改革过程中，仍然有很多深层次的问题没有得到根本解决，这也是我作为一名医疗行业从业者萌生研究动机的原因所在。而从一个微观管理者的角度去研究关乎国计民生的宏大课题，对我来说是一个巨大的挑战。作为初步的研究成果，本书在研究深度和广度上尚显不足，还需要继续深入研究加以完善。在攻读博士学位和本书写作过程中，我虽深感学术研究之艰辛，但良师益友们给予的莫大关心和帮助，是我坚持下去的动力，我的心中充满了感恩之情。

　　首先，我要感谢陈淮教授。学习期间，我得到了陈老师的悉心指导和帮助。我的博士论文从选题立意、研究思路、结构安排、学术规范、修改完善到最后定稿，无不凝聚着陈老师的良苦用心。陈老师严谨的治学态度、鞭辟入里的观点分析、豁达乐观的人生态度深深地感染着我，使我不仅在学业上受益匪浅，而且还领悟了许多终身受用的为人为师的道理。

　　我要特别感谢迟福林教授。迟教授是中国（海南）改革发展研究院院长，是中国改革的重要智囊之一，在为国家转型改革竭心尽力献计献策的同时，还亲自传道授业、培养改革人才。迟院长一直鼓励和支持我坚持做博士研究,并且给予我无微不至的关心和帮助,及时为我解决学业和工作上的困难。这种热心提携后辈、严谨治学育人的大家风范,是我永远尊敬和感恩的楷模。

我还要特别感谢常修泽教授和殷仲义教授。常教授是中国著名经济学家,虽年届七旬,仍躬亲调研,读书不止,笔耕不辍,屡有大作面世。常教授对我的博士论文给予了倾心指导,在此我谨表达深深的感激和诚挚的谢意!殷教授是中国(海南)改革发展研究院的执行院长,治学严谨,在我博士论文的研究方法和框架设计上,殷教授提出了宝贵的建议和指导,在我的学习和工作上也给予了莫大的关心和帮助,让我终生难忘。

衷心感谢中国(海南)改革发展研究院经济研究所所长匡贤明博士,匡博士乃青年才俊,著述颇丰,虽年不及四旬,却已擢升为博士生导师。匡博士对我的写作给予了极大的帮助,我永远铭记于心。感谢孙佳妮老师和刘铁奇老师,对你们的鼓励和支持,我谨表示深深的谢意!感谢海南大学硕士研究生汤宇威给予的宝贵帮助。我还要感谢在读博期间的同学们,我们一同学习,一同讨论,一同交流,正是你们的无私帮助和不断鼓励,才使我收获了艰辛之后的喜悦。我们在学习中结下的深厚友谊,是我一生受用不尽的宝贵财富。

本书能够顺利出版,还要感谢浙江大学出版社领导和编辑的大力支持。特别是,责任编辑姜井勇先生为此书的顺利出版付出了大量的心血。

最后,由衷感谢我的家人。一路走到现在,妻子的鼓励、包容和默默地付出是我永不放弃的精神支柱。最不能忘怀的是早已离我而去的母亲,若真有另一个世界,她一定会在那里祈祷祝福,为她儿子所取得的点滴成绩而感到高兴和自豪。愿母亲在天堂一切安好,永远幸福快乐!

余勇晖

2016 年 12 月于海口